全国医学高等专科教育"十三五"规划教材

供护理、助产等相关专业使用

医用化学

江勇 郭梦金 主编

化学工业出版社
·北京·

《医用化学》内容包括绪论，溶液的浓度和渗透压，化学反应速率和化学平衡，电解质溶液与缓冲溶液，胶体溶液，配位化合物，有机化合物概述，烃类化合物，醇、酚、醚，醛和酮，有机酸，酯和脂类，胺和酰胺，杂环化合物和生物碱，糖类，氨基酸和蛋白质。本教材每章前有学习目标，正文设有情景导入，章后有思考题，并辅以一定的知识拓展，使教材内容更加完整、合理和适用，有利于教学与学习。思考题答案以数字化形式（二维码）展现。

《医用化学》可供护理专业高等专科、高等职业教育学生使用，也可供护理专业各类成人高等教育学生及广大临床护理工作者使用和参考。

图书在版编目(CIP)数据

医用化学/江勇，郭梦金主编．—北京：化学工业出版社，2019.8（2024.9重印）
全国医学高等专科教育"十三五"规划教材
ISBN 978-7-122-34501-1

Ⅰ.①医⋯　Ⅱ.①江⋯ ②郭⋯　Ⅲ.①医用化学-高等职业教育-教材　Ⅳ.①R313

中国版本图书馆CIP数据核字（2019）第102731号

责任编辑：邱飞婵　郎红旗　　　　　　　　文字编辑：刘志茹
责任校对：宋　夏　　　　　　　　　　　　装帧设计：关　飞

出版发行：化学工业出版社（北京市东城区青年湖南街13号　邮政编码100011）
印　　装：北京盛通数码印刷有限公司
787mm×1092mm　1/16　印张12¼　字数303千字　2024年9月北京第1版第2次印刷

购书咨询：010-64518888　售后服务：010-64518899
网　　址：http://www.cip.com.cn
凡购买本书，如有缺损质量问题，本社销售中心负责调换。

定　　价：39.00元　　　　　　　　　　　　　　　　　　　　版权所有　违者必究

全国医学高等专科教育"十三五"规划教材编审委员会

主 任 委 员 温茂兴 乔跃兵 陈国忠

副主任委员（按姓氏笔画排序）

马　敏　王　卉　牛兴旺　刘　扬　闫冬菊
孙国庆　李玉红　李远珍　周文一　景文莉

常 务 委 员（按姓氏笔画排序）

于爱霞　王垣芳　王高峰　刘士生　江　勇
李祖成　李辉芳　吴义春　吴晓璐　张　庆
季　诚　金昌洙　郎红旗　袁金勇　康凤河
韩景新

出版说明

为服务于我国医学高等专科教育护理专业高素质技能型人才的培养，贯彻教育部对"十三五"期间高职高专医药卫生类教材建设的要求，适应现代社会对护理人才岗位能力和职业素质的需要，遵照国家卫生健康委员会关于职业资格考试大纲修订的要求，化学工业出版社作为国家规划教材重要出版基地，在对各院校护理专业的教学情况进行了大量调研和论证的基础上，于2016年12月组织60多所医学高等院校和高职高专院校，共同研讨并编写了这套高等专科教育护理专业"十三五"规划教材。

本套教材包括基础课程、专业课程和公共课程27种，其编写特点如下：

① 在全国广泛、深入调研的基础上，总结和汲取"十二五"教材的编写经验和成果，顺应"十三五"数字化教材的特色，充分体现科学性、权威性，同时考虑其全国范围的代表性和适用性。

② 遵循教材编写的"三基""五性""三特定"的原则。

③ 充分借鉴了国内外有关护理专业的最新研究成果，汲取国内不同版本教材的精华，打破了传统空洞、不实用的研究性知识写作思想，做到基础课程与专业课程紧密结合，临床课程与实践课程紧密对接，充分体现行业标准、规范和程序，把培养高素质技能型人才的宗旨落到实处。

④ 适应教学改革要求。本套教材大部分配有数字资源，部分学科还配有微课，以二维码形式与纸质版教材同期出版。

⑤ 教材出版后，化学工业出版社通过教学资源网（www.cipedu.com.cn）同期配有数字化教学内容（如电子教案、教学素材等），并定期更新。

⑥ 本套教材注重系统性和整体性，力求突出专业特色，减少学科交叉，避免相应学科间出现内容重复甚至表述不一致的情况。

⑦ 各科教材根据院校实际教学学时数编写，精炼文字，压缩篇幅，利于学生对重要知识点的掌握。

⑧ 在不增加学生负担的前提下，提高印刷装帧质量，根据学科需要部分教材采用彩色印刷，以提高教材的质量和可读性。

本套教材的编写与出版，得到了广大医学高等院校和高职高专院校的大力支持，作者均来自全国各学科一线，具有丰富的临床、教学、科研和写作经验。希望本套教材的出版，能够推动我国高职高专护理专业教学改革与人才培养的进步。

附：全国医学高等专科教育"十三五"规划教材书目

书 名	主 编
《人体解剖学与组织胚胎学》	刘 扬　乔跃兵　金昌洙
《医用化学》	江 勇　郭梦金
《生物化学》	梁金环　徐坤山　王晓凌
《生理学》	景文莉　董泽飞　叶颖俊
《病理学与病理生理学》	吴义春　付玉环
《病原生物学与免疫学》	栾希英　马春玲
《药理学》	王 卉　王垣芳　张 庆
《护理学导论》	张连辉　徐志钦
《基础护理学》	田芬霞　高 玲
《健康评估》	孙国庆　刘士生　宋长平
《内科护理学》	余红梅　吕云玲
《外科护理学》	李远珍　吕广梅　李佳敏
《妇产科护理学》	王巧英　冯 蓉　张 露
《儿科护理学》	董荣芹　陈 梅
《急救与灾难护理学》	储媛媛　许 敏
《眼耳鼻喉口腔科护理学》	唐丽玲
《中医护理学》	温茂兴　康凤河
《社区护理学》	闫冬菊　杨 明　马连娣
《老年护理学》	刘 珊　王秀清
《精神科护理学》	雷 慧　孙亚丽
《康复护理学》	姜贵云　李文忠
《护理心理学》	汪启荣　乔 瑜
《护理礼仪与人际沟通》	季 诚
《预防医学》	王祥荣
《护理管理学》	唐园媛
《医学统计学》	郭秀花
《就业指导》	袁金勇　周文一

全国医学高等专科教育"十三五"规划教材
编审委员会

《医用化学》编写人员名单

主　编　江　勇　郭梦金
副主编　王金玲　郑　杰　李　琳
编　者（以姓氏笔画为序）

王迎春（河北中医学院）

王金玲（山西医科大学汾阳学院）

冯寅寅（皖西卫生职业学院）

吕雅娟（山西医科大学汾阳学院）

江　勇（皖西卫生职业学院）

李　琳（首都医科大学燕京医学院）

汪　鹏（皖西卫生职业学院）

张　攀（首都医科大学燕京医学院）

郑　杰（安徽滁州城市职业学院）

郭梦金（邢台医学高等专科学校）

彭玉龙（首都医科大学燕京医学院）

前 言

近年来,职业教育蓬勃发展,各专业的课程体系不断地进行调整和完善。本书为全国医学高等专科教育"十三五"规划教材,供全国高职高专护理专业使用,由化学工业出版社出版。本教材内容难度适中、案例的选取与护理专业的工作实际紧密结合,具有以下几个特点:

1. 突出"实用性"与"趣味性",增加了情景导入,情景大多选自工作或者生活实际,使其更加具有可读性和实用性;

2. 教材内容由传统的"学科知识体系"转变为"工学结合",增设若干个实验内容,优化重组教学内容,淡化学科体系;

3. 实现了"三个对接",教材内容与专业教学标准对接,与国家护士执业资格考试"考点"对接,与行业标准对接。在内容编排上,实现医用化学内容与后续专业课内容、岗位实践性内容的衔接,让学生了解到医用化学在护理操作中的具体应用。

本书由皖西卫生职业学院江勇、邢台医学高等专科学校郭梦金统稿,参加编写的有(按章节顺序排列):皖西卫生职业学院江勇(绪论、第十五章),山西医科大学汾阳学院王金玲(第一章、第十三章),安徽滁州城市职业学院郑杰(第二章、第四章),首都医科大学燕京医学院张攀(第三章),邢台医学高等专科学校郭梦金(第五章、第六章、第十二章),首都医科大学燕京医学院李琳(第七章),皖西卫生职业学院汪鹏(第八章),皖西卫生职业学院冯寅寅(第九章),山西医科大学汾阳学院吕雅娟(第十章),河北中医学院王迎春(第十一章),首都医科大学燕京医学院彭玉龙(第十四章)。《医用化学》的文字叙述力求简明、具体,重点突出、浅显易懂,避免冗长的论述。

鉴于编者对高等职业教育的理解及学术水平有限,加之编写时间仓促,难免有不当之处,敬请广大读者批评指正。

编者
2019 年 4 月

目 录

绪论 ·· 1
　　一、化学研究的对象和任务 ··· 1
　　二、化学与药学 ·· 2
　　三、医用化学的学习方法 ·· 2

第一章　溶液的浓度和渗透压 ··· 4

第一节　物质的量 ··· 4
　　一、物质的量及其单位 ·· 5
　　二、摩尔质量 ··· 5

第二节　溶液的浓度 ·· 6
　　一、溶液浓度的表示方法 ·· 6
　　二、溶液浓度的换算 ··· 7
　　三、溶液的稀释 ·· 8

第三节　溶液的渗透压 ·· 9
　　一、渗透现象和渗透压 ·· 9
　　二、渗透压与浓度及温度的关系 ··· 10
　　三、渗透压在医学上的意义 ·· 11

　　实验一　溶液的配制和稀释 ··· 14

第二章　化学反应速率和化学平衡 ·· 17

第一节　化学反应速率 ·· 17
　　一、化学反应速率的表示方法 ·· 17
　　二、影响化学反应速率的因素 ·· 18

第二节　化学平衡 ·· 20
　　一、可逆反应和化学平衡 ··· 20
　　二、化学平衡常数 ··· 21
　　三、化学平衡的移动 ··· 21

第三章　电解质溶液与缓冲溶液 25

第一节　弱电解质溶液的解离平衡 25
一、解离平衡和解离平衡常数 26
二、解离度 27
三、同离子效应 27

第二节　酸碱质子理论 27
一、酸碱的定义 27
二、酸碱反应的实质 28
三、水的质子自递平衡 28
四、共轭酸碱解离平衡常数的关系 29

第三节　缓冲溶液 29
一、缓冲溶液的基本概念 29
二、缓冲作用机制 30
三、缓冲溶液 pH 的计算 31
四、缓冲容量和缓冲范围 32
五、缓冲溶液的配制 32
六、缓冲溶液在医学上的意义 34

第四章　胶体溶液 37

第一节　分散系 37
一、分散系的概念 37
二、分散系的分类 38
三、分散系的特点 39

第二节　溶胶 39
一、溶胶的性质 39
二、溶胶的稳定性和聚沉 41

第三节　高分子化合物溶液 41
一、高分子化合物 41
二、高分子化合物对溶胶的保护作用 41
三、凝胶 42

第五章　配位化合物 45

第一节　配合物的基本概念 45
一、配合物的定义 45
二、配合物的组成 46
三、配合物的命名 47

第二节　配位平衡 48

	一、配位平衡及稳定常数	48
	二、配位平衡的移动	49
第三节	螯合物	51
第四节	配合物在医学上的应用	52
	一、在生物学方面的应用	52
	二、在医药学方面的应用	53

第六章　有机化合物概述 ... 56

- 一、有机化合物与有机化学 ... 56
- 二、有机化合物的特性 ... 57
- 三、有机化合物的分子结构 ... 58
- 四、有机化合物的分类 ... 59

第七章　烃类化合物 ... 62

第一节　烷烃 ... 62
- 一、烷烃的同系列及同分异构现象 ... 63
- 二、烷烃的命名 ... 64
- 三、烷烃的性质 ... 66

第二节　烯烃 ... 68
- 一、烯烃的同系列及同分异构现象 ... 68
- 二、烯烃的命名 ... 69
- 三、烯烃的性质 ... 69
- 四、二烯烃 ... 72

第三节　炔烃 ... 73
- 一、炔烃的同系列及同分异构现象 ... 73
- 二、炔烃的命名 ... 74
- 三、炔烃的性质 ... 74

第四节　脂环烃 ... 76
- 一、环烷烃的分类和命名 ... 77
- 二、环烷烃的性质 ... 78
- 三、环烷烃的结构和稳定性 ... 79

第五节　芳香烃 ... 80
- 一、苯的结构和苯的同系物 ... 81
- 二、苯及其同系物的性质 ... 83
- 三、稠环芳烃 ... 85

实验二　烃的化学性质 ... 87

第八章　醇、酚、醚 ... 90

第一节　醇 ... 90

　　　　一、醇的结构、分类和命名 ································· 90
　　　　二、醇的性质 ··· 92
　　　　三、重要的醇 ··· 95
　　第二节　酚 ·· 96
　　　　一、酚的结构、分类和命名 ································· 96
　　　　二、酚的性质 ··· 97
　　　　三、重要的酚 ··· 97
　　第三节　醚 ·· 98
　　　　一、醚的分类和命名 ····································· 98
　　　　二、乙醚 ··· 99

第九章　醛和酮 ·· 101

　　　　一、醛、酮的分类和命名 ·································· 101
　　　　二、羰基的结构 ······································· 103
　　　　三、醛和酮的物理性质 ··································· 103
　　　　四、醛和酮的化学性质 ··································· 103
　　　　五、醛和酮的制备 ····································· 112
　　　　六、不饱和醛、酮 ····································· 113

第十章　有机酸 ·· 116

　　第一节　羧酸 ·· 116
　　　　一、羧酸的结构、分类和命名 ······························· 116
　　　　二、羧酸的性质 ······································· 118
　　　　三、重要的羧酸 ······································· 122
　　第二节　羟基酸和酮酸 ·· 123
　　　　一、羟基酸和酮酸的结构和命名 ····························· 123
　　　　二、羟基酸和酮酸的性质 ·································· 124
　　　　三、重要的羟基酸和酮酸 ·································· 127
　　实验三　羧酸和取代羧酸的性质 ··································· 129

第十一章　酯和脂类 ··· 131

　　第一节　酯 ·· 131
　　　　一、酯的结构和命名 ···································· 131
　　　　二、酯的性质 ··· 132
　　第二节　油脂 ·· 134
　　　　一、油脂的组成和结构 ··································· 134
　　　　二、油脂的性质 ······································· 135
　　　　三、油脂的生理意义 ···································· 137

第三节　类脂 ……………………………………………………………… 137
　　一、磷脂 ……………………………………………………………… 137
　　二、固醇 ……………………………………………………………… 138
　实验四　酯和油脂的性质 …………………………………………………… 141

第十二章　胺和酰胺 ……………………………………………… 143

第一节　胺 ………………………………………………………………… 143
　　一、胺的结构、分类和命名 ………………………………………… 143
　　二、胺的性质 ………………………………………………………… 145
　　三、常见的胺及其衍生物 …………………………………………… 147
第二节　酰胺 ……………………………………………………………… 148
　　一、酰胺的结构和命名 ……………………………………………… 148
　　二、酰胺的性质 ……………………………………………………… 148
　　三、重要的酰胺 ……………………………………………………… 149

第十三章　杂环化合物和生物碱 ………………………………… 151

第一节　杂环化合物 ……………………………………………………… 151
　　一、杂环化合物的分类和命名 ……………………………………… 152
　　二、重要的杂环化合物 ……………………………………………… 153
第二节　生物碱 …………………………………………………………… 156
　　一、生物碱的概述 …………………………………………………… 156
　　二、重要的生物碱 …………………………………………………… 156

第十四章　糖类 …………………………………………………… 159

第一节　单糖 ……………………………………………………………… 160
　　一、单糖的结构 ……………………………………………………… 160
　　二、单糖的化学性质 ………………………………………………… 163
　　三、重要的单糖 ……………………………………………………… 165
第二节　二糖 ……………………………………………………………… 166
　　一、还原性二糖 ……………………………………………………… 166
　　二、非还原性二糖 …………………………………………………… 167
第三节　多糖 ……………………………………………………………… 168
　　一、淀粉 ……………………………………………………………… 168
　　二、糖原 ……………………………………………………………… 169
　　三、纤维素 …………………………………………………………… 169

第十五章　氨基酸和蛋白质 ……………………………………… 172

第一节　氨基酸 …………………………………………………………… 172

一、氨基酸的结构、分类和命名 ……………………………………… 173
　　二、氨基酸的性质 ……………………………………………………… 175
第二节　蛋白质 …………………………………………………………… 177
　　一、蛋白质的结构、分类和命名 ……………………………………… 178
　　二、蛋白质的性质 ……………………………………………………… 180

参考文献 ……………………………………………………………………… 185

绪 论

自然界是由物质组成的，物质世界是人类生存和生活的基础，化学则是人们认识和改造物质世界的主要方法和手段之一，在人类生存和社会发展中起着极为重要的作用。人类很早就开始从事与化学相关的生产实践，如烧制瓷器、金属冶炼以及制造火药等。现在，各种新型药物的筛选和合成、新能源的开发与利用和功能材料的研究等重大问题都与化学紧密相关。

一、化学研究的对象和任务

化学是在原子和分子水平上研究物质的组成、结构、性质、变化规律和变化过程中能量变化的科学。化学是一门以实践为基础的学科，涉及所有存在于自然界的物质，主要是指地球上的矿物质、海洋里的水和盐、空气中的混合气体、植物和动物以及人体内存在的各种化学物质，以及由人类合成的新物质。因此，化学研究包含着两种不同类型的工作：一是研究自然界中已存在的物质并试图了解其组成、结构、性质、变化规律及其应用；二是研究如何创造自然界中不存在的新物质并完成其所需的对环境友好的化学变化。

所有的物质都处于不停地运动、变化和发展状态中。世界上没有不运动的物质，也没有脱离物质的运动。化学主要研究物质的变化规律。

按照传统的观点，依据研究对象和研究内容的不同，化学分为无机化学、有机化学、分析化学和物理化学四大分支。现在这些分支已经发生了很大的演变。随着科学技术的进步和生产的发展，各学科之间的相互渗透日益增强，化学已经渗透到生物学、医药学、材料科学、食品科学等众多领域中，形成了许多应用化学的新分支和交叉边缘学科，如生物化学、药物化学、天然药物化学、药物分析、环境化学、放射化学等；化学是一门"中心科学"，不仅生产用于制造住所、衣物和交通用的材料，发明可提高和保证粮食供应的方法，还能创造生产新的药物，在很多方面改善了人们的生活。

在现代生活中，几乎所有的生产都与化学有关。例如，运用对物质结构和性质的认识，科学地选择使用原材料，用于生产功能不同的新材料；运用化学变化的规律，可以研制开发各种新产品、新药物。当前人们关心的能源和资源的开发、环境的保护、粮食的增产、海洋的综合利用等问题的解决，都离不开化学知识。还有研制生产各种药物和疫苗以防治人类疾病，卫生监督、环境监控以及各种污水的净化处理，都离不开化学基本原理、基本知识和基本技术。

二、化学与药学

化学与药学的关系十分密切，利用药物治疗疾病是化学对医学和人类文明的重要贡献之一。1800 年，英国化学家 H. Davy 发现 N_2O 的麻醉作用，后来又发现了更加有效的麻醉药物，如乙醚、盐酸普鲁卡因等，实现了无痛手术。1932 年，德国科学家 G. Domagk 发现了一种偶氮磺胺染料百浪多息（Prontosil），使一位患细菌性败血症的孩子得以康复。此后，化学家先后研究出数千种抗生素、抗病毒药物以及抗肿瘤药物，挽救了无数人的生命，充分显示出化学在医学和人类文明进步中的巨大作用。

医学研究的目的是预防和治疗疾病，而疾病的预防和治疗则需要广泛地使用药物。药物的主要作用是调整因疾病而引起的机体各种异常变化，抑制或杀死病原微生物，帮助机体战胜感染，药物的药理作用和疗效是与其他化学结构及性质相关的。例如碳酸氢钠、乳酸氢钠等药物，因为在水溶液中呈碱性，所以能作为抗酸药应用于临床，主要用于治疗糖尿病和肾炎等引起的代谢性酸中毒；药物多巴分子中有一个手性中心，存在一对对映体——左旋多巴和右旋多巴，右旋多巴对人体无生理效应，而左旋多巴却被广泛用于治疗帕金森病。顺式二氯二胺合铂（Ⅳ）是第一代抗癌药物，能破坏癌细胞 DNA 的复制能力，抑制癌细胞的生长，从而达到治疗的目的。越来越多的科学家为开发利用新药而进行不懈的探索和实验，而药物的研制、生产、鉴定、保存和新药的合成等，都依赖于丰富的化学知识。

许多专业基础课和专业课也与化学有着不可分割的联系。例如生物化学、药物分析、药物合成、药物制剂，以及药理学和病理学，都需要一定的化学基础知识。例如学习药理学必须了解药物在生物体内的代谢过程，这涉及生命体内的酸碱平衡以及各种代谢平衡，这些平衡均以化学平衡理论为基础；各种蛋白质酶的作用则是催化剂原理的具体体现。总之，化学在药学及相关专业学习和专业工作中都发挥着重大作用，相信大家在今后的学习和实践中会有更深刻的体会。

三、医用化学的学习方法

医用化学是药品类专业开设的一门重要专业基础课，融汇了高职高专医药学教育所需的溶液理论、化学平衡原理、物质结构基础知识、有机物的结构以及性质等。在学习医用化学的过程中，应做到以下几点。

（一）做好预习

在上课之前，快速浏览整章内容，了解本章内容的重点和难点。争取主动，安排好学习计划，提高学习效率。

（二）认真听课

上课认真听讲，勤于思考，积极主动地参与教学活动，做好笔记，以备复习和深入思考。

（三）适时复习

复习是掌握所学新知识的重要过程。理论性强是医用化学课程的特点，有些概念比较抽象，需要经过反复思考并应用一些原理来说明或解决一些问题后，才能逐渐加深理解和掌握。所以，复习有利于深入理解、掌握和运用课程知识。

（四）培养自学能力

当今的教育是终身教育，知识财富的创造速度非常快，就化学而言，人类发现或合成的新化合物平均每天约增 7000 种。面对如此巨大的变化发展，即使日夜攻读，也不可能读完并记住所有的知识。需要不断地学习、更新知识来适应社会的发展，创造性地解决实际问题，培养自己的自学能力极为重要。为此提倡有目的地看一些杂志或参考书，有助于加深对所学知识的理解，拓宽知识面，提高学习兴趣。

（五）培养重视实践能力

化学是一门实践科学，许多化学理论和规律都是从实践中总结出来的。既要重视理论的掌握，更要重视实践技能的训练，对实践结果进行科学分析。把应试教育变为创新、探索性学习，通过实训，培养实事求是、严谨治学的态度。

总之，医用化学的学习，不仅要学习基本知识、原理和方法，更主要的是培养科学思维方式，善于总结归纳，抓住关键，找联系，寻规律，做到多听、多记、多问、多看、多练。这样一定能获得满意的学习效果，自由地遨游在化学知识的海洋中。

（江　勇）

第一章 溶液的浓度和渗透压

【学习目标】
- **掌握**：溶液浓度的定义、表示方法及计算，渗透压的概念及渗透浓度的计算。
- **熟悉**：溶液浓度之间的换算以及等渗、高渗和低渗概念。
- **了解**：溶液的配制技术和稀释方法以及渗透压在医学上的意义。

情景导入

情景回放：
　　生病住院时，护士常常给患者输入生理盐水溶液，在绝大多数情况下，标签上同时标明 $\rho(NaCl)=9g/L$，$c(NaCl)=0.15mol/L$，以前也写成 0.9%。

思考问题：
1. 常见的浓度有几种表示方法？如何定义？它们之间是如何换算的？
2. 医院为什么用生理盐水？从渗透压角度进行分析。

　　溶液与医学有着密切的关系。人体内的血液、组织间液、淋巴液及各种腺体分泌液等都是由溶液组成的；临床上许多药物也常配成溶液使用；还有机体的新陈代谢也必须在溶液中进行，离开溶液就没有生命。

　　溶液的渗透压对于细胞内外物质的交换与输运、水和电解质平衡、血液细胞的正常形态和功能以及临床等渗输入法等，都具有十分重要的医学意义。

第一节　物质的量

　　自然界的物质大多数是以混合物存在的。把具体研究对象称为系统，一种或几种物质分散在另一种物质中形成的系统称为分散系。被分散的物质称为分散质（分散相），容纳分散质的连续介质称为分散剂（分散介质）。溶液是溶质分散在溶剂中所形成的最基本的分散系，溶剂是分散剂（一般是水），溶质是分散质。

一、物质的量及其单位

物质的量是表示物质数量的基本物理量,用符号 n_B 表示。下标 B 泛指计量的物质 B,对具体物质,例如氢气,其物质的量的符号写作 $n(H_2)$。

物质的量的基本单位是摩尔,单位符号为 mol。摩尔的定义是:"摩尔是一系统的物质的量,该系统中所包含的基本单元数与 0.012kg 碳 12 的原子数目相等。在使用摩尔时,基本单元应予指明,可以是原子、分子、离子及其他粒子,或这些粒子的特定组合。"

摩尔的定义包含两层意思:

(1) 摩尔是物质的量的单位,不是质量的单位,质量的单位是千克,单位符号 kg。根据定义,只要系统中基本单元 B 的数目与 0.012kg ^{12}C 的原子数目一样多,B 的物质的量就是 1mol。0.012kg (12g) ^{12}C 的原子数目是阿伏伽德罗常数的数值,阿伏伽德罗常数 $L=$ (6.022 136 7±0.000 003 6) $\times 10^{23}$/mol。

(2) 使用摩尔须指明基本单元,基本单元应该用粒子符号、物质的化学式或它们的特定组合表示。例如,$n(H)$、$n(H_2)$、$n(\frac{1}{2}SO_4^{2-})$ 等。相同的计量系统可以有不同的基本单元,例如氢,可以定义氢原子或是氢分子的物质的量,说"1mol 氢"就不确定了;再如硫酸的物质的量,含义也不清楚,因为没有指明基本单元的化学式,它们可能是 H_2SO_4 或是 $\frac{1}{2}H_2SO_4$ 的物质的量。1mol 的 H_2SO_4 具有质量 98g,1mol 的 $\frac{1}{2}H_2SO_4$ 具有质量 49g。

"物质的量"是一个整体的专用名词,文字上不能分开使用和理解,在医学上常用 mmol 和 μmol 这两个单位。

二、摩尔质量

B 的物质的量可以通过 B 的质量和摩尔质量求算。B 的摩尔质量 M_B 定义为 B 的质量 m_B 除以 B 的物质的量 n_B,即

$$M_B = m_B / n_B \tag{1-1}$$

摩尔质量的单位是千克每摩尔,符号为 kg/mol。若以 g/mol 为摩尔质量单位时,某原子的摩尔质量的数值等于其原子量 A_r,某分子的摩尔质量的数值等于其分子量 M_r。

例 1-1 0.98g H_2SO_4 的物质的量是多少?

解: $n(H_2SO_4) = \dfrac{0.98g}{98g/mol} = 0.01mol$

知识拓展

阿伏伽德罗常数的测定

阿伏伽德罗常数是一个重要的物理常数,这个常数可用很多种不同的方法进行测定,例如电化学当量法、布朗运动法、油滴法、X 射线衍射法、黑体辐射法以及光散射法等。这些方法的理论根据各不相同,但结果却几乎一样,差异都在实验方法误差范围之内。这说明阿伏伽德罗常数是客观存在的重要数据。

如 1927 年英国植物学家布朗观察到著名的布朗运动。布朗运动中花粉或其他细小颗粒悬浮于水面,由于水分子随机的不均衡撞击,花粉等细小的颗粒呈现不规则运动。测量细小颗粒的质量、体积和布朗运动的速度,可以对水分子推算阿伏伽德罗常数。

> 还有晶体的 X 射线衍射提供了一种精确测量阿伏伽德罗常数的方法。例如金属原子位于晶体结点上，X 射线衍射测出晶胞的边长，于是知道晶胞的体积。再根据金属的密度和原子的质量就可推算这个常数。
>
> 现公认数值是取多种方法测定的平均值。由于实验值的不断更新，这个数值历年略有变化，在 20 世纪 50 年代公认数值是 6.023×10^{23}/mol，1986 年修订为 $(6.022\ 136\ 7 \pm 0.000\ 003\ 6) \times 10^{23}$/mol。

第二节 溶液的浓度

在一定量的溶液或溶剂中，溶质的含量就是溶液的浓度，它有多种表示方法。

一、溶液浓度的表示方法

（一）物质的量浓度

物质的量浓度是溶液浓度最常见的表示方法。物质的量浓度简称浓度，用符号 c_B 表示，也可写成 $c(B)$。它是溶质 B 的物质的量与溶液的体积之比，即：

$$c_B = n_B / V \tag{1-2}$$

式中，c_B 为溶质 B 的物质的量浓度；n_B 是溶质 B 的物质的量；V 是溶液的体积。常用 c_B 表示 B 的浓度，用 [B] 表示 B 的平衡浓度。医学上常用单位有 mol/L、mmol/L 及 μmol/L。

需要注意的是在使用物质的量浓度时，必须指明物质的基本单元。基本单元可以是原子、分子、离子及其他粒子，或它们的特定组合。用粒子符号、物质的化学式或它们的特定组合表示。如 $c(HCl) = 0.1$ mol/L、$c(\frac{1}{2}Ca^{2+}) = 0.2$ mmol/L。

例 1-2 某人 100mL 血液中含葡萄糖 80mg，试计算血液中葡萄糖的物质的量浓度。

解： 已知 $M(C_6H_{12}O_6) = 180$ g/mol。根据式 (1-1) 和式 (1-2) 可得：

$$c(C_6H_{12}O_6) = \frac{n(C_6H_{12}O_6)}{V} = \frac{m(C_6H_{12}O_6)/M(C_6H_{12}O_6)}{V}$$

$$= \frac{80\text{mg}/(180\text{g/mol})}{0.10\text{L}} = 4.4 \text{mmol/L}$$

（二）质量浓度

质量浓度用符号 ρ_B 表示，是溶质 B 的质量与溶液的体积之比，即

$$\rho_B = m_B / V \tag{1-3}$$

式中，ρ_B 为溶质 B 的质量浓度；m_B 为溶质 B 的质量；V 是溶液的体积。医学常用单位有 g/L 或 mg/L 等。

世界卫生组织提议：在医学上表示物质的浓度时，凡是已知分子量的物质，那么在体液内的含量都用物质的量浓度表示。例如正常人体血液中的葡萄糖含量值，常表示为

$c(C_6H_{12}O_6)$=3.9～6.1mmol/L（过去习惯表示为 70～100mg％，意思是每 100ml 血液中含葡萄糖 70～100mg）。而对于未知其分子量的物质则用质量浓度表示。对于注射液，在绝大多数情况下，标签上应同时标明质量浓度和物质的量浓度，如静脉注射用的生理盐水溶液，应同时标明 $\rho(NaCl)$=9g/L，$c(NaCl)$=0.15mol/L。

需要注意的是质量浓度 ρ_B 与密度 ρ 是不同的：密度 ρ 是溶液的质量与溶液的体积之比，单位多用 kg/L；而质量浓度 ρ_B 是溶质的质量与溶液的体积之比。如市售浓硫酸表示为 $\rho(H_2SO_4)$=1.77kg/L，意思是每升该溶液中含纯 H_2SO_4 1.77kg；表示为 ρ=1.84kg/L，意思是每升该溶液的质量为 1.84kg，两者含义不同，不可混淆。

（三）质量分数

质量分数是溶质 B 的质量与溶液的质量之比，符号为 w_B 或 $w(B)$，即：

$$w_B = m_B/m \tag{1-4}$$

式中，m_B 为溶质 B 的质量；m 为溶液的质量；m_B 和 m 的单位必须相同，质量分数无单位，可以用小数或百分数表示。如市售浓硫酸的质量分数为 $w(H_2SO_4)$=0.98 或 $w(H_2SO_4)$=98%。

（四）体积分数

体积分数是相同温度和相同压力时，溶质 B 的体积与溶液的体积之比，符号 ϕ_B，即：

$$\phi_B = V_B/V \tag{1-5}$$

式中，V_B 为溶质 B 的体积；V 为溶液的体积，V_B 和 V 的单位必须相同，体积分数无单位，可以用小数或百分数表示。如消毒用乙醇溶液的体积分数为 ϕ_B=0.75 或 ϕ_B=75%。体积分数常用于溶质为液体的溶液。

二、溶液浓度的换算

同一种溶液有不同的表示方法，分别适用不同的场合和不同的用途。浓度之间可以通过其定义进行推导换算。

（一）物质的量浓度与质量浓度间的换算

按照物质的量浓度和质量浓度的定义：

因 $c_B = \dfrac{n_B}{V}$，$n_B = \dfrac{m_B}{M_B}$（M_B 是溶质 B 的分子量），$\rho_B = \dfrac{m_B}{V}$

所以 $c_B = \dfrac{m_B}{VM_B} = \dfrac{\rho_B}{M_B}$

物质 B 的质量浓度 ρ_B 与物质的量浓度 c_B 和摩尔质量 M_B 之间的关系为：

$$\rho_B = c_B M_B \tag{1-6}$$

例 1-3 生理盐水的物质的量浓度是 0.154mol/L，计算该溶液的质量浓度。

解：已知 M_{NaCl}=58.5g/mol，根据式（1-6）得：

$$\rho_{NaCl} = c_{NaCl} M_{NaCl} = 0.154\text{mol/L} \times 58.5\text{g/mol} = 9.0\text{g/L}$$

（二）物质的量浓度和质量分数间的换算

按照物质的量浓度和质量分数的定义：

因为 $c_B = \dfrac{n_B}{V}$,$n_B = \dfrac{m_B}{M_B}$,$w_B = \dfrac{m_B}{m}$,$\rho = \dfrac{m}{V}$ (ρ 是溶液的密度)

所以
$$c_B = \dfrac{m_B}{VM_B} = \dfrac{w_B m}{VM_B} = \dfrac{w_B \rho}{M_B} \tag{1-7}$$

例 1-4 市售浓硫酸的质量分数 $w(H_2SO_4)$ 为 0.96,其密度为 1.84kg/L,计算浓硫酸的物质的量浓度 $c(H_2SO_4)$ 是多少?

解: H_2SO_4 的摩尔质量 $M(H_2SO_4) = 98\text{g/mol}$,$\rho = 1.84\text{kg/L}$

根据式(1-7)得:
$$c(H_2SO_4) = \dfrac{w(H_2SO_4)\rho}{M(H_2SO_4)} = \dfrac{0.96 \times 1.84 \times 1000\text{g/L}}{98\text{g/mol}} = 18\text{mol/L}$$

三、溶液的稀释

在实际工作中常常根据需要将浓溶液配制成稀溶液。溶液的稀释通常是在原溶液中加入水,使得溶液的浓度降低的过程。因溶质的量在稀释前后不发生改变,假设 c_1、V_1 为浓溶液的浓度和体积,c_2、V_2 为稀释后溶液的浓度和体积,则有 $c_1V_1 = c_2V_2$,此式称为稀释公式。

例 1-5 若需要配制 500ml、体积分数 $\phi_B = 0.75$ 的消毒酒精,需 $\phi_B = 0.95$ 的乙醇多少毫升?

解: 设所需体积分数为 0.95 的乙醇为 V ml,则

因 $\phi_1 V_1 = \phi_2 V_2$

则 $0.95V = 0.75 \times 500$

$$V = 394.7\text{ml}$$

配制方法是:准确量取体积分数为 0.95 的乙醇 394.7ml,加去离子水稀释至 500ml,即可制得体积分数为 0.75 的消毒酒精。

例 1-6 市售浓盐酸的浓度是 12mol/L,若要配制 500ml、0.1mol/L 的稀盐酸,需该浓盐酸多少毫升?

解: 设所需浓盐酸的体积为 V_1 ml,则

因 $c_1V_1 = c_2V_2$

则 $12 \times V_1 = 0.1 \times 500$

$$V_1 = 4.2\text{ml}$$

> **知识拓展**
>
> **溶液浓度的不同使用**
>
> 溶液浓度在不同的场合、不同的用途时所使用的表示方法也不同。在医院健康体检报告中有些是用物质的量浓度表示:血糖正常值是 3.90~6.11mmol/L,7.0mmol/L 和 11.0mmol/L 分别用于空腹血糖和餐后 2 小时血糖作为糖尿病的诊断标准,3.0mmol/L 作为低血糖的判断限,甘油三酯正常值是 0.5~1.7mmol/L,总胆固醇正常值是 2.8~5.2mmol/L;有些是用质量浓度表示:球蛋白正常值是 20~40g/L,白蛋白正常值是 40~55g/L。而在我国食品卫生标准 GBn51—77 规定的致癌物质黄曲霉毒素 B_1 中是用质量分数表示:大米及其食用油 $w_B \leqslant 10\mu g/kg$,玉米、花生及其油类制品 $w_B \leqslant 20\mu g/kg$。在《中华人民共和国药典》规定中,外用消毒酒精是用体积分数表示:$\phi_B = 0.75$ 或 $\phi_B = 75\%$。

第三节　溶液的渗透压

一、渗透现象和渗透压

（一）扩散和渗透现象

1. 扩散现象

将一杯清水中慢慢加入一定量的蔗糖溶液，一段时间以后，整杯水都会有甜味。原因是分子本身的热运动，使得蔗糖分子向水中运动，水分子向蔗糖溶液中运动，最后形成一个均匀的蔗糖溶液，这个过程称为扩散。扩散是一种双向运动，是溶质分子和溶剂分子相互运动和迁移的结果。

2. 渗透现象

若将蔗糖溶液与纯水分别装入用半透膜隔开的 U 形管两侧，并使其液面处于同一水平，如图 1-1(a)所示。过一段时间后，就可以看到蔗糖一侧的液面不断升高，说明水分子不断地通过半透膜转移到蔗糖溶液中。这种水分子通过半透膜进入到溶液中的过程，称为渗透现象，简称渗透［图 1-1(b)］。当然两个不同浓度的溶液用半透膜隔开时，也会有渗透现象发生。

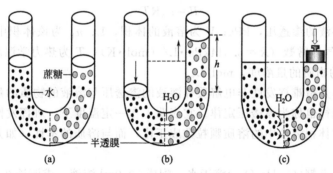

图 1-1　渗透现象

半透膜是一种只允许某些物质（如较小的溶剂水分子）自由通过，而另外一些物质（如溶质蔗糖分子）很难通过的多孔性薄膜。它的种类繁多，通透性也各不相同。生物体内的半透膜尤为常见，如动物的膀胱膜、细胞膜、毛细血管壁以及植物的线粒体膜等。还有一些日常生活中使用的火棉胶、人造羊皮纸等。

渗透产生的原因是半透膜两侧的单位体积内的水（溶剂）分子数不等，使得在单位时间内水分子由纯水通过半透膜进入蔗糖溶液的分子数比由蔗糖溶液中进入纯水中的多，最终致使蔗糖溶液的液面升高。随着蔗糖溶液液面的升高，水柱的静压力增大，使水分子从蔗糖溶液进入纯水中的速度增加，升至一定高度后，单位时间内进出半透膜的水分子数目相等，即达到渗透平衡状态。

(二) 渗透方向和条件

渗透的方向总是由单位体积内水分子数较多的一方移向水分子数少的一方,即溶剂渗透方向总是从稀溶液(纯溶剂)向浓溶液(溶液)渗透。如水分子总是从 0.5mol/L 的 NaCl 溶液向 0.9mol/L 的 NaCl 方向渗透。渗透作用的结果是缩小了膜两侧溶液的渗透浓度差。

产生渗透现象的必备条件为:有半透膜存在,半透膜两侧单位体积内溶剂分子数不等(浓度差),两者缺一不可。

(三) 渗透压

当 U 形管两侧 [图 1-1(c)] 的液面高度不再变化时,此时蔗糖的液面高度所产生的压力,称为该溶液的渗透压力,简称渗透压。渗透压有许多描述,其中一种描述是指为维持只允许溶剂分子通过的半透膜所隔开的溶液和纯溶剂之间的渗透平衡而需要的超额压力;另一种描述是指恰能阻止渗透现象继续发生而达到动态平衡的压力;最后一种描述是为使半透膜两侧液面的高度相等并保持不变而在溶液液面上所需施加的压力。可以假设,如果一开始就给 U 形管右侧的蔗糖溶液施加这么大的压力,渗透现象是根本不会发生的。渗透压的符号用 Π 表示,单位是 Pa 或 kPa。其大小可以由 U 形管两侧液面高度差 (h) 来测定。

二、渗透压与浓度及温度的关系

溶液的渗透压与溶液的浓度及温度有关。在 1886 年,荷兰物理化学家范特霍夫通过实验得出稀溶液的渗透压与溶液浓度、热力学温度的关系式:

$$\Pi V = n_B RT \tag{1-8}$$

$$\Pi = c_B RT \tag{1-9}$$

式中,Π 为溶液的渗透压,kPa;V 为溶液的体积,L;n_B 为该体积中所含溶质的物质的量,mol;R 为气体常数 ($R = 8.314$ kPa·L/(mol·K));T 为热力学温度 ($T = 273.15 + t℃$);c_B 为溶质的物质的量浓度,mol/L。

范特霍夫定律是指难挥发性非电解质稀溶液的渗透压与溶液的物质的量浓度及热力学温度成正比,这个规律也称为渗透压定律。它表明了在一定温度下,难挥发性非电解质稀溶液的渗透压只与单位体积溶液中的溶质颗粒数成正比,而与溶质的本性(如大小、分子或离子等)无关。

例 1-7 将 1g 蔗糖($C_{12}H_{22}O_{11}$)溶于水,配成 50.0ml 溶液,求溶液在 37℃时的渗透压。

解: $C_{12}H_{22}O_{11}$ 的摩尔质量为 342g/mol,则

$$c(C_{12}H_{22}O_{11}) = \frac{n}{V} = \frac{1.00g}{342g \cdot mol^{-1} \times 0.0500L} = 0.059 mol/L$$

根据式(1-9):

$$\Pi = 0.059 mol/L \times 8.314 kPa \cdot L/(mol \cdot K) \times (273+37)K = 152 kPa$$

对任何非电解质溶液,在溶液中不发生解离,1 个分子就是 1 个粒子,在相同温度下,只要它们物质的量浓度相同,单位体积内溶质颗粒数目就相等,它们的渗透压也必定相等。如 0.50mol/L 的葡萄糖溶液与 0.50mol/L 的蔗糖溶液的渗透压相等,在 37℃时它们的渗透压相等。

对于电解质溶液(如 NaCl),由于电解质在溶液中发生解离,单位体积溶液中所含的溶

质颗粒数目要比相同浓度非电解质溶液多，使得溶质的粒子总浓度增加，渗透压也增大。如 0.1mol/L 的 NaCl 溶液中有 0.1mol/L 的 Na^+ 和 0.1mol/L 的 Cl^-，两种离子的浓度之和为 0.2mol/L。因此在计算渗透压时，必须在公式中引进一个校正因子 i，即：

$$\Pi = ic_B RT \tag{1-10}$$

式中，i 是电解质的一个"分子"在溶液中能产生的颗粒数。如 NaCl 的 $i=2$，K_2SO_4 的 $i=3$。因而 0.50mol/L 的 NaCl 溶液的渗透压为同浓度非电解质（如 0.50mol/L 的葡萄糖溶液或 0.50mol/L 的蔗糖溶液）的渗透压的 2 倍，0.50mol/L 的 K_2SO_4 溶液的渗透压则是上述溶液渗透压的 3 倍。可见，式（1-10）中的 ic_B 是各种溶质粒子浓度的总和或总浓度。

例 1-8 9.0g/L 的 NaCl 溶液是临床上常用的生理盐水，求此溶液在 37℃ 时的渗透压力。

解： NaCl 在稀溶液中完全解离，i 近似等于 2，NaCl 的摩尔质量为 58.5g/mol
根据式（1-6）：

$$c_{NaCl} = \rho_{NaCl}/M_{NaCl} = \frac{9.0g/L}{58.5g/mol} = 0.154 mol/L$$

根据式（1-10）：

$$\Pi = 2 \times 0.154 mol/L \times 8.314 kPa \cdot L/(mol \cdot K) \times (273+37)K = 7.9 \times 10^2 kPa$$

三、渗透压在医学上的意义

（一）医学中的渗透浓度

溶液中所有能产生渗透作用的溶质粒子（分子、离子）称为渗透活性物质。人体体液是个复杂的体系（见表 1-1），其中的非电解质分子（如葡萄糖、氨基酸等）和电解质解离产生的离子（如 Na^+、K^+、Ca^{2+} 等）都是渗透活性物质。根据式（1-10），在一定温度条件下，稀溶液的渗透压与渗透活性物质的物质的量浓度成正比。所以，溶液渗透压的大小可以用渗透活性物质的物质的量浓度衡量。

在医学上将渗透活性物质的总浓度称为渗透浓度，符号 c_{os}，单位为 mol/L 或 mmol/L，由于体液中渗透活性物质的物质的量相对较小，渗透浓度单位常用"mmol/L"。对于非电解质溶液，其渗透浓度就是其物质的量浓度；对于强电解质溶液，其渗透浓度等于溶液中的各种溶质粒子的总浓度（ic_B）。

表 1-1 正常人血浆、组织间液和细胞内液中各种渗透活性物质的渗透浓度

渗透活性物质	血浆中浓度 /(mmol/L)	组织间液中浓度 /(mmol/L)	细胞内液中浓度 /(mmol/L)
Na^+	144	137	10
K^+	5	4.7	141
Ca^{2+}	2.5	2.4	
Mg^{2+}	1.5	1.4	31
Cl^-	107	112.7	4
HCO_3^-	27	28.3	10
HPO_4^{2-}、$H_2PO_4^-$	2	2	11
SO_4^{2-}	0.5	0.5	1
磷酸肌酸			45
肌肽			14
氨基酸	2	2	8

续表

渗透活性物质	血浆中浓度 /(mmol/L)	组织间液中浓度 /(mmol/L)	细胞内液中浓度 /(mmol/L)
肌酸	0.2	0.2	9
乳酸盐	1.2	1.2	1.5
三磷酸腺苷			5
一磷酸己糖			3.7
葡萄糖	5.6	5.6	
蛋白质	1.2		4
尿素	4	4	4
c_{os}	302.7	202.2	302.2

例 1-9 分别计算输液使用的 50g/L 葡萄糖溶液和 9g/L NaCl 溶液的渗透浓度。

解：根据式(1-6)，葡萄糖($C_6H_{12}O_6$)的摩尔质量为 180g/mol，50g/L $C_6H_{12}O_6$ 溶液的渗透浓度为

$$c_{os}=\frac{50\times1000\text{mg/L}}{180\text{g/mol}}=278\text{mmol/L}$$

NaCl 的摩尔质量为 58.5g/mol，NaCl 溶液中渗透活性物质为 Na^+ 和 Cl^-，因此，9g/L NaCl 溶液的渗透浓度为：

$$c_{os}=\frac{9\times1000\text{mg/L}}{58.5\text{g/mol}}\times2=308\text{mmol/L}$$

（二）等渗、低渗和高渗溶液

在相同温度下，渗透压相等的两种溶液互称为等渗溶液；渗透压不相等的两种溶液，渗透压高的溶液是高渗溶液，而渗透压低的溶液是低渗溶液。如 0.05mol/L 的葡萄糖溶液与 0.05mol/L 的蔗糖溶液互为等渗溶液，而 0.05mol/L 的葡萄糖溶液与 0.05mol/L 的 NaCl 溶液中前者是低渗溶液，后者是高渗溶液。

在医学临床实践中，溶液的等渗、低渗、高渗是以血浆的总渗透压作为判断标准的。由表 1-1 可知，正常人血浆的渗透浓度为 303.7mmol/L。所以临床上规定：凡是渗透浓度在 280～320mmol/L 的溶液为等渗溶液；渗透浓度高于 320mmol/L 的溶液称为高渗溶液；渗透浓度低于 280mmol/L 的溶液称为低渗溶液。

临床上常用的等渗溶液有：

50g/L(278mmol/L)的葡萄糖溶液

9g/L(154mmol/L)NaCl 溶液

12.5g/L(149mmol/L)$NaHCO_3$ 溶液

在临床治疗中，不管是对病人大剂量补液，还是小剂量注射，都要考虑溶液的渗透压，要使细胞保持正常的生理功能，所以在临床输液时应用等渗输入法是一个基本原则。下面以红细胞在不同浓度 NaCl 溶液中的形态变化情况（在显微镜下观察）为例说明。

① 将红细胞放在稀 NaCl 溶液中［如 $c(NaCl)=3\times10^{-2}$mol/L］，显微镜下观察到红细胞逐渐胀大，当膨胀到一定程度后，最后破裂，释放出血红蛋白使溶液染成红色，这种现象医学上称为细胞溶血现象，见图 1-2 (a)。原因是细胞内溶液的渗透压高于细胞外液的渗透压，这时细胞外液的水就向细胞内渗透。

② 将红细胞放在较高浓度的 NaCl 溶液中［如 $c(NaCl)=3$mol/L］，显微镜下观察到红细胞逐渐皱缩，皱缩的红细胞互相聚结成团，见图 1-2 (b)。如果发生在血管内，将产生

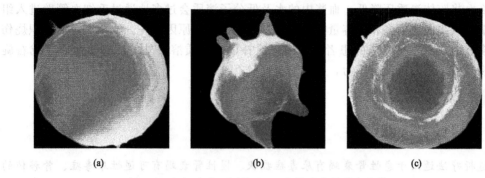

图 1-2 红细胞在不同浓度 NaCl 溶液中的形态变化
(a) 3×10^{-2}mol/L；(b) 3mol/L；(c) 0.15mol/L

"栓塞"现象。原因是红细胞内液的渗透压力低于细胞外液的渗透压，红细胞内的水向外渗透。

③ 将红细胞放在生理盐水中，显微镜下观察到红细胞既不膨胀，也不皱缩，细胞形态基本不变，见图 1-2（c）。原因是生理盐水与红细胞内液的渗透压相等，细胞内外液处于渗透平衡状态。溶血现象和"栓塞"现象的形成在临床上都可能会造成严重的后果。

临床上为了治疗上的需要，也会给患者输入一定量的高渗溶液，如治疗烧伤休克、脑水肿用的 200g/L 的山梨醇溶液，急需提高血糖的 2.8mol/L（500g/L）的葡萄糖溶液，但输入速度不能太快、输入量也不能太多，否则会造成局部高渗，导致机体内水分调节及细胞变形。

（三）晶体渗透压和胶体渗透压

血浆中既有小分子的晶体物质，又有大分子和大离子的胶体。医学上通常把血浆中的小分子晶体物质（主要是 NaCl，其次是 $NaHCO_3$ 和葡萄糖）所形成的渗透压称为晶体渗透压，约为 705.6kPa；把血浆中的大分子物质（主要是白蛋白，其次是球蛋白等）所形成的渗透压称为胶体渗透压，其数值较小，约为 3.3kPa，两者所起的作用是不同的。

1. 晶体渗透压及其生理作用

晶体渗透压的功能是维持细胞内外水、电解质平衡及血液细胞的正常形态。细胞内外所含离子浓度是不同的，细胞膜对离子的通透具有选择性，它只允许水分子自由透过，而 Na^+、K^+ 不易自由透过。因此，当人体大量缺水时，细胞外液的电解质浓度有可能升高，晶体渗透压将增大，这时细胞内液的水分子就要通过细胞膜向细胞外液渗透，造成细胞内失水；若大量饮水或输入过多的葡萄糖溶液，细胞外液电解质的浓度就要降低，晶体渗透压减小，这时细胞外液中的水分子就要透过半透膜进入细胞内液，严重时引起水中毒。

2. 胶体渗透压及其生理作用

毛细血管壁与细胞膜通透性不同，胶体物质一般不能通过毛细血管壁，而水分子、离子和小分子物质能够自由透过，因此，晶体渗透压对维持血浆与组织间液的水、电解质平衡不再起作用。正常情况下的血浆中蛋白质浓度要比组织间液高，水可以从组织间液向毛细血管渗透，这样毛细血管从组织间液"吸取"水分，同时又可以阻止毛细血管内的水分过度渗透到组织间液中，从而维持着毛细血管内外水的相对平衡，保持血容量。由此可见，胶体渗透压对保持血浆和组织间液的液体量平衡方面起着重要作用。若因某种疾病造成血浆蛋白减少,那么血浆胶体渗透压降低,血浆中的水及低分子溶质会过多地通过毛细血管壁进入组织间液,造成组织间液增多和血容量降低,这是形成水肿的原因之一。临床上对大面积烧伤或失血过多等造成血容量下降的患者补液时,除补以电解质溶液外,还要输入血浆或右旋糖酐,以恢复血浆的胶体渗透压力,并增加血容量。

知识拓展

透析疗法

透析疗法适用于急性肾衰竭有尿毒症症状、慢性肾衰竭有可逆性尿毒症、肾移植的术前准备、分子量较小的急性药物中毒和水电解质紊乱难以用常规疗法纠正者等。它包括血液透析疗法(简称血透)和腹膜透析疗法(简称腹透)。血透根据膜平衡原理,将患者血液与含一定化学成分的透析液同时引入透析器内,分子透过半透膜作跨膜移动,达到动态平衡。腹透利用腹膜的生物半透膜性质与膜平衡原理,将透析液注入腹腔,通过浓度差梯度,使血液与透析液间互相渗透,可使血中有害物质进入透析液而排出体外,透析液中有用物质进入体内,以补充体内不足。两者的适应证基本相同,只是腹膜透析应比血透早一些。

【思考题】

一、填空题

1. 摩尔是_____的单位,使用摩尔时必须同时指明_____。

2. 0.4g 的 NaOH 固体溶于 1000ml 的水中,其质量浓度是_____g/L,换算成物质的量浓度是_____mol/L。

3. 产生渗透现象的必备条件是_____和_____;溶液中渗透方向为_____或_____。

4. 若将临床上使用的两种或两种以上的等渗溶液以任意体积混合,则所得的混合溶液是_____溶液。

5. 晶体渗透压在生物体内的主要功能是_____,胶体渗透压的主要生理功能是_____。

二、简答题

1. 在临床上大量补液时,为什么一般要输等渗溶液?

2. 人在海水中游泳时会感到眼睛干涩,而在淡水中游泳时,眼睛会红胀,并有疼痛的感觉,为什么?

三、计算题

1. 12.5g/L 的 $NaHCO_3$(M_r=84)溶液的物质的量浓度是多少?渗透浓度是多少?在此溶液中红细胞的行为如何?

2. 50g/L 的葡萄糖溶液是临床上常用的溶液,求此溶液在 37℃时的渗透压。

实验一 溶液的配制和稀释

一、实验目的

1. 掌握溶液浓度的计算方法和配制一般溶液的方法。

2. 熟悉托盘天平、量筒、移液管、容量瓶的使用方法。
3. 掌握溶液的定容及稀释操作。

二、实验原理

溶液是由溶质和溶剂以一定比例混合而成的。配制溶液时，首先了解溶质的物态和摩尔质量，然后清楚浓度的表示方式，最后进行计算配制溶液。溶液的配制一般分为两种情况：一定质量的溶液配制和一定体积的溶液配制。

1. 由固体试剂配制溶液

如果溶质是固体，常用质量分数、物质的量浓度和质量浓度表示，其配制步骤分为六步。

(1) 计算　计算溶质的质量。

(2) 称量　用托盘天平称取固体置于烧杯中。

(3) 溶解（冷却）　倒入适量的蒸馏水搅拌至溶解。

(4) 转移（洗涤）　将溶液转移到一定量的容量瓶中，并用少量的蒸馏水洗涤烧杯和玻璃杯2~3次，合并洗液到容量瓶中。

(5) 定容（摇匀）　用蒸馏水定容，特别是接近刻度线2~3cm时，改用胶头滴管进行滴加至刻度线并摇匀。

(6) 装试剂瓶（贴标签）　将配好的溶液转移到试剂瓶中并贴好标签，写明试剂名称、浓度和配制日期，保存备用。

2. 由液体试剂配制溶液

如果溶质是液体，常用体积分数、物质的量浓度和质量浓度表示，实质为溶液的稀释，其配制步骤与固体试剂的配制相似，只是其液体溶质用量筒或吸量管量取。

3. 溶液的稀释

溶液的稀释是在原溶液中加入溶剂，使得溶液的浓度降低的过程。常常将浓溶液配制成稀溶液。稀释前溶质的质量等于稀释后溶质的质量。即：

$$c_1V_1=c_2V_2$$
$$\phi_1V_1=\phi_2V_2$$

三、实验仪器和药品

1. 仪器

量筒(10ml，50ml)、烧杯(50ml，100ml)、吸量管(25ml)、容量瓶(100ml，250ml)、托盘天平。

2. 药品

浓 H_2SO_4、0.1mol/L NaCl、NaCl(固体)、$CuSO_4 \cdot 5H_2O$(固体)。

四、实验内容

1. 由浓 H_2SO_4 配制 1mol/L 的稀 H_2SO_4

计算出配制 50ml 1mol/L H_2SO_4 溶液所需浓 H_2SO_4（98%，相对密度1.84）的体积。在一洁净的 50ml 烧杯中加入 20ml 左右蒸馏水，然后将量筒量取浓 H_2SO_4 缓缓倒入烧杯中，并不断搅拌，待溶液冷却后再转移至 50ml 量筒内稀释至刻度线。配好的溶液倒入实验室统一的回收瓶内。

2. 由固体试剂配制溶液

(1) 配制生理盐水 250ml，先计算出配制生理盐水 250ml 所需 NaCl 的质量，并在托盘天平上称量。将称得的 NaCl 倒入 100ml 洁净烧杯中，用适量蒸馏水溶解，然后转移至

250ml 容量瓶内稀释至刻度线。配好的溶液倒入实验室统一的回收瓶内。

（2）配制 0.1mol/L $CuSO_4$ 溶液 50ml，先计算出配制 0.1mol/L $CuSO_4$ 溶液 50ml $CuSO_4·5H_2O$ 的用量，再自己设计配制步骤。

3. 0.1mol/L NaCl 溶液的稀释

用 25ml 吸量管取少量 0.1mol/L NaCl 溶液荡洗 2～3 次，然后准确移取 25ml 溶液于 50ml 洁净的容量瓶中，加水稀释至刻度线。

4. 量器的相互校正

将一个 250ml 容量瓶和一支 25ml 吸量管洗净晾干，用吸量管量取蒸馏水 10 次，注入容量瓶中，观察液面相切处是否与标线相合，如不一致，另作一标记。经相对校正后，吸量管和容量瓶应配套使用。此时，移液管吸取一次溶液的体积，准确地等于容量瓶中溶液体积的 1/10。

五、思考题

1. 能否在量筒、容量瓶中直接溶解固体试剂？为什么？
2. 浓 H_2SO_4 溶液配制稀 H_2SO_4 溶液时应注意什么？

（王金铃）

第二章 化学反应速率和化学平衡

【学习目标】
- ◆ 掌握：影响化学反应速率的因素，化学平衡的移动。
- ◆ 熟悉：可逆反应和化学平衡，化学平衡常数。
- ◆ 了解：化学反应速率的表示方法。

情景导入

情景回放：
近年来，我国大多数城市频发雾霾天气，雾霾是对大气中各种悬浮颗粒物含量超标的笼统表述，是一种大气污染状态。汽车尾气中的 CO 和 NO 是两种污染环境的有害气体，理论上它们可以自发进行反应 $2CO(g)+2NO(g)\rightleftharpoons CO_2(g)+N_2(g)$，且反应进行很完全，但在通常情况下反应速率极慢，如能加快它们的反应速率，则将极大地改善汽车尾气对环境的污染。

思考问题：
1. 化学反应速率有快有慢，我们怎样来表述？
2. 影响化学反应速率的因素主要有哪些？怎么影响的？
3. 对一个可逆反应的化学反应，如何影响才能使它向人们希望的方向移动？

第一节　化学反应速率

一、化学反应速率的表示方法

不同的化学反应，其反应的速率也不相同。有些反应进行得很快，如燃烧、爆炸、中和反应等，几乎瞬间完成；而有些反应如金属生锈、食品变质、木材的腐烂等则进行得很慢。即使是同一个化学反应，在不同的条件下，反应的快慢也不一样。

化学上用化学反应速率来衡量化学反应进行得快慢。化学反应速率是用单位时间内反应物的浓度（常用物质的量浓度）的减少或者生成物浓度的增加来表示。时间的单位则根据具体反应的快慢，可用 s(秒)、min(分)、h(小时)等来表示。所以化学反应速率的单位是 mol/(L·s)或 mol/(L·min)、mol/(L·h)等。例如：

$$N_2 + 3H_2 \Longrightarrow 2NH_3$$

起始浓度/(mol/L)　　　　1.0　3.0　　0.0
2min后浓度/(mol/L)　　　0.8　2.4　　0.4

以 N_2 的浓度变化表示合成氨的反应速率 v_{N_2} 是：

$$v_{N_2} = \frac{|1.0-0.8|}{2} = 0.1 \text{mol}/(L \cdot \min)$$

同理，以 H_2 的浓度变化表示合成氨的反应速率 v_{H_2} 是：0.3mol/(L·min)。以 NH_3 的浓度变化表示合成氨的反应速率 v_{NH_3} 是：0.2mol/(L·min)。

因此，表示某一化学反应速率时，必须指明是采用哪一种物质的浓度变化来表示的。

由于化学反应中反应物和生成物之间的数量关系已为化学方程式所确定，所以，同一个反应可以选用反应中任何一种物质在单位时间内浓度的变化来表示整个化学反应的速率。

实际上在整个反应过程中，随着反应物浓度的不断改变，反应速率也在不断改变，因此，反应速率通常是指一定时间内的平均速率，而非瞬时速率。

二、影响化学反应速率的因素

化学反应速率的大小，首先取决于反应物的本性。这说明参加反应物的本性是决定化学反应速率的主要因素，这是内因；但即使是由相同的反应物发生的反应，因为外界条件的改变，如反应物的浓度、反应的温度、压强、催化剂等，反应速率也不相同。可见，外在条件对化学反应速率也有较大的影响，这是外因。而它们恰好是影响化学反应速率的可控制因素。下面主要讨论影响化学反应速率的可控制条件。

（一）浓度对反应速率的影响

反应物的浓度对化学反应速率的影响非常大。

【演示实验】

取 2 支大试管，在第 1 支试管中加入 4ml 0.1mol/L $Na_2S_2O_3$ 溶液，在第 2 支试管中加入 2ml 0.1mol/L $Na_2S_2O_3$ 溶液和 2ml H_2O。

另取 2 支大试管，各加入 4ml 0.1mol/L H_2SO_4 溶液，同时分别倒入上述盛有 $Na_2S_2O_3$ 溶液的试管中，观察试管中浑浊出现的快慢。

实验结果表明，2 支试管中均出现浑浊现象，说明 $Na_2S_2O_3$ 与 H_2SO_4 发生了反应。

反应的化学方程式为：

$$Na_2S_2O_3 + H_2SO_4 \Longrightarrow Na_2SO_4 + SO_2\uparrow + S\downarrow + H_2O$$

由于硫的析出，可使溶液变浑浊。但第 1 支试管中很快出现浑浊，第 2 支试管中出现浑浊较慢，说明反应物的浓度可以影响化学反应速率，反应物浓度高的化学反应速率大，反应物浓度低的化学反应速率小。

大量实验证明：当其他条件不变时，增大反应物的浓度，可以提高化学反应速率；减小反应物的浓度，可以降低化学反应速率。

（二）温度对反应速率的影响

除浓度外，温度也是影响反应速率的一个重要因素。常温下，煤在空气中是不会燃烧的，只有加热到一定温度时才能燃烧；又如氢气和氧气生成水的反应，常温下几乎不能进行，在400℃时氢和氧完全化合约需80天；在500℃时大约只需要2h；在1000℃时，则立即发生爆炸。由此可见，温度越高，反应速率越快。

【演示实验】

取2支大试管，各加入4ml 0.1mol/L $Na_2S_2O_3$ 溶液，另取2支大试管，各加入4ml 0.1mol/L H_2SO_4 溶液，将1支装有 $Na_2S_2O_3$ 溶液的试管和1支装有 H_2SO_4 溶液的试管插入热水中，另外2支试管插入冰水中，一段时间后，同时分别将2组温度相同的试管中的溶液混合，观察试管中浑浊出现的快慢。

实验结果表明，插在热水中的试管中首先出现浑浊，而插在冰水中的试管中出现浑浊较慢，说明温度的变化可以显著影响化学反应速率，温度高的化学反应速率大，温度低的化学反应速率小。

大量实验证明：当其他条件不变时，升高温度，可以提高化学反应速率；降低温度，可以降低化学反应速率。

1884年，荷兰化学家范特霍夫通过大量实验，总结出一条经验规律：温度每升高10℃，化学反应速率约增大2~4倍。

进行化学实验时，绝大多数的反应都要在加热的情况下才能进行。许多医学检验如尿糖的测定等，也需要在加热的情况下进行。但为了防止食物及药品的变质，通常将其放置在阴冷处或冰箱中，以减慢反应的进行。

（三）压强对反应速率的影响

压强仅对有气态物质参加的反应的反应速率有影响。当温度一定时，气体的体积与压强成反比。如果气体的压强增大到原来的两倍，气体的体积就缩小到原来的一半，即气体的浓度就增大为原来的两倍。所以，增大压强就是增加单位体积里反应物的物质的量，即增大反应物的浓度。压强的影响实际上就是浓度的影响。

大量实验证明：对有气态物质参加的化学反应，当其他条件不变时，增大反应的压强，可以提高化学反应速率；减小反应的压强，可以降低化学反应速率。

由于固态或液态的体积几乎不受压强变化的影响，可以忽略不计，因此，可以认为压强对固态或液态物质的反应速率是没有影响的。

（四）催化剂对反应速率的影响

【演示实验】

在1支大试管里加入10%的 H_2O_2 溶液，观察试管中气泡产生的情况；然后向试管中加入少许 MnO_2 粉末，再观察试管中产生气泡的情况。用带有火星的火柴梗伸入试管，观察火柴梗的变化。

反应的化学方程式为：

$$2H_2O_2 =\!=\!= 2H_2O + O_2 \uparrow$$

实验结果表明，加入 MnO_2 前，试管中几乎无气泡；加入 MnO_2 后，迅速产生大量气泡，产生的气体能使带有火星的火柴梗复燃。说明 MnO_2 的加入，改变了 H_2O_2 的分解速率。这种能改变化学反应速率，而本身的化学组成和质量在反应前后都不发生变化的物质，称为催化剂。

催化剂影响化学反应速率的作用，称为催化作用。能使反应速率加快的催化剂称正催化

第二章 化学反应速率和化学平衡

剂。在我们身体内存在的各种酶就是催化剂，如胃蛋白酶、淀粉酶、脂肪酶、氧化还原酶等，对人体的消化、吸收、新陈代谢等过程，都起着非常重要的催化作用。能减慢化学反应速率的催化剂称负催化剂或称阻化剂。如医学上保存过氧化氢溶液时，常在过氧化氢溶液中加入少量乙酰苯胺，以减慢过氧化氢溶液的分解速率，乙酰苯胺就是阻化剂。

能够影响化学反应速率的因素（浓度、温度、压强、催化剂）不止这四个，反应物间接触面积的大小、扩散作用、超声波、光照、辐射等也可以不同程度地影响反应速率。

第二节 化学平衡

反应速率只讨论了化学反应进行的快慢，并未说明化学反应完成的程度。但实际上很多反应进行时存在反应的限度。对于这样的化学反应，就需要讨论其反应程度，即化学平衡问题。

一、可逆反应和化学平衡

（一）不可逆反应和可逆反应

有些化学反应在一定条件下一旦发生就能进行到底，反应物几乎就能完全转化成生成物，即反应只向一个方向进行。只能向单方向进行的反应称为不可逆反应。如 $KClO_3$ 在 MnO_2 的催化下分解产生 O_2 的反应，就属于单方向进行的不可逆反应。

$$2KClO_3 \xrightarrow[\triangle]{MnO_2} 2KCl + 3O_2 \uparrow$$

但大多数反应与上述反应不同，不仅反应物可以转变成生成物，而且生成物也可以变成反应物。在同一条件下，既能向一个方向进行又能向相反方向进行的反应，称为可逆反应。为了表示反应的可逆性，把反应式中的等号改成"$\rightleftharpoons$"符号。如合成氨的反应：

$$N_2 + 3H_2 \rightleftharpoons 2NH_3$$

在可逆反应中，通常将从左向右进行的反应称为正反应，将从右向左进行的反应称为逆反应。

（二）化学平衡

可逆反应在密闭容器中正反应和逆反应都不能进行到底。可逆反应在开始进行时，正反应的反应速率大于逆反应的反应速率，随着反应的进行，正反应的反应速率逐渐减小，逆反应的反应速率逐渐增大，当反应进行到一定程度时，正反应的反应速率与逆反应的反应速率相等，反应物的浓度与生成物的浓度不再改变（不一定相等），达到平衡状态。

在可逆反应中，当正反应的反应速率与逆反应的反应速率相等，反应物和生成物的浓度不再随时间而改变的状态，叫作化学平衡。

化学平衡状态的主要特点如下。

① 正反应与逆反应仍在进行，只是速率相等而已，因而化学平衡是一种动态平衡。

② 化学平衡状态是可逆反应进行的最大限度。在平衡状态时，反应物和生成物的浓度叫作平衡浓度，只要反应条件不变，各反应物和生成物的浓度就保持不变。

③ 化学平衡是在一定条件下建立的暂时平衡，一旦条件改变，原有的化学平衡将遭到破坏，将在新的条件下达到新的平衡。

二、化学平衡常数

当可逆反应达到平衡状态，反应物和生成物的浓度不再随时间而改变时，平衡浓度之间的关系可根据质量作用定律和平衡时正、逆反应的反应速率相等来确定。如达到平衡时

$$CO + H_2O \rightleftharpoons CO_2 + H_2$$

$$v_{正} = k_{正}[CO][H_2O]$$

$$v_{逆} = k_{逆}[CO_2][H_2]$$

因为达到平衡时，有 $v_{正} = k_{逆}$

所以，有 $k_{正}[CO][H_2O] = k_{逆}[CO_2][H_2]$

移项得：$\dfrac{[CO][H_2O]}{[CO_2][H_2]} = \dfrac{k_{正}}{k_{逆}} = K$

在一定温度下，$k_{正}$ 和 $k_{逆}$ 都是常数，常数的比值也还是常数，这个常数就叫化学平衡常数，简称平衡常数，用 K 表示。平衡常数 K 只随温度的变化而变化，与反应物或生成物的浓度无关。

平衡常数 K 的大小可以表示可逆反应进行的程度。K 值越大，表示反应达到平衡时，生成物的平衡浓度较大，反应进行得较完全。

三、化学平衡的移动

因为化学平衡是在一定条件下建立的暂时的、相对的、有条件的平衡，如果条件发生改变，平衡状态将遭到破坏，正、逆反应的反应速率将不再相等，直至在新的条件下重新达到新的平衡。这种因外界条件的改变，使可逆反应从一种平衡状态向另一种平衡状态转变，同时各物质的浓度也发生变化的过程，叫作化学平衡的移动，简称平衡移动。

当新的平衡建立时，如果生成物浓度比原来平衡时的浓度增大了，就称平衡向正反应方向移动（或向右移动）；如果反应物浓度比原来平衡时的浓度增大了，就称平衡向逆反应方向移动（或向左移动）。

影响化学平衡的移动的主要因素有浓度、温度和压强。

（一）浓度对化学平衡的影响

可逆反应达到平衡时，改变其中任一物质的浓度，都会使正、逆反应的反应速率不再相等，引起化学平衡向某一方向移动。移动的结果是反应物和生成物的浓度发生改变，反应将在新的条件下重新达到平衡。

【演示实验】

在一只小烧杯里，加入 10ml 0.01mol/L $FeCl_3$ 溶液，再加入 10ml 0.01mol/L KSCN 溶液，摇匀。把上述混合液分装在 3 支试管里。在第一支试管中滴加几滴饱和的 $FeCl_3$ 溶液，在第二支试管中滴加几滴饱和的 KSCN 溶液，并振荡，观察这两支试管中溶液颜色的变化。并与第三支试管进行比较。

反应的化学方程式为：

$$FeCl_3 + 3KSCN \rightleftharpoons Fe(SCN)_3 + 3KCl$$

淡黄色　　无色　　　血红色　　无色

实验结果表明,第一、第二支试管中溶液的红色明显加深了,说明 $Fe(SCN)_3$ 浓度增大,平衡向右移动。

当可逆反应达到平衡后,增大反应物的浓度或减小生成物的浓度,都有利于正反应的进行,平衡向右移动。反之,增大生成物的浓度或减小反应物的浓度,则有利于逆反应的进行,平衡向左移动。

浓度对化学平衡的影响可总结为:当其他条件不变时,增大反应物的浓度,化学平衡向正反应的方向移动;增大生成物的浓度,化学平衡向逆反应的方向移动。

(二) 温度对化学平衡的影响

化学反应常伴随有放热或吸热的现象发生。在同一个可逆反应中如果正反应是放热的,那么逆反应一定吸热,而且放出和吸收的热量一定相等。

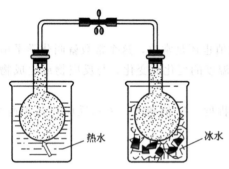

图 2-1 温度对化学平衡的影响

【演示实验】

如图 2-1 所示,在两个连通的烧瓶里,盛有 NO_2 和 N_2O_4 达到平衡的混合气体,夹住橡皮管后,把一个烧瓶放入热水中,另一个烧瓶放入冰水中,观察现象。

反应的化学方程式为:

$$2NO_2 \rightleftharpoons N_2O_4 + 56.9 kJ/mol$$

红棕色　　无色

实验结果表明,浸在热水中的颜色变深了,表明随着温度升高,NO_2 的浓度增大,平衡向左移动(吸热的方向);浸在冰水中的颜色变浅了,表明随着温度降低,NO_2 的浓度减小,平衡向右移动(放热的方向)。

温度对化学平衡的影响可总结为:当其他条件不变时,升高温度,平衡向吸热的方向移动;降低温度,平衡向放热的方向移动。

(三) 压强对化学平衡的影响

压强只对有气态物质参加,且反应前后气态物质的总体积不相等的化学平衡才有影响。因为增加(减小)压强使气体体积缩小(增大),也就是使气体物质浓度增大(减小)。因此,对于有气态物质参与的反应来说,压强对平衡的影响和浓度对平衡的影响实质上是相同的。

【演示实验】

在一个 50ml 医用注射器里,吸入 20ml NO_2 和 N_2O_4 达到平衡的混合气体,阻塞出口后,第一次把活塞往里推,第二次把活塞往外拉,观察比较注射器里混合气体的颜色变化。

反应的化学方程式为:

$$2NO_2 \rightleftharpoons N_2O_4 + 56.9 kJ/mol$$

2体积　　1体积

实验结果表明,第一次把活塞往里推后,注射器里混合气体的颜色变浅了,表明随着压强增大,该化学平衡向生成 N_2O_4 的方向移动,即平衡向右移动(体积减小的方向);第二次把活塞往外拉后,注射器里混合气体的颜色变深了,表明随着压强减小,该化学平衡向生成 NO_2 的方向移动,即平衡向左移动(体积增大的方向)。

由于固态或液态的体积几乎不受压强变化的影响，可以忽略不计，因此，如果没有气态物质参加，可以认为压强对化学平衡是没有影响的。

对于反应前后气态物质的总体积相等的可逆反应，压强的改变对正、逆反应的反应速率的影响是相同的，此时改变压强不能使化学平衡移动。

压强对化学平衡的影响可总结为：当其他条件不变时，增大压强，平衡向气体体积减小的方向移动；减小压强，平衡向气体体积增大的方向移动。

知识拓展

化学反应速率、化学平衡在医学中的应用

很多有机药物在有效期内因保管不当而变质失效，各种药物的说明或标签上都会写明该药物的保存方法，如"密闭""避光""低温"或"阴凉干燥处"等，这其实就是为了控制药品发生化学变化的外部条件，尽量减慢药物发生质变的化学反应速率。很多药物在与空气长期接触后，可与空气中的氧气、二氧化碳、水蒸气等发生化学反应，故需要密闭保存；有些药物在光照下容易分解，就需要避光保存；对受热容易分解或易水解的药物，则应保存在阴凉干燥处；各种疫苗及生物活性制品，应保存在 2~10℃ 的冰箱里，这些疫苗及生物活性制品在短途运输时，也要放在盛有冰块的保温箱内。临床输氧抢救病人则是利用了化学平衡移动原理。

【思考题】

一、选择题

1. 化学平衡研究的对象是（　　）。
   A. 氧化还原反应　　B. 可逆反应　　C. 不可逆反应　　D. 所有的化学反应
2. 可逆反应达到平衡后，下列说法正确的是（　　）。
   A. 反应不再进行　　　　　　　　B. 正反应速率与逆反应速率相等
   C. 反应物浓度与生成物浓度相等　　D. 以上答案都正确
3. 在一定条件下，可逆反应 $CO+NO_2$（红棕色）$\rightleftharpoons CO_2+NO$ 已达平衡状态。如果降低温度，混合物颜色变浅，则说明该可逆反应（　　）。
   A. 向正方向移动　　　　　　B. 向逆方向移动
   C. 正方向是吸热反应　　　　D. 正方向是放热反应
4. 改变下列可逆反应平衡状态的压强，平衡不发生移动的是（　　）。
   A. $2SO_2+O_2 \rightleftharpoons 2SO_3$　　　　B. $H_2O+C(固) \rightleftharpoons CO+H_2$
   C. $CaCO_3(固) \rightleftharpoons CaO(固)+CO_2$　　D. $CO+NO_2 \rightleftharpoons CO_2+NO$
5. 已知反应 $2SO_2+O_2 \rightleftharpoons 2SO_3$ 达到平衡后，加入 V_2O_5 催化剂，则平衡（　　）。
   A. 向左移动　　B. 向右移动　　C. 不移动　　D. 无法判断

二、填空题

1. 化学反应速率通常用_____来表示。其常用的单位是_____或_____。
2. 影响化学反应速率的外在因素主要有_____、_____、_____和_____。
3. 在同一条件下，能同时_____进行的反应，称为可逆反应_____。
4. 影响化学平衡移动的因素主要有_____、_____和_____。
5. 催化剂能改变化学反应速率的作用，称为_____。能使反应速率加快的催化剂称_____，能降低化学反应速率的催化剂称_____。

三、简答题

1. 如何改变反应物的浓度，可以使反应 $CO_2 + C \rightleftharpoons 2CO$ 的化学平衡向右移动？如果升高温度可使平衡向右移动的话，则正反应是放热反应还是吸热反应？

2. 牙齿的损坏实际上是牙釉质成分 $Ca_5(PO_4)_3OH$ 溶解的结果。在口腔中存在如下化学平衡：$Ca_5(PO_4)_3OH \rightleftharpoons 5Ca^{2+} + 3PO_4^{3-} + OH^-$，糖类物质在口腔中发酵时会产生 H^+。试运用化学平衡原理说明经常吃糖对牙齿的影响。

（郑 杰）

第三章 电解质溶液与缓冲溶液

【学习目标】
- ◆ **掌握**：酸碱质子理论，缓冲溶液的概念、组成和缓冲作用机理。
- ◆ **熟悉**：弱电解质的解离平衡、解离度、缓冲溶液 pH 的计算。
- ◆ **了解**：缓冲容量及其影响因素，缓冲范围。

情景导入

情景回放：
氯化钠固体是一种无色晶体，它在常温下无法导电。但是当把氯化钠固体溶解到水中后，得到的氯化钠溶液却能够导电。这是因为氯化钠在溶解之后得到了电解质溶液。

思考问题：
为什么氯化钠固体不能导电，在水溶液中就能导电？

在水溶液或熔融状态下能导电的化合物称为电解质（electrolyte），这些化合物的水溶液称为电解质溶液。在生物体内，电解质是生命活动必不可少的物质。人体体液如血液、淋巴液和脑脊液等中都含有多种电解质离子，如 Na^+、K^+、CO_3^{2-}、HPO_4^{2-} 等。这些离子是维持体液渗透浓度、酸碱度和其他生理功能所必需的成分。这些电解质离子在体液中的存在状态和含量，关系到体液渗透平衡和体内酸碱环境的变化，并对神经、肌肉等组织的生理、生化功能起着重要作用。因此，掌握电解质溶液的基本理论对后续医学课程的学习具有重要的意义。

第一节 弱电解质溶液的解离平衡

根据电解质在水溶液中的解离程度不同，可将其分为强电解质和弱电解质两类。在水溶液中已溶解者能完全解离成离子的电解质称为强电解质（strong electrolyte），如 HCl、NaCl、NaOH、Na_2SO_4 等，强电解质的水溶液都具有良好的导电性；在水溶液中只有少部分解离成离子,大部分仍以分子形式存在的电解质称为弱电解质(weak electrolyte),弱电解质水溶液的导电性相对较弱,如醋酸(HAc)、$NH_3 \cdot H_2O$等。

一、解离平衡和解离平衡常数

(一) 解离平衡

在弱电解质的水溶液中,存在着分子解离成离子和离子结合成分子的两个过程。在一定温度下,当上述两个过程的速率相等时,溶液中各组分的浓度不再发生改变,即达到动态平衡,这种状态称为解离平衡 (equilibrium of dissociation)。如在HAc水溶液中,一方面部分HAc分子在水分子的作用下解离成H^+和Ac^-,另一方面溶液中的部分H^+和Ac^-又相互吸引、碰撞,重新结合成HAc分子。醋酸的解离平衡可表示如下:

$$HAc + H_2O \rightleftharpoons H_3O^+ + Ac^-$$

(二) 解离平衡常数

在一定温度下,当弱电解质达到解离平衡时,溶液中已解离的离子浓度的乘积与未解离的弱电解质分子浓度的比值为一常数,称为解离平衡常数,简称解离常数 (dissociation constant),用K_i表示。

弱酸的解离平衡常数用K_a表示。如醋酸的解离常数表达式为:

$$K_a = \frac{[H^+][Ac^-]}{[HAc]} \tag{3-1}$$

弱碱的解离平衡常数用K_b表示。如氨在水溶液中的解离方程式为:

$$NH_3 \cdot H_2O \rightleftharpoons NH_4^+ + OH^-$$

解离平衡常数表达式为:

$$K_b = \frac{[NH_4^+][OH^-]}{[NH_3 \cdot H_2O]} \tag{3-2}$$

表达式 (3-1)、式 (3-2) 中的 $[H^+]$、$[Ac^-]$、$[HAc]$、$[NH_4^+]$、$[OH^-]$ 和 $[NH_3 \cdot H_2O]$为平衡浓度。

根据化学平衡原理,解离平衡常数与弱电解质的本性及温度有关,而与其浓度无关,其数值的大小可以反映弱电解质解离的趋势。因而,对于同一类型的弱酸(或弱碱),可以通过比较在同等条件下的解离平衡常数K_a(或K_b)值的大小,判断弱酸(或弱碱)的相对强弱,K_a(或K_b)值大的酸性(碱性)较强。多元弱酸(或弱碱)的解离是分步进行的,分别用$K_{a1}(K_{b1})$、$K_{a2}(K_{b2})$、$K_{a3}(K_{b3})$表示多元弱酸(弱碱)的逐级解离平衡常数。部分弱电解质的解离平衡常数见表 3-1。

表 3-1 常见弱电解质的解离平衡常数 (25℃)

名称	K_i
醋酸(HAc)	1.75×10^{-5}
碳酸(H_2CO_3)	$4.50 \times 10^{-7}(K_{a1})$ $4.70 \times 10^{-11}(K_{a2})$
磷酸(H_3PO_4)	$6.90 \times 10^{-3}(K_{a1})$ $6.10 \times 10^{-8}(K_{a2})$ $4.80 \times 10^{-13}(K_{a3})$
氨(NH_3)	1.80×10^{-5}

解离平衡与其他化学平衡一样,改变影响解离平衡的因素(温度、浓度),弱电解质的解离平衡将被破坏,在新的条件下重新建立平衡,此过程称为解离平衡移动。如氨在水溶液中的解离,在一定温度下,向氨水中加入盐酸,氨水解离出的OH^-与盐酸中的H^+结合生

成难解离的 H_2O，降低了氨水中的 OH^- 浓度，使氨水的解离平衡正向移动，直至建立新的解离平衡。若加入 NaOH，增大了溶液中的 OH^- 浓度，使解离平衡逆向移动。

二、解离度

不同的弱电解质在溶液中达到解离平衡时，其解离程度的差异还可用解离度来表示。在一定条件（温度和浓度）下，弱电解质达到解离平衡时，溶液中已解离的弱电解质分子数与解离前分子总数（包括已解离的和未解离的弱电解质分子）的比值，称为该弱电解质的解离度（degree of dissociation），用 α 表示。

$$\alpha = \frac{\text{已解离的电解质分子数}}{\text{电解质分子总数}} \times 100\% \tag{3-3}$$

如 25℃ 时，0.1mol/L 醋酸溶液中，每 10000 个醋酸分子中有 134 个醋酸分子解离成离子，其解离度为 1.34%。

在相同条件下，不同弱电解质的解离度不同。解离度越小，弱电解质相对越弱；解离度越大，弱电解质相对越强。因此，解离度的大小可以定量地表示弱电解质的相对强弱。另外，同一弱电解质在不同浓度的水溶液中，其解离度不同，一般情况下，溶液越稀，其解离度越大。

影响弱电解质解离度的因素，除弱电解质的本性和溶液的温度外，还与溶液的浓度、溶质和溶剂的极性强弱有关。因此，在表示解离度时，必须指明溶液的温度和浓度。

三、同离子效应

在弱电解质溶液中加入与其具有相同离子的强电解质，使弱电解质解离度降低的现象，称为同离子效应（common ion effect）。如向已达解离平衡的 HAc 溶液中加入 NaAc，溶液中的 Ac^- 浓度增大，HAc 的解离平衡向左移动，导致其解离度变小。

第二节 酸碱质子理论

酸和碱是两类重要的物质。在化学发展史上，人们对酸碱的认识经历了一个由浅入深、由低级到高级的发展过程，通过对酸碱物质的性质、组成及结构关系的研究，先后提出了许多酸碱理论，其中较重要的有电离理论、质子理论和电子理论。每一种新的理论都是对前一种理论的补充和完善，它们之间并不矛盾，只是适用范围大小不同而已。1887 年，Svante August Arrhenius 提出的酸碱电离理论认为：在水溶液中电离出的阳离子全部是 H^+ 的物质是酸，解离出的阴离子全部是 OH^- 的物质是碱。酸碱中和反应的实质是 H^+ 和 OH^- 结合生成 H_2O。酸碱电离理论解释了部分含有 H^+ 和 OH^- 的物质在水溶液中的酸碱性，但它将酸、碱局限于水溶液中，并把碱限定为氢氧化物，不能解释氨水、碳酸钠水溶液的碱性，以及某些非水溶液中进行的酸碱反应。为了解决这些矛盾，1923 年，Jonathan Nicolaus Brönste 和 Thomas Martin Lowry 提出了酸碱质子理论。同一时期，Gilbert Newton Lewis 提出了酸碱电子理论。本节主要介绍酸碱质子理论。

一、酸碱的定义

酸碱质子理论认为：凡能给出质子（H^+）的物质都是酸（acid），凡能接受质子（H^+）

的物质都是碱（base）。酸、碱的关系可表示如下：

$$HB \rightleftharpoons H^+ + B^-$$
酸　　质子　碱

酸给出质子后，剩余的部分是碱，碱接受质子后形成酸。如 HCl、H_2O、NH_4^+、H_2CO_3 和 HCO_3^- 等能给出质子的都是酸，Cl^-、OH^-、NH_3、HCO_3^-、CO_3^{2-} 等能接受质子的都是碱。

$$HCl \rightleftharpoons H^+ + Cl^- \qquad H_2CO_3 \rightleftharpoons H^+ + HCO_3^-$$

$$H_2O \rightleftharpoons H^+ + OH^- \qquad HCO_3^- \rightleftharpoons H^+ + CO_3^{2-}$$

$$NH_4^+ \rightleftharpoons H^+ + NH_3$$

从上述关系式可以看出，酸和碱相互依存，相互转化。把在组成上仅相差一个质子的一对酸碱称为共轭酸碱对（conjugate acid-base pair）。一种物质作为酸给出质子后剩余的部分称为该酸的共轭碱（conjugate base），作为碱接受质子后的产物称为该碱的共轭酸（conjugate acid）。在一对共轭酸碱对中，共轭酸的酸性越强，其共轭碱的碱性越弱，反之亦然。

从酸碱质子理论可以看出：①酸碱不再局限于分子，可以是离子。酸碱质子理论扩大了酸碱物质和酸碱反应的范围。有些物质既可以给出质子，也能够接受质子，这些物质称为两性物质（amphoteric species），如 H_2O、HCO_3^- 等都是两性物质；②不存在盐的概念。在电离理论中，NH_4Cl 是盐，但酸碱质子理论则认为 NH_4^+ 是酸。

二、酸碱反应的实质

质子不能在溶液中独立存在，当一种酸释放出质子时，必须有相应的碱接受质子，因此，酸碱反应必须在两对共轭酸碱对之间进行。根据酸碱质子理论，酸碱反应的实质是质子在两对共轭酸碱对之间的传递。例如：

$$\underset{\text{酸}_1}{HCl} + \underset{\text{碱}_2}{NH_3} \rightleftharpoons \underset{\text{酸}_2}{NH_4^+} + \underset{\text{碱}_1}{Cl^-}$$

在质子传递反应中，存在着争夺质子的过程。强酸给出质子，转化为它的共轭碱——弱碱；强碱夺取质子，转化为它的共轭酸——弱酸。酸碱反应总是由较强的酸和较强的碱反应，生成较弱的碱和较弱的酸。如上述反应中，HCl 是强酸，将质子传递给 NH_3，转变为碱性较弱的共轭碱 Cl^-；NH_3 接受质子后转变为酸性较弱的共轭酸 NH_4^+。

三、水的质子自递平衡

水是两性物质，水分子之间也存在着质子的传递，这种发生在同种分子之间的质子传递反应称为质子自递反应（proton self-transfer reaction）。水的质子自递反应及平衡常数为：

$$H_2O + H_2O \rightleftharpoons H_3O^+ + OH^-$$

$$K = \frac{[H_3O^+][OH^-]}{[H_2O][H_2O]}$$

由于水是一种极弱的电解质，式中 $[H_2O]$ 可看成是一个常数，上式整理为：

$$K_w = [H_3O^+][OH^-]$$

为了简便起见，$[H_3O^+]$ 可写成 $[H^+]$，则上式简化为：

$$K_w = [H^+][OH^-] \tag{3-4}$$

式中，K_w 称为水的质子自递平衡常数，又称为水的离子积（ion-product constant for water）。水的质子自递反应是吸热反应，温度升高，K_w 值随之增大。实验测得，在 25℃ 时，纯水的 $K_w = 1.00 \times 10^{-14}$。

水的离子积 K_w 不仅适用于纯水，也适用于所有稀水溶液。在一定温度下，只要知道溶液中的 $[H_3O^+]$，就能计算其中的 $[OH^-]$，反之亦然。

四、共轭酸碱解离平衡常数的关系

在水溶液中，共轭酸碱对 HB-B$^-$ 分别存在如下的质子传递反应。

$$HB + H_2O \rightleftharpoons H_3O^+ + B^-$$
$$B^- + H_2O \rightleftharpoons HB + OH^-$$

反应的平衡常数分别为：

$$K_a = \frac{[H_3O^+][B^-]}{[HB]} \qquad K_b = \frac{[HB][OH^-]}{[B^-]}$$

将上述两式相乘，便可发现共轭酸碱对的 K_a 与 K_b 之间存在如下关系。

$$K_a \cdot K_b = K_w \tag{3-5}$$

根据式（3-5）可知，共轭酸的酸性越强（K_a 越大），它的共轭碱的碱性就越弱（K_b 越小）。反之，共轭酸的酸性越弱（K_a 越小），其共轭碱的碱性就越强（K_b 越大）。

例 3-1 已知 25℃ 时，HAc 的 $K_a = 1.75 \times 10^{-5}$，试求 Ac$^-$ 的 K_b。

解：HAc 与 Ac$^-$ 是共轭酸碱对，则有：

$$K_b = \frac{K_w}{K_a} = \frac{1.0 \times 10^{-14}}{1.75 \times 10^{-5}} = 5.71 \times 10^{-10}$$

由于 K_a、K_b 和 K_w 的数值一般很小，常用它们的负对数：

$$pK_a = -\lg K_a、pK_b = -\lg K_b \text{ 和 } pK_w = -\lg K_w$$

第三节 缓冲溶液

溶液的 pH 是影响化学反应的重要因素之一。许多反应，特别是生化反应，只有在一定 pH 条件下才能正常进行。人体血液 pH 的正常范围为 7.35～7.45，如果 pH 小于 7.35 或大于 7.45，就有可能出现酸中毒或碱中毒症状。正常生理状态下，尽管组织细胞在代谢过程中不断产生一些酸性或碱性物质，机体摄入某些酸性或碱性食物，但血液的 pH 仍能保持在一定范围内，这说明血液有调节 pH 的功能。保持溶液和体液 pH 的相对恒定，在化学和医学上都具有重要意义。

一、缓冲溶液的基本概念

（一）缓冲溶液的概念

在室温条件下，向 1L 纯水、1L 0.1mol/L NaCl 溶液、1L 含 0.1mol/L HAc 和 0.1mol/L NaAc 的混合溶液中分别加入 0.001mol HCl 和 0.001mol NaOH，三种溶液的 pH 变化见表 3-2。

表 3-2 加酸或加碱后溶液 pH 变化

项目	纯水	NaCl 溶液	HAc 和 NaAc 混合溶液
溶液自身 pH	7.00	7.0	4.75
加 HCl 后 pH	3.00	3.00	4.74
加 NaOH 后 pH	11.00	11.00	4.76

实验结果表明，纯水和 NaCl 溶液中分别加入少量盐酸或氢氧化钠，溶液的 pH 都会发生很大的变化；而向 HAc 和 NaAc 的混合溶液中分别加入少量盐酸或氢氧化钠，混合溶液的 pH 几乎不变。若对 HAc 和 NaAc 的混合溶液加适量水稀释，其 pH 也几乎不变。说明 HAc 和 NaAc 的混合溶液有抵御外来酸、碱及稀释的能力。这种能够抵抗少量外加强酸、强碱或稀释而保持 pH 基本不变的溶液称为缓冲溶液（buffer solution）。缓冲溶液对强酸、强碱或稀释的抵抗作用称为缓冲作用（buffer action）。

（二）缓冲溶液的组成

缓冲溶液具有缓冲作用，是因为在体系中同时含有抗酸和抗碱两种成分。通常把组成缓冲溶液的这两种成分合称为缓冲系（buffer system）或缓冲对（buffer pair）。如上述 HAc 和 NaAc 缓冲溶液中的 HAc-Ac$^-$ 就是一对缓冲对。

根据酸碱质子理论，缓冲对就是一对共轭酸碱对，其中弱酸为抗碱成分，共轭碱为抗酸成分。一些常见的缓冲对列于表 3-3 中。

表 3-3 常见的缓冲对

缓冲对	弱酸	共轭碱	质子转移平衡	pK_a(25℃)
HAc-NaAc	HAc	Ac$^-$	$HAc+H_2O \rightleftharpoons Ac^-+H_3O^+$	4.76
H_2CO_3-HCO_3^-	H_2CO_3	HCO_3^-	$H_2CO_3+H_2O \rightleftharpoons HCO_3^-+H_3O^+$	6.35
NaH_2PO_4-Na_2HPO_4	$H_2PO_4^-$	HPO_4^{2-}	$H_2PO_4^-+H_2O \rightleftharpoons HPO_4^{2-}+H_3O^+$	7.21
NH_4Cl-NH_3	NH_4^+	NH_3	$NH_4^++H_2O \rightleftharpoons NH_3+H_3O^+$	9.25

二、缓冲作用机制

现以 HAc-NaAc 缓冲溶液为例，说明缓冲溶液的缓冲作用机制。

在 HAc-NaAc 混合液中，存在如下 2 个解离过程。

$$HAc \rightleftharpoons H^+ + Ac^-$$

$$NaAc \rightleftharpoons Na^+ + Ac^-$$

HAc 是一种弱电解质，解离度较小，强电解质 NaAc 完全解离出的 Ac$^-$ 产生同离子效应，即 Ac$^-$ 与 H$^+$ 结合生成 HAc，使 HAc 的解离平衡向左移动，HAc 的解离度减小，HAc 几乎完全以分子状态存在。所以溶液中存在着大量的 HAc 和 Ac$^-$。

在上述溶液中加入少量强酸（如 HCl）时，溶液中存在的大量 Ac$^-$ 与外加的 H$^+$ 结合成弱电解质 HAc，使增加的 H$^+$ 被消耗，结果溶液中的 H$^+$ 浓度无明显升高，溶液的 pH 基本保持不变。共轭碱 Ac$^-$ 起到抗酸的作用，是抗酸成分。抗酸的离子方程式为：

$$Ac^- + H^+ \rightleftharpoons HAc$$

同理，加入少量强碱（如 NaOH）时，碱中的 OH$^-$ 与 HAc 解离出的 H$^+$ 结合，生成难解离的水。H$^+$ 被外加碱消耗的同时，HAc 的解离平衡向右移动，解离出 H$^+$，溶液中被碱消耗的 H$^+$ 及时得到补充，溶液中 H$^+$ 浓度不会明显降低，溶液的 pH 基本保持不变。弱酸 HAc 起到抗碱的作用，是抗碱成分。抗碱的离子方程式为：

$$HAc + OH^- \rightleftharpoons Ac^- + H_2O$$

总之，由于在缓冲溶液中存在着相对较多的抗酸成分和抗碱成分，可消耗掉外来少量强酸和强碱，使溶液的 pH 基本保持不变。

三、缓冲溶液 pH 的计算

每一种缓冲溶液都有一定的 pH，其大小取决于组成它的缓冲对的性质和浓度。根据缓冲对的质子转移平衡，可进行缓冲溶液 pH 的计算。以 HB-B$^-$ 为例进行讨论。

$$HB \rightleftharpoons H^+ + B^-$$

式中，HB 表示共轭酸，B$^-$ 为共轭碱。

$$K_a = \frac{[H^+][B^-]}{[HB]}$$

$$[H^+] = \frac{K_a[HB]}{[B^-]}$$

对上式两边同时取负对数得：

$$pH = pK_a + \lg \frac{[B^-]}{[HB]} \tag{3-6}$$

此式称为亨德森-哈塞尔巴赫（Henderson-Hasselbalch）方程，也称为缓冲公式，用于计算缓冲溶液的 pH，其中 [B$^-$] / [HB] 比值称为缓冲比（buffer-component ratio）。上式表明缓冲溶液 pH 的大小主要取决于弱酸的 K_a 值和缓冲比。不同的缓冲对，pK_a 值不同；当缓冲对确定后（pK_a 值一定），缓冲溶液 pH 将随缓冲比的改变而改变。加少量水稀释时，共轭碱与共轭酸以相同的比例稀释，缓冲比不变，故缓冲溶液 pH 几乎不变。

在缓冲溶液中，由于共轭酸（HB）为弱酸，解离度较小，加之共轭碱（B$^-$）产生的同离子效应，使其解离度更小。因此，平衡时 [HB] 和 [B$^-$] 的浓度几乎等于配制缓冲溶液时各自的初始浓度 c_{HB} 和 c_{B^-}，即 [HB]≈c_{HB}，[B$^-$]≈c_{B^-}，故有：

$$pH = pK_a + \lg \frac{c_{B^-}}{c_{HB}} \tag{3-7}$$

在体积一定的缓冲溶液中，根据物质的量浓度计算公式，上式也可写为：

$$pH = pK_a + \lg \frac{n_{B^-}}{n_{HB}} \tag{3-8}$$

例 3-2 1L 缓冲溶液中，含有 0.20mol NaAc 和 0.10mol HAc，求该缓冲溶液的 pH。（$K_a = 1.75 \times 10^{-5}$）

解：该溶液的缓冲对为 HAc-Ac$^-$

已知 pK_a = 4.75 c_{HAc} = 0.10mol/L c_{NaAc} = 0.20mol/L

$$pH = pK_a + \lg \frac{c_{B^-}}{c_{HB}} \qquad pH = 4.75 + \lg \frac{0.20}{0.10} = 5.05$$

例 3-3 取 0.10mol/L NaH$_2$PO$_4$ 10.0ml 与 0.10mol/L Na$_2$HPO$_4$ 2.0ml 混合，求该缓冲溶液的 pH。（已知 pK_{a2} = 7.21）

解：该溶液中的缓冲对为 H$_2$PO$_4^-$-HPO$_4^{2-}$

$$n(HPO_4^{2-}) = 0.10 \times 2.0 = 0.2 (\text{mmol})$$

$$n(H_2PO_4^-) = 0.10 \times 10.0 = 1.0 (\text{mmol})$$

$$pH = pK_a + \lg \frac{n_{B^-}}{n_{HB}}$$

$$pH = 7.21 + \lg\frac{0.2}{1.0} = 6.51$$

四、缓冲容量和缓冲范围

(一) 缓冲容量

1. 缓冲容量的概念

任何缓冲溶液的缓冲能力都是有限的,如加入强酸或强碱的量过大,缓冲溶液就会失去抵抗外来强酸或强碱的能力,而不再具有缓冲作用。

化学上用缓冲容量来定量表示缓冲溶液缓冲能力的大小。使单位体积缓冲溶液 pH 改变 1 个单位时,所需加入一元强酸或一元强碱的物质的量,称为缓冲容量(buffer capacity)。其数学表达式为:

$$\beta = \frac{n}{V|\Delta pH|} \tag{3-9}$$

式中,β 表示缓冲容量,单位是 mol/(L·pH);V 是缓冲溶液的体积;n 是消耗一元强酸(或一元强碱)的物质的量;$|\Delta pH|$ 是缓冲溶液 pH 改变的绝对值。

2. 影响缓冲容量的因素

缓冲容量的大小与缓冲溶液的总浓度和缓冲比有关。

(1) 总浓度 总浓度是指缓冲溶液中共轭酸与共轭碱的浓度总和。对于同一缓冲溶液,当缓冲比一定时,总浓度越大,缓冲容量越大。当缓冲溶液在一定范围内稀释时,由于体积增大,总浓度相对减小,β 会减小,因此,缓冲溶液的抗稀释作用也是有限的。

(2) 缓冲比 对于同一缓冲对,在总浓度一定的情况下,缓冲容量随缓冲比的改变而改变,当缓冲比等于 1 时,缓冲溶液具有最大缓冲容量。

(二) 缓冲范围

当总浓度一定时,缓冲比直接影响缓冲溶液的缓冲能力。缓冲比等于 1 时,缓冲容量最大;缓冲比越偏离 1,缓冲容量越小。一般认为,当缓冲比在 10∶1 和 1∶10 之间,即缓冲溶液的 pH 在 $pK_a \pm 1$ 范围内时,具有缓冲作用,超出此范围缓冲溶液基本上丧失了缓冲能力。通常将缓冲溶液能有效地发挥缓冲作用的 pH 范围,即 $pH = pK_a \pm 1$ 称为缓冲溶液的有效缓冲范围(buffer effective range)。不同缓冲对的 pK_a 值不同,各种缓冲对构成的缓冲溶液都有其特定的缓冲范围。

五、缓冲溶液的配制

根据工作需要,往往要配制不同 pH 的缓冲溶液,为使配制的缓冲溶液符合实际工作需求,配制缓冲溶液时,应遵循以下原则和步骤。

1. 选择适当的缓冲对

选择缓冲对时,应确保所配缓冲溶液的 pH 在缓冲范围内,最好所选缓冲对中,共轭酸的 pK_a 值与要配制溶液的 pH 尽可能地相等或接近,才能使之具有较大的缓冲容量。如配制 pH=4.7 的缓冲溶液,可选用 $pK_a = 4.76$ 的 HAc-NaAc 缓冲对。另外,所选缓冲对不能与溶液中的主要物质发生化学作用。

2. 控制适当的总浓度

总浓度太小，缓冲容量较小，缓冲能力不能得到保障，但总浓度太高，则因渗透压力过高等而不适用。总浓度一般控制在 $0.05 \sim 0.20 \text{mol/L}$，$\beta$ 值在 $0.01 \sim 0.10 \text{mol/(L·pH)}$ 为宜。

3. 计算所需共轭酸与共轭碱的量

当缓冲对和总浓度确定后，应用亨德森-哈塞尔巴赫方程计算出所需共轭酸与共轭碱的量。实际操作中常用相同浓度的共轭酸与共轭碱混合，配制缓冲溶液。

对于 $HB\text{-}B^-$ 缓冲对组成的缓冲溶液，当 $c_{HB} = c_{B^-}$ 时，亨德森-哈塞尔巴赫方程可用下式表示：

$$\text{pH} = \text{p}K_a + \lg \frac{V_{B^-}}{V_{HB}} \tag{3-10}$$

利用式（3-10）和所需缓冲溶液的 pH，可计算出共轭酸与共轭碱的体积比，再根据缓冲溶液的总体积 $V = V_{B^-} + V_{HB}$，可分别计算出共轭酸与共轭碱的体积。

例 3-4 用 0.10mol/L 的 HAc 和 0.10mol/L 的 NaAc，配制 pH = 4.95 的缓冲溶液 100ml，计算所需两种溶液的体积。

解：$c_{HAc} = c_{Ac^-} = 0.10 \text{mol/L}$

由式（3-10）得：

$$\text{pH} = \text{p}K_a + \lg \frac{V_{B^-}}{V_{HB}}$$

$$4.95 = 4.75 + \lg \frac{V_{Ac^-}}{V_{HAc}}$$

又因为 $V_{Ac^-} + V_{HAc} = 100$

解得：$V_{HAc} = 39 \text{ml}$，$V_{Ac^-} = 61 \text{ml}$

4. 校正

用以上方法配制的缓冲溶液，由于忽略了解离平衡中弱电解质分子、离子间的相互影响，仍有一定误差。必要时还需要在酸度计监测下，加入酸或碱对所配制缓冲溶液的 pH 进行校正。

另外，也可将弱酸与强碱溶液按一定体积比混合或将弱碱与强酸按一定体积比混合配制一定 pH 的缓冲溶液。

例 3-5 要配制 pH = 5.0 的缓冲溶液，在 50ml 0.10mol/L 的 HAc 溶液中，需加入多少毫升 0.10mol/L 的 NaOH 溶液？

解：设需加入 NaOH 溶液 x ml，根据反应式 $HAc + NaOH \rightleftharpoons NaAc + H_2O$ 可知：

$n_{Ac^-} = n_{NaOH} = 0.10x \text{ mmol}$ $n_{HAc} = (0.10 \times 50 - 0.10x) \text{mmol}$

已知 $\text{p}K_a = 4.75$，pH = 5.0

代入式（3-10）得

$$5.0 = 4.75 + \lg \frac{0.10x}{0.10 \times 50 - 0.10x}$$

$$x = 32 \text{ml}$$

故在 50ml 0.10mol/L HAc 溶液中加入 32ml 0.10mol/L NaOH 溶液，即可得到 pH = 5.0 的缓冲溶液。

六、缓冲溶液在医学上的意义

缓冲溶液在临床上有着广泛的应用。如微生物的培养、组织切片的染色、血液的保存、药液的配制等都需要在稳定的酸碱条件下进行。酸碱度一旦超出所需范围，就会导致实验失败，造成严重的不良后果。因此，选择适当的缓冲溶液，对保持溶液酸碱度的相对稳定，在生化、药理和病理等实验中至关重要。

生物体内的多数化学反应都是酶促反应，每一种酶都要在特定的酸碱条件下才具有活性。如胃蛋白酶只有在 pH=1.5~2.0 的范围才具有最佳活性，超出这一范围活性大大降低，甚至失去活性。在检查肝功能时，要在 pH 为 7.4 的缓冲溶液环境下才能准确测定血清中丙氨酸氨基转移酶的含量。如果测定过程中溶液的 pH 不稳定，就会引起测定误差，造成误诊。

正常人体血液的 pH 一般维持在 7.35~7.45，为机体的各种生理活动提供保障。若 pH 高于 7.45 时会发生碱中毒，低于 7.35 会发生酸中毒，引发各种疾病甚至危及生命。血液能保持如此狭窄的 pH 范围，主要原因是其中的多种缓冲对协调发挥缓冲作用，维持机体酸碱平衡。血液中存在的缓冲对主要有：

血浆内：H_2CO_3-HCO_3^-、$H_2PO_4^-$-HPO_4^{2-}、H_nPr-$H_{n-1}Pr^-$（H_nPr 代表蛋白质）

红细胞内：H_2b-KHb（H_2b 代表血红蛋白）、H_2bO_2-$KHbO_2$（H_2bO_2 代表氧合血红蛋白）、H_2CO_3-$KHCO_3$、KH_2PO_4-K_2HPO_4。

这些缓冲对维持着人体正常的血液 pH 范围。其中 H_2CO_3-$NaHCO_3$ 是血浆中最主要的缓冲对，其缓冲机制与肺的呼吸功能及肾的排泄和重吸收功能密切相关。正常人体代谢产生的 CO_2 进入血液后与水结合成 H_2CO_3，H_2CO_3 与血浆中的 HCO_3^- 组成共轭酸碱对，并建立如下解离平衡：

$$CO_2 + H_2O \rightleftharpoons H_2CO_3 \rightleftharpoons H^+ + HCO_3^-$$

当体内酸性物质增多时，血浆中大量的 HCO_3^- 与 H^+ 结合，使平衡向左移动，H^+ 被消耗，产生的 CO_2 由肺呼出，消耗的 HCO_3^- 可通过肾减少对其排泄而得以补充，使 H^+ 浓度不发生明显的改变。HCO_3^- 是人体血浆中含量最多的抗酸成分，血浆对机体内所产生的酸性物质的缓冲能力主要由其决定，故常将血浆中的 HCO_3^- 称为碱储或碱储备。

当体内碱性物质增多时，OH^- 与平衡中的 H^+ 结合，使平衡向右移动，促使抗碱成分 H_2CO_3 解离，以补充消耗了的 H^+。身体的补偿机制通过减缓肺部 CO_2 的呼出量和肾增加对 HCO_3^- 的排泄，使 pH 基本维持正常。

> **知识拓展**
>
> ### 酸碱平衡失调
>
> 体内的酸性物质主要来源于糖、脂类及蛋白质等分解代谢，少量来自某些食物及药物，包括碳酸等挥发性酸和核酸、磷酸、乳酸、丙酮酸、酮体、硫酸等非挥发性酸。体内的碱性物质主要来源于食物中的蔬菜和水果，以及某些药物，以 K、Na 等有机酸盐为主。体内产生的酸性物质多于碱性物质。体液 pH 相对恒定，主要取决于自身缓冲作用、肺对 CO_2 的呼出调节以及肾对 H^+ 或 NH_4^+ 排出调节三方面的调节作用。
>
> 当体内酸或碱的产生过多或不足，肾和肺的调节功能不健全，以致消耗过多的缓冲成分并未得到及时补充时，就会发生酸碱平衡失调。主要表现为血浆 $[HCO_3^-]$ 与 $[H_2CO_3]$ 异常。依据亨德森-哈塞尔巴赫方程，血浆 pH 的计算公式为：

$$pH = pK_a + \lg\frac{[HCO_3^-]}{[H_2CO_3]}$$

37℃时，考虑到各种因素后，血浆中 H_2CO_3 的 $pK_a = 6.1$，在正常情况下，血浆 $[HCO_3^-]/[H_2CO_3] = 20/1$，则 $pH = 7.4$；即只有当两者比值维持在 20∶1 时，血浆 pH 才能维持在 7.4 不变。

若因 CO_2 的呼出过少导致血浆 $[H_2CO_3]$ 原发性升高，使血浆 $[HCO_3^-]/[H_2CO_3]$ 的比值变小，pH 降低，称为呼吸性酸中毒，它主要由呼吸道及肺部疾病、呼吸中枢抑制等原因引起；反之，若血浆 $[H_2CO_3]$ 原发性降低，使血浆 $[HCO_3^-]/[H_2CO_3]$ 的比值增大，pH 升高，称为呼吸性碱中毒，可见于癔症、发热等。若血浆 $[HCO_3^-]$ 原发性降低，使血浆 $[HCO_3^-]/[H_2CO_3]$ 的比值变小，pH 降低，称为代谢性酸中毒，常由糖尿病、肾功能不全、碱性消化液丢失过多等造成；反之，若血浆 $[HCO_3^-]$ 原发性升高，使血浆 $[HCO_3^-]/[H_2CO_3]$ 的比值增大，pH 升高，称为代谢性碱中毒，常由严重呕吐时酸性物质丢失过多，碱性药物摄入过多或低血钾等引起。

【思考题】

一、选择题

1. 向 HAc 水溶液中加入 NaAc，下列说法正确的是（   ）。
   A. HAc 解离度增大   B. HAc 解离平衡常数发生改变
   C. HAc 溶液中 H^+ 浓度减小   D. HAc 溶液中 H^+ 浓度增大

2. 根据酸碱质子理论，下列物质中可作为酸的是（   ）。
   A. $NH_3·H_2O$ B. NH_4^+ C. Cl^- D. SO_4^{2-}

3. 室温下，0.1mol/L HAc 水溶液中水的离子积常数 K_w 为（   ）。
   A. $1.0×10^{-4}$ B. $1.0×10^{-10}$ C. $1.0×10^{-14}$ D. $1.0×10^{-7}$

4. 根据酸碱质子理论，下列物质中既可作酸，又可作碱的是（   ）。
   A. PO_4^{3-} B. HPO_4^{2-} C. CN^- D. NH_4^+

5. 下列互为共轭酸碱对的是（   ）。
   A. H_3PO_4-PO_4^{3-} B. HAc-Ac^- C. H_2CO_3-HPO_4^{2-} D. $H_2PO_4^-$-PO_4^{3-}

6. 下列各组溶液混合后能组成缓冲溶液的是（   ）。
   A. 100ml 0.1mol/L HAc 和 50ml 0.1mol/L NaCl
   B. 100ml 0.1mol/L HAc 和 100ml 0.1mol/L NaOH
   C. 100ml 0.1mol/L HAc 和 50ml 0.1mol/L NaOH
   D. 100ml 0.1mol/L HCl 和 100ml 0.1mol/L NaOH

7. 下列缓冲溶液中，缓冲容量最大的是（   ）。
   A. 0.1mol/L HAc 和 0.1mol/L NaAc 等体积混合
   B. 0.15mol/L HAc 和 0.05mol/L NaAc 等体积混合
   C. 0.1mol/L HAc 和 0.05mol/L NaAc 等体积混合
   D. 0.07mol/L HAc 和 0.08mol/L NaAc 等体积混合

8. 欲配制 pH=7.4 的缓冲溶液，下列缓冲对中比较合适的是（   ）。
   A. 邻苯二甲酸和邻苯二甲酸氢钠（$pK_a=2.95$）   B. HAc-NaAc（$pK_a=4.75$）

C. KH_2PO_4-Na_2HPO_4 (pK_a=7.21)   D. H_3BO_3-NaH_2BO_3 (pK_a=9.24)

9. 将 0.10mol/L HAc（pK_a=4.75）和 0.10mol/L NaAc 等体积混合后，溶液 pH 为（   ）。

A. 4.75   B. 9.25   C. 1   D. 7

10. 血浆中的主要抗酸成分是（   ）。

A. PO_4^{3-} B. CO_3^{2-} C. HCO_3^- D. H_2CO_3

二、填空题

1. 向 H_2CO_3 水溶液中加入 HCl，则 H_2CO_3 的解离平衡_____移动，H_2CO_3 的解离度变_____（大、小）；加入 NaOH，H_2CO_3 的解离平衡_____移动，H_2CO_3 的解离度变_____（大、小）。

2. 在 NaH_2PO_4-Na_2HPO_4 缓冲溶液中，抗酸成分是_____，抗碱成分是_____。

3. 人体血浆中最主要的缓冲对是_____，正常人体血液中的 pH 一般保持在_____之间，若 pH 高于_____会发生碱中毒，低于_____会发生酸中毒。

三、判断题

1. 弱酸的解离度大，其溶液中的[H^+]就一定大。（   ）
2. 在弱电解质的溶液中，加入强电解质就会产生同离子效应。（   ）
3. 根据同离子效应，向 HAc 水溶液中加入 NaAc，溶液的 pH 会变大。（   ）
4. 可以用弱酸与强碱以任意比例混合，配制缓冲溶液。（   ）
5. 缓冲溶液是由共轭酸碱对组成的，其中共轭酸是抗碱成分，所以无论加入多少强碱，缓冲溶液的 pH 都基本保持不变。（   ）

四、简答题

1. 写出下列各碱的共轭酸的化学式：HPO_4^{2-}，NH_3，HCO_3^-，CN^-，H_2O。
2. 向 HAc 水溶液中分别加入适量 NaAc 和盐酸，溶液的 pH 如何变化？
3. 什么是缓冲溶液？缓冲溶液为什么具有缓冲作用？试以 H_2CO_3-HCO_3^- 缓冲对为例说明。
4. 配制缓冲溶液时，应遵循哪些原则？
5. 什么是缓冲容量？影响缓冲容量的主要因素有哪些？
6. 下列分子或离子中，能组成哪些缓冲对？

NaH_2PO_4，HAc，H_2CO_3，NaAc，NH_4Cl，Na_2HPO_4，NH_3，Na_2CO_3。

五、分析题

1. 在实验室里配制一定 pH 缓冲溶液时，如只考虑所选缓冲对的 pK_a 值，而忽略缓冲对能否与溶液中的主要物质发生化学作用的因素，可能产生什么后果？
2. 对于有呼吸功能障碍的患者，可能会发生酸中毒还是碱中毒？

六、计算题

1. 25℃时，0.1mol/L HAc 溶液解离度为 1.34%，计算该溶液中 HAc 的浓度是多少？
2. 现有 0.10mol/L NaH_2PO_4 的溶液和 0.10mol/L Na_2HPO_4 的溶液，欲配制 pH=7.21 的缓冲溶液 100ml，应取 NaH_2PO_4 和 Na_2HPO_4 各多少毫升？（已知 pK_{a2}=7.21）
3. 0.10mol/L 的 HAc 溶液与 0.25mol/L 的 NaAc 溶液等体积混合，求混合后溶液的 pH。（已知 pK_a=4.75）
4. 在 100ml 0.1mol/L HCl 溶液中加入 400ml 0.1mol/L 氨水，已知氨水的 pK_b=4.75，求此混合溶液的 pH。
5. 要配制 pH=4.70 的缓冲溶液 500ml，计算用多少毫升 0.50mol/L HAc 溶液与 50ml 0.50mol/L NaOH 溶液混合，再稀释至 500ml？
6. 在研究酸雨造成某地土壤的酸化问题时，需用 pH=10.00 的碳酸盐缓冲溶液 1L，计算在 500ml 0.20mol/L 的 $NaHCO_3$ 溶液中，需加入多少克 Na_2CO_3，再稀释至 1L？（已知 pK_{a2}=10.33）

（张　攀）

第四章 胶体溶液

【学习目标】
- 掌握：溶胶的性质、胶体的稳定性和聚沉。
- 熟悉：分散系的基本概念及分类；高分子化合物对溶胶的保护作用。
- 了解：凝胶的性质及生理意义。

情景导入

情景回放：
　　胶体是物质的一种存在形式，在自然界，特别是生物界普遍存在。人体内发生的许多生理和病理变化在某种程度上都与胶体的性质有关。在医学上，越来越多地利用高度分散的胶体来检验或治疗疾病，如胶态磁流体治癌术是将磁性物质制成胶体粒子，作为药物的载体，在磁场作用下将药物送到病灶，从而提高疗效。另外，血液本身就是由血浆蛋白在血浆中形成的胶体分散系，与血液有关的疾病的一些治疗、诊断方法就利用了胶体的性质，如血液透析、血清纸上电泳等。

思考问题：
1. 什么是胶体？分散系是如何定义、分类的？
2. 胶体溶液的稳定性受哪些因素的影响？
3. 高分子化合物是如何对溶胶起保护作用的？

第一节　分散系

一、分散系的概念

　　一种或几种物质以微粒的形式分散在另一种物质中所形成的体系，称为分散系。被分散的物质称为分散相（或分散质），分散其他物质的物质称为分散介质（或分散剂）。例如，葡萄糖溶液就是葡萄糖以分子微粒的形式分散在水中而形成的分散系；生理盐水是氯化钠以离子微粒的形式分散在水中而形成的分散系。其中葡萄糖、氯化钠为分散相，水是分散介质。

生活中的分散系随处可见，如各种饮料、人体的体液、云雾等。

二、分散系的分类

按照分散相和分散介质的物质状态不同（气态、液态、固态），它们之间可以有 9 种不同的组合方式（见表 4-1）。

表 4-1 分散系的组合方式

分散相	分散介质	实例
气态	气态	空气
液态	气态	云、雾
固态	气态	烟、灰尘
气态	液态	泡沫、盐酸
液态	液态	牛奶、消毒酒精
固态	液态	糖水、涂料
气态	固态	泡沫塑料
液态	固态	珍珠
固态	固态	合金、有色玻璃

根据分散相微粒直径大小的不同，可将分散系分为三种类型。分散相微粒直径小于 1nm 的分散系称为分子或离子分散系；分散相微粒直径在 1~100nm 的分散系称为胶体分散系；分散相微粒直径大于 100nm 的分散系称为粗分散系。

（一）分子或离子分散系

分散相微粒直径小于 1nm 的分散系称为分子或离子分散系（或真溶液，简称溶液）。

这类分散系中分散相的颗粒实际上已是单个的分子或离子，分散相与分散介质之间不存在界面，为均匀的分散体系。因为分子、离子的体积非常之小，能透过滤纸和半透膜。由于不能阻挡光线通过，所以这种分散系是透明的、稳定的。

（二）粗分散系

分散相微粒直径大于 100nm 的分散系称为粗分散系。

这类分散系中分散相的颗粒是由许多分子聚集而成的，导致分散相的颗粒较大，分散相与分散介质之间有界面存在，所以粗分散系是不均匀的。由于分散相的颗粒较大，不能透过滤纸和半透膜。由于能阻挡光线通过，所以是不透明的。因受重力的影响较明显，所以粗分散系又是不稳定的。

在粗分散系中，依据分散相微粒状态的不同，又可分为悬浊液和乳浊液两种。

1. 悬浊液

固体小颗粒分散在液体中形成的粗分散系。例如：泥浆水、普鲁卡因青霉素注射液等。

2. 乳浊液

液体微小珠滴分散在互不相溶的另一种液体中形成的粗分散系。例如：牛奶、松节油搽剂等。

（三）胶体分散系

分散相微粒直径在 1~100nm 的分散系称为胶体分散系。

胶体分散系中分散相的颗粒也是由许多分子聚集而成的，因为比分子或离子分散系的颗粒大，所以分散相与分散介质之间有界面存在，属于非均匀体系。胶体分散系中的分散相能透过滤纸，但不能透过半透膜。因胶体分散系可让部分光线通过，所以看上去也是透明的。由于分散相颗粒受重力影响不太明显，胶体分散系一般是较稳定的。

三、分散系的特点

分子或离子分散系、胶体分散系、粗分散系的特点见表 4-2。

表 4-2 各种分散系的比较

名称	分散程度(分散相粒子直径)	稳定性	透明程度	过滤情况	
				滤纸	半透膜
分子或离子分散系	<1nm	很稳定	透明	能透过	能透过
胶体分散系	1~100nm	较稳定	较透明	能透过	不能透过
粗分散系	>100nm	不稳定	浑浊	不能透过	不能透过

第二节 溶胶

一、溶胶的性质

胶体分散系根据分散相与分散介质状态的不同，有不同的种类，如固态的、气态的和液态的。本节介绍液态胶体。主要是指固体物质分散在水中所形成的分散系——胶体溶液，简称溶胶。其中的分散相微粒称为胶粒。

胶体溶液和真溶液在性质上有许多相似之处（如透明、稳定性等），但由于胶粒要比真溶液中的溶质颗粒大，所以胶体溶液又具有一些真溶液所没有的性质，主要表现为以下几个方面。

（一）光学性质

【演示实验】

取 2 只 50ml 的烧杯，分别加入 25ml 的 $CuSO_4$ 溶液和 25ml 的 $Fe(OH)_3$ 溶胶（可现场制备），置于暗处，用激光笔分别照射 2 只烧杯中的溶液（见图 4-1），在与光束垂直的方向进行观察实验现象。

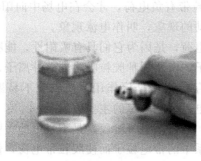
(a) $CuSO_4$ 溶液

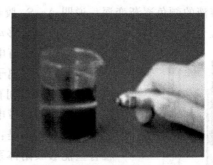
(b) $Fe(OH)_3$ 溶胶

图 4-1 丁达尔现象

实验结果表明,在盛有 $CuSO_4$ 溶液的小烧杯中,无任何现象[图 4-1(a)];而在盛有 $Fe(OH)_3$ 溶胶的小烧杯中,却能看到一条明亮的光路[图 4-1(b)],这种现象叫作丁达尔现象。

丁达尔现象的产生是因为胶粒的大小正好使照射到它上面的光线发生散射,导致胶粒本身似乎成了一个小的发光点,因而在光路中可见。而真溶液中的溶质颗粒极小,光线能够不受阻挡地直接穿过溶液,几乎不存在对光的散射,所以具有透明性但没有丁达尔现象。对于粗分散系而言,因其分散相粒子较大,对光线产生反射,所以粗分散系是浑浊的、不透明的。因此,可以利用丁达尔现象来区别胶体分散系(胶体溶液)与分子或离子分散系(真溶液)、粗分散系(悬浊液和乳浊液)。

需要注意的是:丁达尔现象是物理变化,不是化学变化。

(二) 动力学性质

1. 布朗运动

1827 年,英国植物学家布朗在显微镜下观察悬浮在水中的花粉时,发现花粉微粒在水中不停地做无规则运动。后来人们在研究溶胶时,也发现了类似现象,因此,把胶粒在介质中不停地做无规则运动的现象称为布朗运动。显然,布朗运动是在某一瞬间胶粒受到来自周围各个方向上介质分子的撞击的合力未被完全抵消所引起的。布朗运动使胶粒不易聚集,是溶胶稳定的因素之一。

2. 扩散

扩散现象是指物质分子从高浓度区域向低浓度区域转移,直到均匀分布的现象。当溶胶中的胶粒存在浓度差时,胶粒将会扩散。温度越高,胶粒越小,扩散越容易。

3. 沉降

由于分散相和分散介质的密度不同,分散相粒子在重力或离心的作用下发生的定向运动。胶粒质量越大,则沉降现象越明显。

(三) 电学性质

向 U 形管中注入红褐色的 $Fe(OH)_3$ 溶胶(见图 4-2),在管口各插入一个电极,接通直流电。一段时间后,可观察到 U 形管中阴极附近溶液的颜色逐渐变深,阳极附近溶液的颜色逐渐变浅。实验现象说明,$Fe(OH)_3$ 胶粒带有正电荷,才能在电场中向阴极移动。

如果用黄色的 As_2S_3 溶胶做同样的实验,则 U 形管中阴极附近溶液的颜色逐渐变浅,阳极附近溶液的颜色逐渐变深。说明 As_2S_3 胶粒带有负电荷,才会在电场中向阳极移动。

胶体粒子在电场的作用下向阳极或阴极移动的现象,叫作电泳现象。

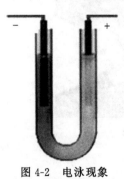

图 4-2 电泳现象

胶体粒子带有电荷,是因为它们具有吸附性,能吸附溶液中结构相似的带电离子。由于同种胶粒吸附同一种离子,带同种电荷,同种电荷之间存在相互排斥作用,使胶粒不易聚集产生沉降,所以,胶粒带电是溶胶稳定的主要因素之一。

需要注意的是:胶体溶液(溶胶)是不带电的。胶体中的胶粒有些能够吸附体系中的带电粒子而使胶粒带电荷,但整个胶体溶液仍是电中性的。即胶粒带电,分散介质与胶粒带相反的电荷,整个胶体不显电性。

二、溶胶的稳定性和聚沉

（一）稳定性

胶体溶液能保持相对稳定的因素很多，但主要的因素是胶体粒子较小，具有布朗运动，胶粒带电和溶剂化作用。

同种胶粒带同种电荷，同种电荷之间存在相互排斥作用，从而阻止胶粒在运动时相互接近和聚集；另外，吸附在胶粒表面上的离子，对溶剂分子存在吸引力，能将一些溶剂分子吸附到胶粒表面，使胶粒带有一层溶剂化膜（如水化膜），也能阻止胶粒相互聚集。

（二）聚沉

溶胶的稳定性是相对的、有条件的，只要减弱或消除使溶胶稳定的因素，就能使胶体粒子聚集沉降下来。促使胶体粒子聚集成较大的颗粒的过程，称为凝聚；由凝聚而沉淀析出的过程叫聚沉。

促使胶体粒子聚沉的主要方法如下。

1. 加入电解质

在胶体溶液中加入少量电解质，增加了溶液中离子的浓度，胶体粒子更易与带相反电荷的离子相遇，从而减少甚至完全中和了胶粒所带的电荷，使胶粒之间的相互斥力减少甚至丧失，导致胶粒聚集合并变大，最终从溶胶中聚沉下来。

电解质电离出的离子（与胶体粒子带相反电荷的离子）价数越高，其聚沉能力越强。

2. 加入带相反电荷的溶胶

两种带相反电荷的溶胶混合时，由于带相反电荷的胶粒相互结合而不再带电，从而立即发生聚沉。

3. 加热

很多胶体溶液在加热时也可以发生聚沉。因为加热在增加了胶粒的运动速度和碰撞机会的同时，减弱了胶粒对离子的吸附作用，从而降低了胶粒所带的电荷量和溶剂化程度，使胶粒在碰撞时凝聚下沉。

第三节　高分子化合物溶液

一、高分子化合物

高分子化合物是指分子量在一万以上，甚至高达几百万的物质。如淀粉、蛋白质、核酸、纤维素等。虽然高分子化合物溶液中分散相粒子的大小与胶粒大小相似，此性质与溶胶类似，如能通过滤纸，不能透过半透膜等，但却与分子或离子分散系中分散质的形式相同，以单个分子形式分散在分散剂中，因此，高分子化合物溶液比溶胶更稳定。

二、高分子化合物对溶胶的保护作用

高分子化合物溶液不仅本身是一个稳定体系，而且还能对溶胶起保护作用。在一定量的溶胶中，加入足量的高分子溶液，由于高分子化合物被吸附在胶粒表面，将整个胶粒包裹起来，形成一个保护层，使胶粒不能相互接触而聚沉，从而提高了溶胶的稳定性，这种现象称为高分子化合物对溶胶的保护作用。

高分子化合物的保护作用在生理过程中有着重要意义。血液中含有微溶性的碳酸钙和磷酸钙等无机盐，它们都是以溶胶的形式存在于血液中。由于血液中的蛋白质对这些盐类溶胶起了保护作用，所以它们在血液中的浓度虽然比溶解在纯水中的浓度大，却仍能稳定存在而不聚沉。当血液中的蛋白质因某种原因降低后，就会减弱对这些盐类溶胶的保护作用，这些微溶性盐类就有可能沉淀出来，形成肾结石或胆结石。

三、凝胶

高分子化合物溶液和某些胶体在适当的条件（浓度、温度、时间）下，使黏度增大到一定程度，使整个体系形成一种不能流动的弹性半固体，叫作凝胶或冻胶。形成凝胶的过程称为胶凝。

（一）凝胶的形成

凝胶的形成是高分子化合物或胶体溶液的粒子在适当的条件下能够连接起来形成线状，然后线与线相互交织成较牢固的立体网状结构，并把分散介质固定在网眼中，使其不能自由流动，从而形成具有弹性的半固体。

（二）凝胶的性质

凝胶按它们干燥过程中的表现可分为弹性凝胶和刚性凝胶两类。干燥后体积缩小很多，但仍保持弹性的，称作弹性凝胶，如琼脂、指甲、皮肤等；干燥后体积缩小不多，但失去弹性，容易研碎的，叫作刚性凝胶，如硅胶、氢氧化铝凝胶等。

将干燥的弹性凝胶置于适当的溶剂中，它会自动吸收溶剂而膨胀，体积增大，这种现象称为溶胀。如植物种子在溶胀后，才有可能发芽生长；构成血管壁的凝胶失去了溶胀能力，血管就会硬化。

某些凝胶放置一段时间后，能自动地分离出一部分液体，使凝胶本身的体积缩小，这种现象称为离浆。如新鲜血液搁置后，会逐渐分离出血清；淀粉糊久置后就有水析出。

溶胀和离浆是凝胶的两个主要性质，离浆是溶胀的逆过程。

（三）凝胶的生理意义

凝胶在生理过程中有着重要意义。肌肉、脑髓、细胞膜、软骨、指甲、毛发等都是凝胶，人体中占体重 2/3 的水，基本上都是保存在凝胶中。随着年龄的增大，凝胶的溶胀能力逐渐下降，老年的特殊标志之一——皱纹，就是机体失去水分的结果。

> **知识拓展**
>
> **高分子化合物在医学上的应用**
>
> 早在东汉年间，《金匮要略》中就有记载：用动物胶汁、炼蜜和淀粉糊等多种天然高分子化合物，作为药物的各种剂型的赋形剂，并沿用至今。目前，药用高分子化合物根据用途不同，可以分为制剂中应用的高分子材料（辅料）、包装中应用的高分子材料以及高分子药物；根据来源不同，可分为天然高分子化合物（蛋白质类、多糖类、天然树胶）、半合成高分子化合物（纤维素衍生物）以及合成高分子化合物。

> 甲壳素是一种天然高分子聚合物，属于氨基多糖，分子量在 10^6 左右；广泛存在于低等生物菌类、藻类的细胞，节肢动物虾、昆虫的外壳，软体动物的器官（如乌贼的软骨），高等植物的细胞壁等。甲壳素每年生命合成资源可达 2000 亿吨，是地球上植物纤维的第二大生物资源，是人类取之不竭的生物资源。突出的应用在于具有广泛的抑菌性，能消炎止血，促进伤口的愈合。

【思考题】

一、选择题

1. 下列分散系最稳定的是（　　）。
   A. 悬浊液　　　　B. 乳浊液　　　　C. 胶体　　　　D. 溶液
2. 胶体区别于其他分散系的特征是（　　）。
   A. 胶体粒子直径为 1～100nm　　　　B. 胶体粒子带电荷
   C. 胶体粒子不能穿过半透膜　　　　D. 胶体粒子能够发生布朗运动
3. 关于胶体和溶液的叙述中正确的是（　　）。
   A. 胶体带电荷，而溶液呈电中性
   B. 胶体加入电解质可产生沉淀，而溶液不能
   C. 胶体和溶液都是一种非常稳定的分散系
   D. 胶体能够产生丁达尔现象，而溶液不能
4. 氢氧化铁胶体稳定存在的主要原因是（　　）。
   A. 胶粒直径小于 1nm　　　　B. 胶粒带正电荷
   C. 胶粒做布朗运动　　　　D. 胶粒不能通过半透膜
5. 用半透膜把分子或离子从胶体溶液分离出来的方法是（　　）。
   A. 电泳　　　　B. 电解　　　　C. 凝聚　　　　D. 渗析
6. 溶胶在通直流电时，胶粒向电极移动的现象称为（　　）。
   A. 布朗运动　　　B. 丁达尔现象　　　C. 电泳　　　D. 渗析
7. 下列条件中，能够使溶胶稳定性增强的是（　　）。
   A. 加热　　　　B. 加入电解质
   C. 加入带相反电荷的溶胶　　　　D. 加入鸡蛋白溶液
8. 下列实验现象中，能够证明胶体粒子带电荷的是（　　）。
   A. 布朗运动　　　B. 扩散现象　　　C. 电泳　　　D. 丁达尔现象
9. 在溶胶中加入少量电解质可使溶胶聚沉，其主要原因是（　　）。
   A. 可加快胶粒的布朗运动　　　　B. 可使胶粒表面电荷减少
   C. 可使胶粒表面电荷增多　　　　D. 可使溶胶得到保护
10. 下列叙述正确的是（　　）。
    A. 溶液是无色透明的、均一的、稳定的混合物
    B. 一种或几种物质分散到另一种物质里，形成的混合物称为溶液
    C. 溶液是均一的，内部各处的物理性质、化学性质相同
    D. 悬浊液可以产生丁达尔现象，乳浊液则不能。

二、填空题

1. 一种或几种物质以微粒的形式分散在另一种物质中所形成的体系，称为_____。被分散的物质称为_____，分散其他物质的物质称为_____。
2. 根据分散相微粒直径大小的不同，可将分散系分为三种类型_____、_____

和_____。

3. 溶胶稳定的主要因素有_____和_____。

4. 使胶体聚沉的主要方法有_____、_____和_____。

三、简答题

1. 胶体溶液与高分子化合物溶液有哪些相同点和不同点？

2. 今有两瓶标签模糊不清的溶液，只知道分别盛有淀粉溶液和氯化钠溶液，试用多种方法对其鉴别。（至少两种，越多越好）

（郑 杰）

第五章 配位化合物

【学习目标】
- 掌握：配位化合物的定义、组成和命名，配位平衡及稳定常数。
- 熟悉：配位平衡的移动，螯合物及螯合剂的概念。
- 了解：配合物在医学上的意义。

情景导入

情景回放：
　　1994 年 12 月至 1995 年 3 月，清华大学 92 级化学系的学生朱某中了铊毒，病情严重。1995 年 4 月底，北京市职业病卫生防治所的教授用某药救治。在服用该药后不到 24 小时，朱某体内的铊量开始下降，10 天之后，她的血液、脑脊液中铊离子的含量就降至为零。该药就是一种配合物叫普鲁士蓝——$KFe[Fe(CN)_6]$。

思考问题：
1. 什么是配合物？配合物是如何组成的？
2. 配合物的稳定性受哪些因素的影响？
3. 配合物在医学上有哪些意义？

　　配位化合物简称配合物，是一类组成复杂、分布极广的化合物。配合物的存在和应用非常广泛，在生命过程中起着重要作用，人体各种必需的微量元素多以配合物的形式存在，如人体血液中起着输送氧作用的血红素，是一种含有亚铁的配合物。配合物与医药学关系密切，许多药物本身就是配合物，如锌胰岛素是含锌的配合物；维生素 B_{12} 是一种含钴的配合物。因此，学习有关配合物的基本知识，对学习医学来说也是十分必要的。

第一节　配合物的基本概念

一、配合物的定义

　　我们知道 $NH_3 \cdot H_2O$、$CuSO_4$、$AgNO_3$ 等都是由离子键或共价键结合而成的简单化合物。下面通过实验来认识配合物，先做一个演示实验：

【演示实验】

在1支试管中加入2ml 0.1mol/L CuSO₄溶液后，逐滴加入1mol/L NaOH溶液，沉淀生成后再向试管中滴加2mol/L NH₃·H₂O溶液，边加边振荡，观察试管中沉淀的变化。

在上述实验中，生成的Cu(OH)₂沉淀可溶于过量的氨水。其原因是Cu(OH)₂沉淀与氨水发生了化学反应，生成了一类结构复杂且比较稳定又溶于水的物质。经分析，Cu(OH)₂溶于氨水生成了深蓝色的[Cu(NH₃)₄]²⁺。

反应的化学方程式为：

$$Cu(OH)_2 + 4NH_3 \cdot H_2O == [Cu(NH_3)_4](OH)_2 + 4H_2O$$

这种由金属离子（或原子）与一定数目的中性分子或阴离子结合而成的复杂离子称为配离子。如[Cu(NH₃)₄]²⁺、[Fe(CN)₆]³⁻等。还有少数形成的是复杂分子，则称为配位分子，例如[Pt(NH₃)₂Cl₂]、[Ni(CO)₄]等。含有配离子的化合物及配位分子统称配位化合物，简称配合物。如[Cu(NH₃)₄]SO₄、K₄[Fe(CN)₆]、K₃[Fe(CN)₆]、K₂[HgI₄]等都是配合物。

二、配合物的组成

配合物一般包括内界和外界两部分，内界是由一个位于中心位置的金属离子或金属原子（中心原子）与一定数目的中性分子或阴离子（配位体）以配位键结合而成的。内界是配合物的特征部分，通常用方括号括起来。外界与内界之间以离子键结合，外界写在方括号外。配位分子只有内界，没有外界。例如[Co(NH₃)₃Cl₃]只有内界。下面以配位化合物[Cu(NH₃)₄]SO₄为例，来说明一般配合物的组成：

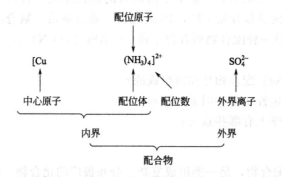

（一）中心原子

中心原子位于配合物的中心，是配合物的形成体。一般是金属离子，特别是过渡元素的金属离子，如Fe^{2+}、Fe^{3+}、Co^{2+}、Co^{3+}、Zn^{2+}、Cu^{2+}、Ag^+等。但也有金属原子做中心原子的，如[Ni(CO)₄]、[Fe(CO)₅]、[Cr(CO)₆]中的Ni、Fe、Cr均为金属原子。此外，中心原子还可以是一些高价态的非金属元素原子或离子，如K₂[SiF₆]中的Si^{4+}。

（二）配位体

配合物中与中心原子以配位键结合的中性分子或阴离子称配位体。如H_2O、NH_3、F^-等。配体中具有孤电子对并与中心原子形成配位键的原子叫配位原子。配位原子都是非金属元素。常见的配位原子为电负性较大的非金属原子或卤素离子，如C、N、O、S、F、

Cl 等。

根据配位体中所含配位原子数目的不同，可将配体分为单齿配体和多齿配体，只含一个配位原子的配位体为单齿配位体，如 NH_3、H_2O、$S_2O_3^{2-}$、X^- 等；含有两个或两个以上配位原子的配位体为多齿配位体，如乙二胺 $H_2NCH_2CH_2NH_2$（缩写为 en）有两个配位原子；又如，乙二胺四乙酸根离子（缩写为 EDTA）中，两个氨基氮是配位原子外，还有四个羟基氧也是配位原子，共含有 6 个配位原子（标 * 者为配位原子）。

$$\begin{array}{c}^-\text{OOCCH}_2\\^-\text{OOCCH}_2\end{array}\!\!\!\!\overset{*}{\text{N}}-\text{CH}_2-\text{CH}_2-\overset{*}{\text{N}}\!\!\!\!\begin{array}{c}\text{CH}_2\text{COO}^{*-}\\\text{CH}_2\text{COO}^{*-}\end{array}$$

乙二胺四乙酸根离子(EDTA)

有的配位体虽然有两个原子具备配位原子的条件，但因为两个原子距离太近，只有其中一个原子能与中心原子形成一个配位键，仍属于单齿配位体。如 CN^-、ONO^-（亚硝酸根）、SCN^-、NCS^-（异硫氰酸根）的配位原子分别是 C、O、S、N 等。

（三）配位数

配合物中与中心原子直接以配位键相结合的配位原子的数目称为中心原子的配位数。中心原子的配位数一般为 2、4、6、8，最常见的是 4、6。通常每种金属离子有它特征的配位数，这与中心原子的电荷、半径及价电子层结构有关，也与形成配合物时的具体条件（如温度、浓度）有关。表 5-1 中列出了部分中心原子的配位数。

表 5-1　一些金属离子的常见配位数

配位数	金属离子	实例
2	Ag^+、Cu^+	$[Cu(CN)_2]^-$、$[Ag(NH_3)_2]^+$
4	Zn^{2+}、Fe^{2+}、Pt^{2+}、Co^{2+}、Cu^{2+}、Hg^{2+}	$[Zn(CN)_4]^{2-}$、$[Cu(NH_3)_4]^{2+}$、$[Pt(NH_3)_2Cl_2]$
6	Co^{3+}、Fe^{3+}、Pt^{4+}、Cr^{3+}、Ni^{2+}	$[PtCl_6]^{2-}$、$[Fe(CN)_6]^{3-}$、$[Cr(NH_3)_4Cl_2]^+$

如果是单齿配体，则中心原子的配位数等于配位体的个数；如 $[Pt(NH_3)_4]Cl_2$ 和 $[Pt(NH_3)_2Cl_2]$ 中的中心离子都是 Pt^{2+}，而前者配位体是 NH_3，后者配位体是 NH_3 和 Cl^-。这些配位体都是单齿的，配位数都是 4。如果配位体是多齿的，那么配位体的数目显然不等于中心原子的配位数。如 $[Cu(en)_2]^{2+}$ 中的乙二胺（en）是双齿配体，即每个 en 有 2 个 N 原子与中心离子 Cu^{2+} 配位，因此，Cu^{2+} 的配位数是 4 而不是 2。

（四）配离子电荷

配离子所带电荷数等于中心原子与所有配位体的电荷的代数和。如 $[Ag(NH_3)_2]^+$ 配离子电荷等于 $1\times(+1)+2\times0=+1$，$[Co(NH_3)_4Cl_2]^+$ 配离子电荷等于 $1\times(+3)+4\times0+2\times(-1)=+1$。由于配合物是电中性的，因此，外界离子的电荷总数和配离子的电荷总数相等，符号相反，所以配离子的电荷数也可以根据外界离子来确定，如 $K_3[Fe(CN)_6]$ 中，外界有 3 个 K^+，可知 $[Fe(CN)_6]^{3-}$ 是 -3 价的，从而可进一步推断中心离子是 Fe^{3+}。

三、配合物的命名

配合物的命名遵循一般无机化合物的命名原则，即阴离子名称在前，阳离子名称在后。命名时，若阴离子为简单离子，称某化某，如 $[Co(NH_3)_4Cl_2]Cl$ 为氯化某；若阴离子为复杂离子，称某酸某，如 $[Cu(NH_3)_4]SO_4$ 为硫酸某。外界离子是 H^+，则在配阴离子后加酸。

内界的命名较为复杂，一般按照如下顺序。

配位体数目（中文数字表示）—配位体名称—合—中心原子名称—中心原子电荷数（罗马数字加括号表示）。若有多种配位体时，一般先无机配位体后有机配位体；先阴离子配体后中性分子配位体。若配体均为中性分子或阴离子时，则配体按配位原子的元素符号在英文字母中的顺序排列；不同配体名称之间以圆点分开。下列是一些配合物的命名实例：

1. 配离子为阴离子的配合物

$K_4[Fe(CN)_6]$	六氰合铁（Ⅱ）酸钾
$K_3[Fe(CN)_6]$	六氰合铁（Ⅲ）酸钾
$K[PtCl_5(NH_3)]$	五氯·一氨合铂（Ⅳ）酸钾
$H_2[PtCl_6]$	六氯合铂（Ⅳ）酸
$NH_4[Co(NH_3)_2(NO_2)_4]$	四硝基·二氨合钴（Ⅲ）酸铵

2. 配离子为阳离子的配合物

$[Ag(NH_3)_2]Cl$	氯化二氨合银（Ⅰ）
$[Cu(en)_2]Cl_2$	二氯化二（乙二胺）合铜（Ⅱ）
$[Cu(NH_3)_4]SO_4$	硫酸四氨合铜（Ⅱ）
$[Co(NH_3)_5H_2O]Cl_3$	三氯化五氨·一水合钴（Ⅲ）
$[CrCl_2(H_2O)_4]Cl$	一氯化二氯·四水合铬（Ⅲ）

3. 配位分子

$[Ni(CO)_4]$	四羰基合镍（0）
$[Pt(NH_3)_2Cl_2]$	二氯·二氨合铂（Ⅱ）
$[PtCl_4(NH_3)_2]$	四氯·二氨合铂（Ⅳ）
$[Co(NO_2)_3(NH_3)_3]$	三硝基·三氨合钴（Ⅲ）

第二节 配位平衡

一、配位平衡及稳定常数

在 $AgNO_3$ 溶液中加入过量的 $NH_3·H_2O$，会生成 $[Ag(NH_3)_2]^+$ 配离子。

$$Ag^+ + 2NH_3 \longrightarrow [Ag(NH_3)_2]^+$$

此反应为配位反应。

若向上述溶液中加入 NaCl 溶液，没有 AgCl 沉淀产生；若加入 KI 溶液，则有黄色 AgI 沉淀析出。表明溶液中还存在少量浓度的 Ag^+，即配离子 $[Ag(NH_3)_2]^+$ 可发生如下解离反应。

$$[Ag(NH_3)_2]^+ \longrightarrow Ag^+ + 2NH_3$$

一定温度下，当配位反应和解离反应速率相等时，体系达到动态平衡，称配位平衡。表示如下：

$$Ag^+ + 2NH_3 \underset{解离}{\overset{配位}{\rightleftharpoons}} Ag[(NH_3)_2]^+$$

根据化学平衡定律，得

$$K = \frac{[Ag(NH_3)_2^+]}{[Ag^+][NH_3]^2}$$

该平衡常数称为配位平衡常数。通常情况下，K 值越大，配离子越容易形成，配离子越稳定，因此又称为配离子的稳定常数，用 $K_稳$ 表示。表 5-2 列出一些常见配离子的稳定常数 $K_稳$ 和它们的对数值 $\lg K_稳$。

表 5-2 一些常见配离子的稳定常数 (298K)

配离子	$K_稳$	$\lg K_稳$	配离子	$K_稳$	$\lg K_稳$
$[Ag(NH_3)_2]^+$	1.1×10^7	7.20	$[Fe(CN)_6]^{4-}$	1.0×10^{35}	35.0
$[Cu(CN)_2]^-$	1.0×10^{24}	38.3	$[Zn(NH_3)_4]^{2+}$	2.9×10^9	9.46
$[Ag(SCN)_2]^-$	3.7×10^7	7.57	$[Fe(CN)_6]^{3-}$	1.0×10^{42}	42.0
$[Ag(CN)_2]^-$	1.3×10^{21}	21.0	$[Fe(CN)_6]^{3-}$	6.8×10^{29}	29.83
$[Ag(S_2O_3)_2]^{3-}$	2.9×10^{13}	13.46	$[Fe(SCN)_3]$	2.0×10^3	3.30
$[Cu(NH_3)_4]^{2+}$	2.1×10^{13}	12.68	$[Co(NH_3)_6]^{3+}$	2.0×10^{35}	35.15
$[Al(C_2O_4)_2]^{3-}$	2.0×10^{16}	20.2	$[FeY]^-$	2.1×10^{14}	14.32
$[Fe(C_2O_4)_3]^{3-}$	2.0×10^{20}	20.3	$[AgY]^{3-}$	2.0×10^7	7.30

$K_稳$ 的大小，可以直接比较相同类型配离子的稳定性。例如 $[Ag(CN)_2]^-$、$[Ag(NH_3)_2]^+$ 和 $[Ag(S_2O_3)_2]^{3-}$ 为相同类型（1∶2）的配离子。在 298K 时，$K_稳$ 分别为 1.3×10^{21}、1.1×10^7 和 2.9×10^{13}，其稳定性为 $[Ag(CN)_2]^- > [Ag(S_2O_3)_2]^{3-} > [Ag(NH_3)_2]^+$。当配体的数目不相同时，必须通过计算才能判断配离子的稳定性。

$K_稳$ 的倒数称为不稳定常数，用 $K_{不稳}$ 表示：

$$K_{不稳} = \frac{1}{K_稳}$$

可见，$K_{不稳}$ 值越大，说明配离子越容易解离，越不稳定。

事实上，在溶液中配离子的生成是分步进行的，因此，溶液中存在着一系列的配位平衡，每一步平衡都有一个对应的稳定常数，称为逐级稳定常数。例如：$[Ag(NH_3)_2]^+$ 的形成可表示为：

① $Ag^+ + NH_3 \rightleftharpoons [Ag(NH_3)]^+$ $\quad K_1 = \dfrac{[Ag(NH_3)^+]}{[Ag^+][NH_3]} = 1.74\times10^3$

② $[Ag(NH_3)]^+ + NH_3 \rightleftharpoons [Ag(NH_3)_2]^+$ $\quad K_2 = \dfrac{[Ag(NH_3)_2^+]}{[Ag(NH_3)^+][NH_3]} = 6.46\times10^3$

反应①与反应②相加即得总反应③。

③ $Ag^+ + 2NH_3 \rightleftharpoons [Ag(NH_3)_2]^+$ $\quad K_稳 = \dfrac{[Ag(NH_3)_2^+]}{[Ag][NH_3]^2}$

根据多重平衡规则，总的反应平衡常数为：

$$K_稳 = K_1 K_2 = 1.74\times10^3 \times 6.46\times10^3 = 1.1\times10^7$$

二、配位平衡的移动

配位平衡和其他的化学平衡一样，是一种相对、暂时的平衡状态。改变影响平衡的条件，平衡就会发生移动。酸碱反应、沉淀反应、氧化还原反应均能对配位平衡发生移动。

(一) 溶液酸度的影响

1. 酸效应

根据酸碱质子理论，配离子中很多配体，如 CN^-、SCN^-、NH_3 等都是共轭碱，可接受质子，生成难解离的共轭弱酸，当溶液的 pH 减小时，配体与质子结合，使得配位平衡发生移动，导致配离子解离。

例如：

$$Fe^{3+} + 6F^- \rightleftharpoons [FeF_6]^{3-}$$
$$+ \qquad \downarrow 平衡移动方向$$
$$6HF \rightleftharpoons 6H^+$$

这种因溶液酸度增大而导致配离子解离的作用称为酸效应。溶液的酸度越强，配离子越不稳定。因此，可通过降低酸度的方法来避免酸效应的产生。

2. 水解效应

当溶液 pH 增大时，溶液中 OH^- 浓度较大，配位化合物解离出来的金属离子能与 OH^- 结合生成难溶于水的氢氧化物，配位平衡将向配离子解离的方向移动。

例如：

$$6F^- + Fe^{3+} \rightleftharpoons [FeF_6]^{3-}$$
$$+ \qquad \downarrow 平衡移动方向$$
$$Fe(OH)_3 \downarrow \rightleftharpoons 3OH^-$$

这种因中心原子水解，而使配离子稳定性降低的现象称为水解效应。溶液 pH 值越高，水解效应越显著。可通过适当提高溶液酸度的方法来防止水解效应的产生。

在水溶液中，酸效应和水解效应往往同时存在，哪种效应占优势，取决于溶液的 pH、配离子稳定常数、配位体和金属离子种类等因素。一般情况下，为保证配离子具有较高的稳定性，通常在不生成氢氧化物沉淀的前提下，尽可能地提高溶液的 pH。

(二) 沉淀平衡的影响

在配离子的溶液中加入沉淀剂，由于金属离子和沉淀剂发生沉淀，会使配位平衡向解离的方向移动，配位平衡遭到破坏。如在 $AgNO_3$ 溶液中，加入数滴 NaCl 溶液，立即产生白色 AgCl 沉淀。再滴加氨水，由于生成 $[Ag(NH_3)_2]^+$，AgCl 沉淀即发生溶解。若向此溶液中再加入少量 KBr 溶液，则有淡黄色 AgBr 沉淀生成。由于 AgBr 的溶解度比 AgCl 的溶解度小很多，因而 Br^- 争夺 Ag^+ 的能力比 Cl^- 大，所以能产生 AgBr 沉淀而不能产生 AgCl 沉淀。沉淀剂与金属离子生成沉淀的溶解度愈小，愈能使配离子破坏而生成沉淀。如：

$$AgCl + 2NH_3 \rightleftharpoons [Ag(NH_3)_2]^+ + Cl^-$$
$$[Ag(NH_3)_2]^+ + Br^- \rightleftharpoons AgBr\downarrow + 2NH_3\uparrow$$

可见，配离子的稳定常数越小，生成沉淀的溶解度越小，越容易使配合物转化为沉淀；反之，配离子的稳定常数越大，生成沉淀的溶解度越大，越容易使沉淀转化为配合物。

配位平衡和沉淀平衡的相互转化在实际工作中的应用很广泛。例如，向含铬的废水中加入沉淀剂，既可消除水中的有害元素铬，又可将铬回收。煎药不使用金属容器就是防止药中的配体与金属离子形成配合物，降低药效，也可防止有毒的物质产生。

（三）氧化还原平衡的影响

在配离子溶液中加入能与金属离子或配体发生氧化还原反应的物质时，金属离子或配体的浓度降低，平衡向解离方向移动。例如在血红色的 $[Fe(SCN)]^{2+}$ 配离子溶液中加入 $SnCl_2$ 溶液时，则血红色褪去，反应式如下：

$$2[Fe(SCN)]^{2+}+Sn^{2+} \rightleftharpoons 2Fe^{2+}+Sn^{4+}+2SCN^-$$

配位平衡也能影响氧化还原平衡。例如 Fe^{3+} 能将 I^- 氧化成 I_2，若在 Fe^{3+} 溶液中先加入 F^-，由于生成了 $[FeF_6]^{3-}$ 配离子使 Fe^{3+} 浓度降低，此时再加入 I^- 也不能析出 I_2。

除以上影响配位平衡的条件以外，还有一种情况可以使配位平衡发生移动，就是配位平衡的转化，实际上是两种配体争夺同一中心原子或两种中心原子争夺同一配体的过程，其结果是向生成更稳定的配合物方向转化。根据配位平衡常数的大小来判断平衡移动的方向。例如：$[Ag(CN)_2]^-$ 稳定常数大于 $[Ag(NH_3)_2]^+$ 的稳定常数，向 $[Ag(NH_3)_2]^+$ 溶液中加入 CN^-，CN^- 将 $[Ag(NH_3)_2]^+$ 中的 NH_3 替换，而生成 $[Ag(CN)_2]^-$，使配位平衡向右移动。化学反应式为：

$$[Ag(NH_3)_2]^+ + 2CN^- \rightleftharpoons [Ag(CN)_2]^- + 2NH_3$$

人在金属离子中毒时喝牛奶。为消除废液中含氰化合物的危害，往往加入 $FeSO_4$ 使 CN^- 转化为没有毒的 $[Fe(CN)_6]^{4-}$ 等，都是利用了配位平衡的转化。

第三节　螯合物

螯合物是由中心原子和多齿配体形成的具有环状结构的一类配合物，例如乙二胺与 Cu^{2+} 形成的就是一个具有两个五元环结构的螯合物。其结构式为：

$$\left[\begin{array}{c}H_2C-N(H_2) \quad\quad (H_2)N-CH_2 \\ | \quad\quad\quad \searrow Cu \swarrow \quad\quad | \\ H_2C-N(H_2) \quad\quad (H_2)N-CH_2\end{array}\right]^{2+}$$

由结构式可知每个乙二胺分子中的两个配位原子就像螃蟹的两个螯把中心原子钳住，因此，人们形象地称这类化合物为螯合物。"螯合"即成环的意思。常把多齿配体叫作螯合剂。

螯合物具有特殊的稳定性，在水中很难解离。例如，单齿配体形成的 $[Cu(NH_3)_4]^{2+}$ 的稳定常数为 4.8×10^{12}，多齿配体形成的 $[Cn(en)_2]^{2+}$ 的稳定常数为 4.0×10^{19}。同一中心原子，相同的配位原子和配位数，只是由于配体的结构不同，致使配合物的稳定性相差很大。把这种由螯合剂产生的稳定效应称为螯合效应。

螯合剂应具备的条件是：一个分子或离子中，应含有两个或两个以上能提供孤电子对的配位原子，且两个配位原子必须相隔两个或两个以上的其他原子，用以形成稳定的五元环或六元环结构。螯合物中螯合环越多，螯合物越稳定。

绝大多数螯合剂为有机化合物。例如，人们熟悉的氨基酸、蛋白质、核酸、EDTA 等均为螯合剂。在滴定分析中，常用的氨羧螯合剂就是乙二胺四乙酸。乙二胺四乙酸的结构式如下。

$$\text{HOOCCH}_2 \diagdown \text{N—CH}_2\text{—CH}_2\text{—N} \diagup \text{CH}_2\text{COOH}$$
$$\text{HOOCCH}_2 \diagup \qquad\qquad\qquad \diagdown \text{CH}_2\text{COOH}$$

乙二胺四乙酸

例如，Ca^{2+} 与 EDTA 生成的螯合物中含有五个五元环（见图 5-1）。

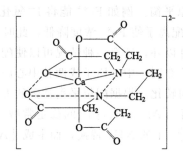

图 5-1　$[Ca(EDTA)]^{2-}$ 的空间结构

螯合物分子内具有多个环状结构，因此，螯合物具有很高的稳定性，特别是由 EDTA 这类氨羧螯合剂形成的螯合物。螯合物在溶液中较难解离，一般螯合物难溶于水，易溶于有机溶剂。利用螯合物的这些特点常在分析化学上用来进行金属离子的定量测定。

第四节　配合物在医学上的应用

一、在生物学方面的应用

（一）血红素的生理作用

血红素是含 Fe^{2+} 的卟啉类螯合物。它和不同的蛋白质结合，就形成了血红蛋白、肌红蛋白、细胞色素、过氧化氢酶和过氧化物酶等，它们在生物体内都具有重要的生理功能。血红蛋白存在于红细胞中，具有输送 O_2 的功能；肌红蛋白存在于肌肉组织细胞中，能储存并运送 O_2 穿过细胞膜；细胞色素中 Fe^{2+} 和 Fe^{3+} 之间的相互转变具有传递电子的作用；过氧化氢酶和过氧化物酶可以消除代谢过程中产生的 O_2^-，以保护细胞膜免遭损害。

（二）锌酶的催化作用

锌酶是含 Zn^{2+} 的配合物，人体中存在的锌酶已达到 200 多种。锌酶的主要生理功能是使酶具有活性，并能广泛地参与生物体内的新陈代谢和免疫调节。例如催化 $CO_2 + H_2O \rightleftharpoons H_2CO_3$ 反应的碳酸酐酶以足够的速率来消除 CO_2 以维持生命。又如来自胰液的羧肽酶 A 能催化蛋白质羧基端肽键的水解。

当人体缺锌时，许多酶的活性降低，造成人体代谢功能紊乱、人体发育和生长受阻，并影响生育和降低免疫功能。

（三） 硒酶的催化及抗衰老作用

硒是人体内谷胱甘肽过氧化物酶（GSH-Px）的组成成分。它能催化谷胱甘肽还原型（GSH）变为氧化型谷胱甘肽（GSSG），同时使有毒的过氧化物还原成无毒的羟基化合物，同时促进 H_2O_2 的分解，从而保护细胞膜的结构及功能不受过氧化物的干扰及损害。

人体的衰老与机体抗氧化物质作用减弱、脂质过氧化反应增强以及脂质过氧化物（LPO）对细胞膜、核酸、蛋白质和酶以及线粒体的攻击、破坏有关，LPO 可以导致组织细胞不可逆损伤，这种作用长期积累就会促使机体衰老的进程加快。研究表明，硒作为含硒酶（GSH-Px）的必需成分，可增强其活性，提高机体抗氧化能力，清除体内自由基，保护细胞膜，对防止衰老有积极作用。

二、 在医药学方面的应用

（一） 药物

一些药物本身就是配合物或配位剂。例如治疗糖尿病的胰岛素是锌配合物；抗恶性贫血的维生素 B_{12} 是钴配合物；酒石酸锑钾可以治疗血吸虫病；8-羟基喹啉的铜、铁配合物有明显的抗菌作用；顺式二氯·二氨合铂（Ⅱ）具有明显的抗癌作用；Ca^{2+} 与 EDTA 螯合，治疗血钙过高时用 EDTA 可从骨中将 Ca^{2+} 移出，使钙通过肾迅速排出。最近还发现金的配合物 $[Au(CN)_2]^-$ 有抗病毒作用。

（二） 解毒剂

有些螯合剂可用作重金属 Pb^{2+}、Pt^{2+}、Cd^{2+}、Hg^{2+}、Cu^{2+} 等中毒的解毒剂。如二巯丙醇或 EDTA 二钠盐等可治疗金属中毒。因为它们能与有毒金属离子形成稳定的螯合物，水溶性螯合物可以从肾排出，这种方法称为螯合疗法，所用的螯合剂称为促排剂（或解毒剂）。

例如 D-青霉胺常用来排除体内积累的铜和治疗或控制 Wilson 病。青霉胺能与 Cu^{2+} 螯合，形成深紫色螯合物。每天 1～2g 的剂量能使初疗者排除 8～9mg Cu^{2+}，并且不会引起正常储存铜的释放。

（三） 抗凝血剂和抑菌剂

在血液中加入少量 EDTA 或柠檬酸钠，可螯合血液中的 Ca^{2+}，防止血液凝固，有利于血液的保存。另外，因为螯合物能与细菌生长所必需的金属离子结合成稳定的配合物，使细菌不能赖以生存，故常用 EDTA 作抑菌剂来配合金属离子，防止生物碱、维生素、肾上腺素等药物被细菌破坏而变质。

（四） 临床生化检验

利用配合物反应生成具有某种特殊颜色的配离子，根据不同颜色的深浅可进行定性和定量分析。例如要检验体内是否含有机汞农药，可将试样酸化后，加入二苯脲醇溶液，若出现紫色或蓝紫色，则证明有汞存在；测定尿中铅的含量，常用二硫腙与 Pb^{2+} 生成红色螯合物，然后进行比色分析；而 Fe^{3+} 可用硫氰酸盐和其生成血红色配合物来检验；血清中铜的含量的测定是先用三氯乙酸除去蛋白质，然后在溶液中加入铜试剂（二乙氨基二硫代酸钠），

Cu^{2+}与其作用生成黄色配合物，用比色法测定其含量。

> **知识拓展**
>
> **配合物合成在药物化学中的修饰作用**
>
> 　　很多有机药物在和金属离子配位后效果有明显提升，例如双香豆素是抗凝血剂，它与镁离子2∶1配合后口服抗凝血效果明显提高。阿霉素具有抗癌作用，但是其对心脏有较严重损害而限制了它的应用，但是用阿霉素和铁形成3∶1配合物可以克服这一缺点，而且药效有了提升，被命名为昆莱霉素。水杨酸和乙酰水杨酸为治疗关节炎药物，但是会刺激胃部而引起溃疡，但是其与铜配合不但药效更好，而且不会引起溃疡。含铋溃疡药物用于治疗肠胃疾病时，常常和柠檬酸配合成胶体溶液在胃中被酸化，沉淀出柠檬酸铋和氯化氧铋覆盖在溃疡部位而达到治疗目的。

【思考题】

一、命名下列配合物，并指出中心原子、配体、配位原子和配位数

1. [Ag(NH$_3$)$_2$]Cl
2. [Zn(NH$_3$)$_4$]SO$_4$
3. [Co(NH$_3$)$_6$]Cl$_3$
4. K$_3$[Fe(CN)$_6$]
5. Na$_2$[HgCl$_4$]
6. H$_2$[PtCl$_6$]
7. K$_2$[Zn(OH)$_4$]
8. [Co(NH$_3$)$_6$]Cl$_2$

二、根据名称写出配位化合物的化学式

1. 硫酸四氨合铜(Ⅱ)
2. 六氟合铁(Ⅲ)酸钾
3. 三氯化五氨·一水合钴(Ⅲ)
4. 氯化二氯·一水·三氨合钴(Ⅲ)
5. 四氯·二氨合铂(Ⅳ)
6. 四硫氰·二氨合钴(Ⅲ)酸铵
7. 二氯化二乙二胺合铜(Ⅱ)
8. 五羰基合铁(0)

三、选择题

1. K[PtCl$_3$(NH$_3$)]的正确命名是（　　）。
   A. 三氯·一氨合铂(Ⅱ)酸钾　　B. 一氨·三氯合铂(Ⅱ)酸钾
   C. 三氯·一氨合铂(Ⅰ)酸钾　　D. 三氯化氨合铂(Ⅱ)酸钾
2. 下列配体中，不属于单齿配体的是（　　）。
   A. Cl$^-$　　B. H$_2$O　　C. NH$_3$　　D. EDTA
3. 乙二胺四乙酸能与金属离子形成（　　）。
   A. 混合物　　B. 沉淀物　　C. 螯合物　　D. 聚合物
4. 对同种类型的配离子$K_{稳}$越大，稳定性越（　　）。
   A. 越强　　B. 越弱　　C. 无变化　　D. 无法确定
5. 若使AgCl溶于水，可加入（　　）。
   A. H$_2$O　　B. NaCl　　C. NH$_3$·H$_2$O　　D. AgNO$_3$
6. 配合物[Ni(CO)$_4$]中金属原子的化合价为（　　）。
   A. 0　　B. +1　　C. +2　　D. +3
7. 配位平衡中溶液pH愈低，酸效应（　　）。
   A. 愈大　　B. 不变　　C. 不确定　　D. 愈小
8. 在配位平衡和沉淀平衡的竞争中，总反应方向取决于（　　）。
   A. $K_{稳}$　　B. K_{sp}　　C. $K_{稳}$和K_{sp}　　D. $K_{不稳}$
9. 配位化合物的配位数等于（　　）。

54　医用化学

A. 配离子的电荷数　　　　B. 配体的数目
C. 配位原子的数目　　　　D. 外界离子的电荷数

10. 下列原子或离子不能做中心原子的是（　　）。
A. Fe　　　　B. Fe^{2+}　　　　C. Fe^{3+}　　　　D. F^-

四、简答题

1. 试解释 AgCl 沉淀溶于氨水，再加 HNO_3 酸化，又有 AgCl 沉淀析出。

2. 在 $[Zn(NH_3)_4]SO_4$ 溶液中，存在下列平衡：$[Zn(NH_3)_4]^{2+} \rightleftharpoons Zn^{2+} + 4NH_3$，分别向溶液中加入少量下列物质，请判断上述平衡移动的方向。
(1) 稀 H_2SO_4；(2) $NH_3·H_2O$；(3) Na_2S；(4) KCN；(5) $CuSO_4$

（郭梦金）

第六章 有机化合物概述

【学习目标】
- 掌握：有机化合物和有机化学的概念。
- 熟悉：有机化合物的特性和结构。
- 了解：有机化合物的分类。

情景导入

情景回放：
　　1882年，德国化学家维勒在实验室研究氰化物时，他将氰酸铵的水溶液加热得到了尿素。尿素原本认为是人和哺乳动物在体内生成的有机化合物，由于人工合成了尿素，给"生命力"学说以重大打击，冲破了有机物和无机物的鸿沟。

思考问题：
1. 什么是有机化合物？
2. 有机化合物有哪些特性？
3. 有机化合物是如何分类的？

一、有机化合物与有机化学

　　人类使用有机物的历史很长，世界上几个文明古国很早就掌握了酿酒、造醋和制饴糖的技术。据记载中国古代曾制取到一些较纯的有机物质，如没食子酸（1982～1992年）、乌头碱（1522年以前）、甘露醇（1037～1101年）等；16世纪后期西欧制得了乙醚、硝酸乙酯、氯乙烷等。由于这些有机物都是直接或间接来自动植物体，因此，人们仅将从动植物体内得到的物质称为有机物。

　　到19世纪20年代，科学家先后用无机物人工合成了许多有机物，如1828年德国化学家维勒无意中用加热的方法使无机物氰酸铵转化为有机物尿素，维勒的实验结果给予"生命力"学说第一次冲击。此后，人们相继合成了糖类和油脂等一系列有机化合物，"生命力"学说才逐渐被人们抛弃。人工合成有机物的发展，说明了无机物和有机物之间的区别不是生命和无生命的区别，这两者之间是可以相互转化的。但是它们在组成、结构和性质等方面确实有着不同之处。

对有机化合物的广泛研究证明，有机化合物中都含有碳元素，多数有机化合物中含有氢元素，只含有碳和氢两种元素的化合物称为碳氢化合物。有机化合物中也含有氧、氮、硫、磷和卤素等元素，这些化合物也可以看成是由碳氢化合物中的氢原子被其他原子或原子团所取代而衍变过来的。因此，现代观点认为有机化合物是指碳氢化合物及其衍生物，简称有机物。少数物质如 CO、CO_2、H_2CO_3、碳酸盐等，虽然也含有碳元素，但因它们的性质与无机物相似，通常把这些化合物归类于无机物。有机化学就是研究碳氢化合物及其衍生物的组成、结构、性质及其变化规律的科学。

二、有机化合物的特性

目前，有机化合物的种类已超过 3000 万种以上，它们种类繁多，性质不同，但由于有机物分子中碳原子与碳原子或其他原子主要以共价键相结合，决定了大多数有机物与无机物的不同特点。

（一）可燃性

绝大多数有机物（CCl_4 等除外）可以燃烧，如汽油、棉花、油脂、乙醇等。如果有机物仅含有碳和氢两种元素，则燃烧的最终产物是 CO_2 和 H_2O，如含有其他元素，则还有这些元素的氧化物，而无机物一般不燃烧。利用这一性质，可区分有机物和无机物。

（二）熔点低

有机物的熔点通常比无机物低，一般在 400℃ 以下。因为有机物在常温下为气体、液体或低熔点固体，有机物分子间的排列是以微弱的范德华力吸引着，破坏这种引力所需要的能量较小，因此熔点较低。而无机物的晶格能通常是正负离子间的静电引力，破坏晶格需要较高的能量，因此熔点较高。例如，苯酚的熔点为 40.8℃，NaCl 的熔点为 800℃。

（三）稳定性差

大多数有机物不如无机物稳定。有机物常因为温度、细菌、空气或光照的影响而分解变质，如维生素 C 片剂是白色，但在空气中放置时间过久就会被空气氧化而变质呈黄色，失去药效。许多药物常注明有效期就是此原因。

（四）难溶于水，易溶于有机溶剂

物质的溶解性遵循"结构相似者相溶"的规律。多数有机物（乙醇、乙酸等除外）难溶于强极性的水，而易溶于极性很弱或非极性的有机溶剂，例如汽油不溶于水而易溶于乙醇、苯等有机溶剂中。

（五）反应速率慢，常伴有不良反应发生

有机反应一般都是有机物分子间的反应，有的反应需要几天甚至更长的时间才能完成，往往需要加热或使用催化剂等措施来提高化学反应速率。而无机物的反应一般是瞬间进行的离子反应，反应速率很快。

另外，有机物反应时，化学键断裂的部位不是单一的，因此，在主要反应进行的同时，常常伴有一些不良反应发生，反应产物往往是混合物。因此，在书写有机化学反应式时，反应式的右边只要求写出主要产物，反应式一般不需要配平，反应物和生成物之间用长箭头

"⟶"连接。

三、有机化合物的分子结构

（一）碳原子的结构特点

1. 碳原子的价态

有机物分子中的原子，绝大多数是以共价键结合，每种元素的原子都有特定的化合价。如碳原子总是四价，氧原子总是二价，氢原子总是一价等。

有机物是以碳原子为主体的化合物。碳原子位于元素周期表中第二周期，ⅣA族，碳原子最外电子层上有4个电子，成键时既不易得电子，也不易失电子，因此，碳原子易形成共价键，能形成四个共用电子对，因而有机物中的碳原子为四价。例如甲烷分子的电子式可表示为：

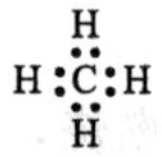

$$H:\overset{H}{\underset{H}{C}}:H$$

如果用短线"—"表示共用一对电子，则甲烷分子的结构式为

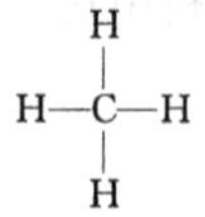

$$H-\overset{H}{\underset{H}{C}}-H$$

这种图示不仅表示了有机物分子中原子的种类和数目，而且也表示了原子之间连接的顺序和方式。这种能表示有机物分子中原子之间连接顺序和方式的图式，称为结构式。

2. 碳原子的结合方式

在有机物分子中，碳原子的四个共价键不仅能与氢原子或其他元素的原子结合，而且碳原子之间也可以通过共价键相互结合。两个碳原子之间共用一对电子形成的共价键称为碳碳单键。两个碳原子之间共用两对电子形成的共价键称为碳碳双键。两个碳原子之间共用三对电子形成的共价键称为碳碳叁键。

碳碳原子之间的单键、双键、叁键可表示如下：

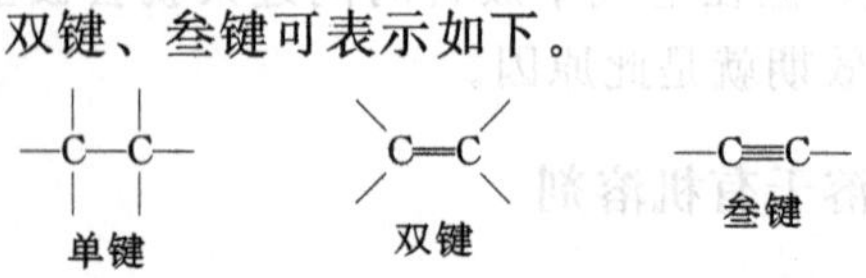

单键　　双键　　叁键

碳原子之间还可以相互连接成长短不同的各种链状和环状结构，这就构成了有机化合物的基本骨架。

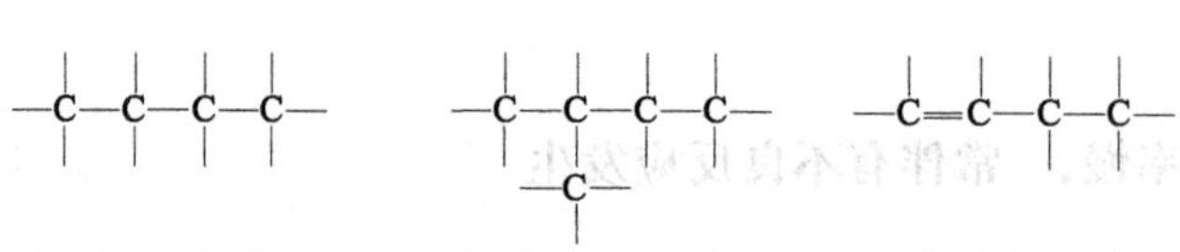

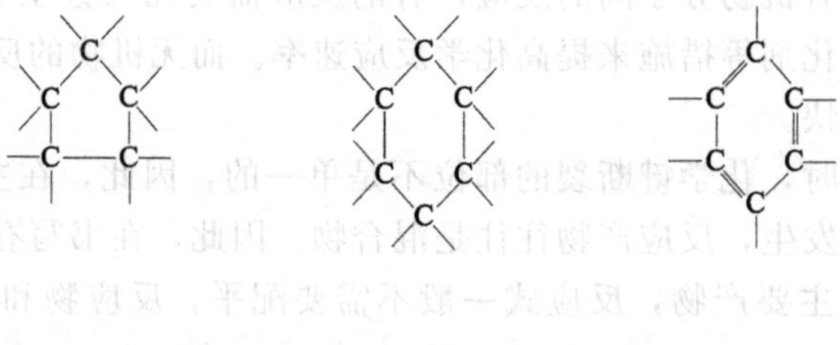

有机物分子中碳原子的结合方式很多,既可形成单键,又可形成双键或叁键;既可形成链状结构,又可形成各种环状结构。这些结构上的特点造成了有机物种类繁多的重要原因之一。

(二) 同分异构现象

有些有机物,虽然分子组成相同,但分子结构不同,其性质也不同,就形成了不同的物质。例如分子式为 C_2H_6O 的化合物可以有两种不同的结构式,它们分别是两种性质不同的物质。

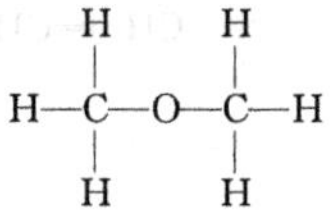

$$\begin{array}{cc} HH & HH \\ H-C-O-C-H & H-C-C-O-H \\ HH & HH \end{array}$$

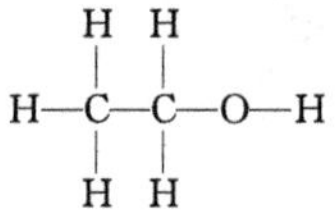

甲醚(气体)　　　　　　　　乙醇(液体)
不与金属钠反应　　　　与金属钠剧烈反应并放出气体

这种分子组成相同而结构不同的化合物,互称为同分异构体;这种现象称为同分异构现象。有机物中普遍存在着同分异构现象。这是有机物种类繁多的又一个重要原因。

四、有机化合物的分类

(一) 按碳链骨架分类

1. 开链化合物(脂肪族化合物)

这类有机物分子中的碳原子间相互连接形成开放的链状结构,所以称为开链化合物。因为它们最早是从动物脂肪中发现的,又称为脂肪族化合物。如:

$$CH_3CH_2CH_2CH_2CH_3 \qquad CH_3CH_2CH_2CH_2OH$$

戊烷　　　　　　　　　　1-丁醇

2. 碳环化合物

碳环化合物是指碳原子相互连接成环状结构的化合物,根据环的结构不同,又分为两类。

(1) 脂环族化合物　这类化合物在性质上类似于脂肪族化合物,故称为脂环族化合物。如:

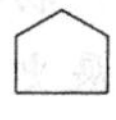

环戊烷 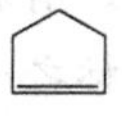　　　　　　　　环戊烯

(2) 芳香族化合物　分子中含有苯环结构的碳环化合物。这类化合物最初是从植物中得到的具有芳香气味的物质,所以称为芳香族化合物。

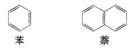

苯　　　萘

3. 杂环化合物

杂环化合物是指由碳原子和其他原子(如O、S和N等)共同组成的环状化合物。如:

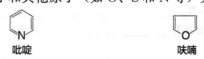

吡啶　　　　　　　　呋喃

（二）按官能团分类

决定一类有机物主要性质的原子或基团称为官能团。它是有机物分子中较活泼的部位。含有相同官能团的有机物性质基本相似，所以将有机物按相同官能团进行分类。一些有机物中常见的官能团及其有关化合物类别见表 6-1。

表 6-1　常见官能团及其有关化合物类别

官能团名称	官能团结构	化合物类别		实例
碳碳双键	>C=C<	烯烃	$CH_2=CH_2$	乙烯
碳碳叁键	—C≡C—	炔烃	$CH≡CH$	乙炔
卤素	—X(F、Cl、Br、I)	卤代烃	CH_3CH_2Cl	氯乙烷
羟基	—OH	醇	CH_3CH_2OH	乙醇
		酚	C_6H_5OH	苯酚
醚键	—C—O—C—	醚	CH_3OCH_3	甲醚
醛基	—CHO	醛	CH_3CHO	乙醛
酮基	>C=O	酮	CH_3COCH_3	丙酮
羧基	—COOH	羧酸	CH_3COOH	乙酸

> **知识拓展**
>
> **天然有机化学**
>
> 天然有机化学是研究动物、植物、昆虫、海洋生物及微生物代谢产物化学成分的学科，它也包括人与动物体内许多内源性成分的化学研究，它是在分子水平上揭示自然奥秘的重要学科，与人类的生存、健康和发展息息相关。天然产物的分离、结构解析和全合成，是天然产物化学的主要研究方向，每一个天然产物的发现无不凝聚着化学家们数载甚至数十载的汗水和心血。有机化学最早就是从天然产物研究开始的，改造自然也是有机化学发展的最主要的目标之一，天然有机化学的发展史是有机化学发展史的重要组成部分。它主要包括以下几大类：①生物碱；②萜类化合物；③甾族化合物；④激素与信息素；⑤海洋产物及其他。

【思考题】

一、名词解释
1. 有机化合物　　2. 同分异构体　　3. 官能团

二、填空题
1. 大多数有机化合物组成上含有_____、_____、_____、_____等元素。
2. 与多数无机物相比，有机物具有_____、_____、_____、_____等特性。

3. 按碳链骨架分类，将有机物分为_____、_____、_____三大类。
4. 有机物种类繁多的原因有_____和_____。

三、指出下列有机物中所含的官能团名称及其对应的化合物类别

1. $CH_3\underset{\underset{CH_3}{|}}{C}=CHCH_3$ 2. $CH_3CH_2C\equiv CCH_3$

3. $CH_3\underset{\underset{OH}{|}}{C}HCH_3$ 4. $CH_3CH_2\underset{\underset{O}{\|}}{C}CH_3$

5. 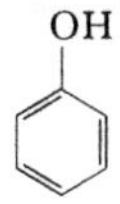 $\underset{\underset{OH}{|}}{\bigcirc}$ 6. $CH_3CH_2CH_2COOH$

（郭梦金）

第七章 烃类化合物

【学习目标】
- **掌握**：烃类化合物的异构现象和命名，烷烃的取代反应及环烷烃的特殊性，烯烃、炔烃、芳香烃的主要化学性质，共轭二烯烃的特殊性质。
- **熟悉**：烃的分类和物理性质。
- **了解**：烃的来源及其用途；二烯烃的分类；苯环和共轭烯烃的结构；稠环芳烃。

情景导入

情景回放：

新华网呼和浩特2016年12月4日消息，12月3日中午11时30分左右，内蒙古自治区赤峰市某公司发生瓦斯爆炸事故。该爆炸事故已造成32人遇难，多人受伤。

矿井瓦斯是煤矿井下有害气体的总称。这种有害气体无臭又无色，只有通过瓦斯检定器才能检验出来。因为它的主体成分是沼气，通常说的瓦斯也就是指沼气。

思考问题：
1. 沼气的主要成分是什么？
2. 瓦斯达到多大浓度才会爆炸？

第一节 烷烃

烃类化合物是指由碳和氢两种元素组成的化合物，也称为碳氢化合物，简称为烃。烃是最简单的有机化合物，是各类有机化合物的母体，其他的有机物可以看成是烃的衍生物。

烃的分类：

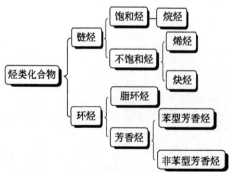

一、烷烃的同系列及同分异构现象

烷烃是碳原子都以碳碳单键结合,碳原子剩余的价键全部与氢原子结合的饱和链烃。烷烃的分子组成可用通式 C_nH_{2n+2} 表示。甲烷是最简单的烷烃分子。

(一) 烷烃的同系列

具有相同分子通式和结构特征的一系列化合物称为同系列。如 CH_4、CH_3CH_3 和 $CH_3CH_2CH_3$;同系列中的各化合物互称为同系物;相邻两个同系物在组成上的不变差数 CH_2 称为同系列差。如:乙烷较甲烷多 CH_2,丙烷较乙烷多 CH_2;同系物的结构相似,化学性质也相似,物理性质则随着碳原子数的增加而呈现规律性的变化。掌握了同系列中典型的、具有代表性的化合物,便可推知其他同系物的一般性质,这为学习和研究种类繁多的有机化合物提供了方法和途径。一些简单烷烃的结构式和结构简式的表达方式见表 7-1。

表 7-1 一些简单烷烃的结构式和结构简式的表达方式

结构式	名称	分子式	结构简式
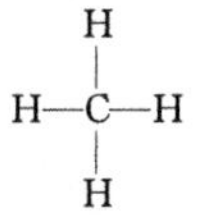 H-C(H)(H)-H	甲烷	CH_4	CH_4
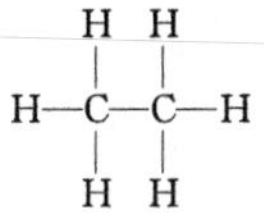 H-C(H)(H)-C(H)(H)-H	乙烷	C_2H_6	CH_3CH_3
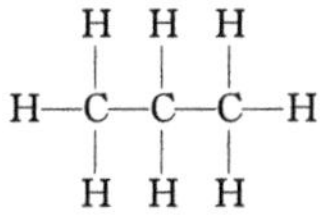 H-C(H)(H)-C(H)(H)-C(H)(H)-H	丙烷	C_3H_8	$CH_3CH_2CH_3$
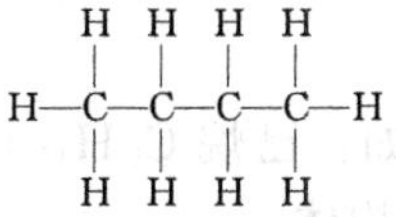 H-C(H)(H)-C(H)(H)-C(H)(H)-C(H)(H)-H	丁烷	C_4H_{10}	$CH_3CH_2CH_2CH_3$
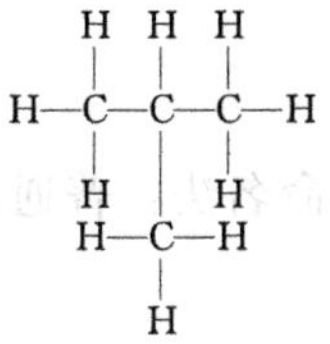 H-C(H)(H)-C(H)(-C(H)(H)-H)-C(H)(H)-H	异丁烷	C_4H_{10}	$CH_3CH(CH_3)_2$

(二) 烷烃中碳原子和氢原子的类型

烷烃中的各个碳原子均为饱和碳原子,按照与它直接相连的其他碳原子的个数,可分为伯、仲、叔、季碳原子。

伯碳原子又称一级碳原子,以 1° 表示,是只与 1 个其他碳原子直接相连的碳原子。

仲碳原子又称二级碳原子,以 2° 表示,是与 2 个其他碳原子直接相连的碳原子。

叔碳原子又称三级碳原子,以 3° 表示,是与 3 个其他碳原子直接相连的碳原子。

季碳原子又称四级碳原子,以 4° 表示,是与 4 个其他碳原子直接相连的碳原子。

例如:下面的化合物有五个 1°碳、一个 2°碳、一个 3°碳和一个 4°碳。

$$H_3C-\underset{H_2}{C}-\underset{\underset{CH_3}{|}}{\overset{\overset{CH_3}{|}}{C}}-CH_3$$

伯、仲、叔碳原子上的氢原子（季碳原子上无氢原子），分别称为伯氢原子（1°氢原子）、仲氢原子（2°氢原子）、叔氢原子（3°氢原子）。不同类型氢原子的相对反应活性不相同。

（三）烷烃的同分异构现象

分子式相同而结构不同的现象，称为同分异构现象。这种具有相同分子式，但结构和性质却不相同的化合物互称为同分异构体。

在烷烃的同系列中，甲烷、乙烷和丙烷分子中的碳原子，只有一种连接方式，一种结构式，所以无同分异构体。从丁烷（C_4H_{10}）开始，每个相同的分子式由于碳原子连接次序和排列方式的不同都可以写出若干个不同的结构式，开始产生同分异构现象。

像这种具有相同的分子组成，只是由于碳链结构不同而产生的同分异构现象称为碳链异构，其异构体称为碳链异构体，碳链异构是构造异构的一种。

丁烷（C_4H_{10}）有两种异构体；戊烷（C_5H_{12}）有三种异构体。

$$\underset{\text{正丁烷}}{H-\overset{\overset{H}{|}}{\underset{\underset{H}{|}}{C}}-\overset{\overset{H}{|}}{\underset{\underset{H}{|}}{C}}-\overset{\overset{H}{|}}{\underset{\underset{H}{|}}{C}}-\overset{\overset{H}{|}}{\underset{\underset{H}{|}}{C}}-H} \qquad \underset{\text{异丁烷}}{H-\overset{\overset{H}{|}}{\underset{\underset{H}{|}}{C}}-\overset{\overset{H}{|}}{\underset{\underset{\overset{|}{C}H_3}{|}}{C}}-\overset{\overset{H}{|}}{\underset{\underset{H}{|}}{C}}-H}$$

$$\underset{\text{正戊烷}}{CH_3CH_2CH_2CH_2CH_3} \qquad \underset{\text{异戊烷}}{CH_3\overset{\overset{CH_3}{|}}{C}HCH_2CH_3} \qquad \underset{\text{新戊烷}}{CH_3-\underset{\underset{CH_3}{|}}{\overset{\overset{CH_3}{|}}{C}}-CH_3}$$

随着烷烃分子中碳原子数的增多，同分异构体的数目也随之增加。如：己烷 C_6H_{14} 有 5 个异构体，庚烷 C_7H_{16} 有 9 个异构体，十二烷 $C_{12}H_{26}$ 理论上有 355 个异构体。

二、烷烃的命名

烷烃的命名原则是各类有机化合物命名的基础。烷烃的命名采用两种命名法：普通命名法和系统命名法。

（一）普通命名法

该方法适用于简单的烷烃。按分子中碳原子总数叫"某烷"。≤10 个碳原子的直链烷烃用甲、乙、丙、丁、戊、己、庚、辛、壬、癸表示碳原子的个数，词尾加上"烷"。如 CH_4（甲烷）、C_2H_6（乙烷）、C_3H_8（丙烷）、$C_{10}H_{22}$（癸烷）。十个碳原子以上的烷烃用中文数字命名。如 $C_{11}H_{24}$（十一烷）、$C_{12}H_{26}$（十二烷）、$C_{20}H_{42}$（二十烷）。烷烃异构体可用词头"正（normal 或 n-）、异（iso 或 i-）、新（neo）"来区分。

"正"表示直链烷烃，常常可以省略。

"异"表示末端为 $H_3C-\underset{\underset{CH_3}{|}}{C}H-$，此外别无支链的烷烃。

"新"表示末端为 $H_3C-\underset{\underset{CH_3}{|}}{\overset{\overset{CH_3}{|}}{C}}-$,此外别无支链的烷烃。

$CH_3CH_2CH_2CH_2CH_3$　　　$CH_3\underset{\underset{}{}}{\overset{\overset{CH_3}{|}}{C}}HCH_2CH_3$　　　$CH_3-\underset{\underset{CH_3}{|}}{\overset{\overset{CH_3}{|}}{C}}-CH_3$

　　　(正)戊烷　　　　　　　　异戊烷　　　　　　　　新戊烷

普通命名法只适用于一些直链或含碳原子数较少的烷烃异构体的命名。对于结构比较复杂的烷烃,就必须采用系统命名法。

(二) 系统命名法 (IUPAC 命名法)

1892 年,日内瓦国际化学会议首次拟定了有机化合物系统命名原则,此后经 IUPAC (International Union of Pure and Apllied Chemisty) 多次修订,所以也称为 IUPAC 命名法。我国根据这个命名原则,结合汉字特点,制定出我国的有机化合物系统命名法,即有机化合物命名规则。

1. 烃基及其命名

烃分子中去掉一个氢原子后剩下的基团,称为烃基;脂肪烃去掉 1 个氢原子后剩下的部分称为脂肪烃基,脂肪烃基用 "R-" 表示。烷烃分子中去掉一个氢原子后剩下的部分称为烷基,烷基的通式为 C_nH_{2n+1}。

烃基的名称由相应的烃名确定。烷基的中文命名是把相应的烷烃命名中的"烷"字改为"基"字。当烃分子中含有不同类型的氢原子时,同一个烃分子会产生若干种不同的烃基,通常有几种类型的氢原子就会产生几种一价的烃基。如:丙烷中有两种类型的氢原子,包括六个类型相同的 1°氢原子和两个类型相同的 2°氢原子。去掉六个 1°氢原子中的任意一个,都会得到正丙基,去掉 2°氢原子中的任意一个得到异丙基。

$H_3C-CH_2-CH_3$ 　$\begin{array}{l}\xrightarrow{\text{去掉一个一级氢}} H_3C-CH_2-CH_2- \\ \qquad\qquad\qquad\text{正丙基}\\ \xrightarrow{\text{去掉一个二级氢}} H_3C-\underset{\underset{CH_3}{|}}{CH}-\\ \qquad\qquad\qquad\text{异丙基}\end{array}$

此外,烷烃去掉两个氢原子所剩的基团称为亚基,去掉三个氢原子所剩的基团称为次基。一些常见烃基的结构和名称见表 7-2。

表 7-2 一些常见烷基的结构和名称

烷基	烷基名称	烷基	烷基名称
CH_3-	甲基	$CH_3CH_2CH_2CH_2-$	(正)丁基
CH_3CH_2-	乙基	$CH_3\underset{\underset{}{}}{\overset{\overset{}{}}{C}}HCH_2CH_3$	仲丁基
$CH_3CH_2CH_2-$	(正)丙基	$CH_3\underset{\underset{CH_3}{|}}{\overset{\overset{}{}}{C}}HCH_2-$	异丁基
$CH_3\underset{}{\overset{}{C}}HCH_3$	异丙基	$CH_3-\underset{\underset{CH_3}{|}}{\overset{\overset{CH_3}{|}}{C}}-$	叔丁基

烷基	烷基名称	烷基	烷基名称
＞CH₂	亚甲基	—CH＜	次甲基
＞CHCH₃	亚乙基	—CCH₃＜	次乙基

2. 烷烃的系统命名法

直链烷烃的系统命名法与普通命名法的差别在于系统命名不写"正"字；而支链烷烃看作是直链烷烃的烷基取代衍生物进行命名。烷烃系统命名法的要点如下。

(1) 选主链　选择分子中最长的碳链为主链，根据主链所含的碳原子数目命名为"某烷"，以烷作为母体，其他支链看作取代基。若有几条等长的碳链，选择取代基最多的碳链为主链。

(2) 定编号　主链碳原子的位次用阿拉伯数字"1,2,3…"表示。确定主链碳原子的编号，就是确定取代基的位次，要求所有取代基的位次编号之和最小。当两个不同取代基有相同位次时，应使较小的取代基的编号尽可能小。

(3) 写名称　将取代基的名称写在母体名称的前面，并逐一标明取代基的位次，表示各位次的阿拉伯数字间用逗号隔开。主链如果含有几个相同的取代基，合并取代基，取代基的数目用"二、三、四…"表示，写在取代基名称的前面，其位次编号的后面。

主链上若连有几个不同的取代基时，把小的取代基名称写在前面，较优基团名称列在后面。主要烷基的优先顺序是：异丙基＞（正）丙基＞乙基＞甲基。

如

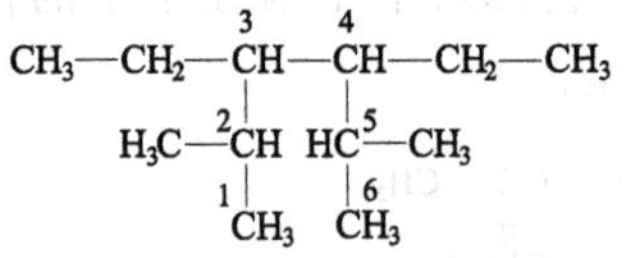

2,5-二甲基-3,4-二乙基己烷 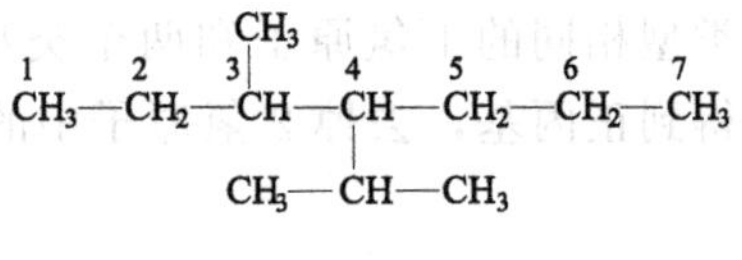　　　　　　　　3-甲基-4-异丙基庚烷

烷烃的命名是其他有机化合物命名的基础，有机化合物的命名既可以用普通命名法命名，也可以用系统命名法命名，只是适用的范围不同。普通命名法只适用于部分较简单的化合物，系统命名法适用于绝大部分的有机化合物。另外，有些化合物通常还用俗名表达。

三、烷烃的性质

（一）物理性质

有机化合物的物理性质，一般是指物态、熔点、沸点、密度、溶解度、折射率、旋光度和光谱性质等。烷烃同系物的物理性质随碳原子数的增加而呈现规律性的变化。在室温和常压下，$C_1 \sim C_4$ 的正烷烃是气体，$C_5 \sim C_{17}$ 的正烷烃是液体，C_{18} 和更高级的正烷烃是固体。直链烷烃中熔点、沸点随分子量的增加而增加，同碳数的直链烷烃的沸点比支链烷烃高，偶数碳原子的熔点增加的幅度比奇数碳原子增加的幅度要大一些。密度也随碳原子数的增加而增加，且小于1。烷烃同系物易溶于非极性或极性较小的苯、氯仿、四氯化碳、乙醚等有机溶剂，而难溶于水和其他强极性溶剂。

（二）化学性质

1. 稳定性

烷烃是饱和烃，分子中只有牢固的 C—C 和 C—H 单键，所以烷烃具有高度的化学稳定性。在室温下，烷烃与强酸、强碱、强氧化剂、强还原剂等一般都不发生反应。

2. 燃烧反应

烷烃能在空气中燃烧，如果氧气充足，可以完全燃烧生成二氧化碳和水，同时放出大量的热，因此，烷烃可以用作燃料。如果氧气的量不足，就会产生有毒气体一氧化碳（CO），甚至炭黑（C）。

$$2C_nH_{2n+2} + (3n+1)O_2 \longrightarrow 2nCO_2 + (2n+2)H_2O + E（能量）$$

3. 取代反应

有机化合物分子中的氢原子（或其他原子、原子团）被另一原子或原子团取代的反应称为取代反应。烷烃分子中的氢原子被卤素原子取代的反应叫卤代反应。

在适宜的反应条件下，如光照、高温或在催化剂的作用下，烷烃能发生卤代反应。

如在紫外线照射或高温 250～400℃ 的条件下，甲烷和氯气混合剧烈地发生氯代反应，甲烷中的 4 个氢原子可逐步被氯原子取代，得到一氯甲烷、二氯甲烷、三氯甲烷（氯仿）、四氯甲烷（四氯化碳）和氯化氢的混合物。

$$CH_4 \xrightarrow[\text{光或热}]{Cl_2} CH_3Cl \xrightarrow[\text{光或热}]{Cl_2} CH_2Cl_2 \xrightarrow[\text{光或热}]{Cl_2} CHCl_3 \xrightarrow[\text{光或热}]{Cl_2} CCl_4$$

若用超过量的甲烷与氯气反应，反应就几乎限制在一氯代反应阶段，生成一氯甲烷。可用此方法制备一卤代烃。

卤素与甲烷的反应活性顺序为：$F_2 > Cl_2 > Br_2 > I_2$。氟代反应十分剧烈，难以控制，强烈的放热反应所产生的热量可破坏大多数的化学键，以致发生爆炸。碘最不活泼，碘代反应难以进行。因此，卤代反应一般是指氯代反应和溴代反应。

> **知识拓展**
>
> **乙烷的构象异构**
>
> 烷烃分子中各原子之间都以单键相连，分子的键角接近 $109°28'$，C—H 键和 C—C 键的键长分别为 110pm 和 154pm 或与此相近。在烷烃分子中两个成键原子可绕 C—C 单键键轴"自由"旋转。烷烃分子中 C—C 键旋转或扭曲时，两个碳原子上的氢原子在空间上的相对位置发生改变，其中每一种排列方式称为一种构象，不同构象之间互称为构象异构体。由于 C—C 键可以旋转任意角度，所以烷烃有无数构象异构体。构象异构体的分子构造相同，但其空间排列不同。
>
> 乙烷没有碳链异构，它是最简单的含有 C—C 单键的烷烃分子，乙烷分子中的两个碳原子围绕 C—C 单键旋转，产生无数种构象异构体，其中有两种典型的构象：重叠式和交叉式。
>
>
>
> 重叠式构象　　　　　　　交叉式构象

乙烷的交叉式构象的能量比重叠式构象能量低，交叉式是乙烷最稳定的优势构象。室温下，分子间的碰撞产生的能量，足以使 C—C 键"自由"旋转，各构象间迅速转换，因此，无法分离出其中某一构象异构体，但大多数乙烷分子是以最稳定的交叉式构象存在的。

和乙烷一样，其他的烷烃分子，由于烷烃的 C—C 单键可以绕键轴自由旋转。因此，每个烷烃分子都具有无数个构象异构体，是各构象异构体的混合物，其中较稳定构象异构体的比例较高。

第二节 烯烃

烯烃属于不饱和烃，碳碳双键为烯烃的官能团。烯烃的结构特征决定其化学性质比烷烃要活泼得多。不论是人工合成的还是天然存在的烯烃，在化学工业和生命科学中都有着十分重要的地位。

烯烃分子中含有一个碳碳双键的链烃，称为单烯烃，其通式为 C_nH_{2n}。最简单的单烯烃是乙烯。

一、烯烃的同系列及同分异构现象

烯烃的同分异构现象较烷烃复杂，其同分异构体的数目比相同碳原子数的烷烃多。烯烃除具有碳链异构外，还具有位置异构和顺反（几何）异构，碳链异构和位置异构都属于构造异构，顺反异构属于立体异构。

1. 碳链异构

由于碳链的骨架不同而引起的异构现象。如：

$$CH_3—CH_2—CH=CH_2 \qquad CH_3—C(CH_3)=CH_2$$
$$\text{1-丁烯} \qquad\qquad\qquad \text{2-甲基丙烯}$$

2. 位置异构

由于双键在碳链上位置不同而引起的异构现象。如：

$$CH_3—CH_2—CH=CH_2 \qquad CH_3—CH=CH—CH_3$$
$$\text{1-丁烯} \qquad\qquad\qquad \text{2-丁烯}$$

3. 顺反异构（几何异构）

顺反异构又称为几何异构，属于立体异构。

产生顺反异构现象的原因是分子中存在着限制碳原子自由旋转的因素，如双键或环（如脂环）；并且每个不能自由旋转的碳原子上必须连接两个不相同的原子或原子团，这时由于组成双键的两个碳原子上连接的基团在空间的位置不同，就会形成不同的空间排列方式，形成分子构型不同的现象称为顺反异构现象。

这里要注意的是并不是所有带双键的化合物都有顺反异构现象。

只有 a≠b 和 d≠e 时，才有顺反异构。任何一个双键碳上若连接两个相同的原子或原子团，则不存在顺反异构体，只有一种结构。

在含有双键化合物的顺反异构体中，若两个双键碳原子所连原子或原子团彼此有相同者，在双键同一侧称为顺式异构体，在双键异侧的称为反式异构体。由于双键的结构不能自由旋转，顺式和反式构型不能互相转化。

二、 烯烃的命名

（一） 单烯烃的命名

单烯烃的命名原则与烷烃相似，其命名原则如下。

（1）选主链　选择分子中含 C═C 双键在内的最长碳链为主链，依主链碳原子数目称为某烯。

（2）定编号　从靠近双键一端开始编号，标出双键碳原子编号较小的碳原子位次，写在烯的名称前。若双键在中间，从靠近取代基的一端开始编号。

（3）写名称　取代基的位次、数目、名称按简单到复杂顺序依次写在母体烯烃前面。

$$CH_2=CH_2 \qquad CH_3CH=CH_2 \qquad \overset{1}{C}H_3-\overset{2}{C}H=\overset{3}{C}-\overset{4}{C}H_2-\overset{5}{C}H_3$$
$$\underset{CH_3}{|}$$

乙烯　　　　　丙烯　　　　　3-甲基-2-戊烯

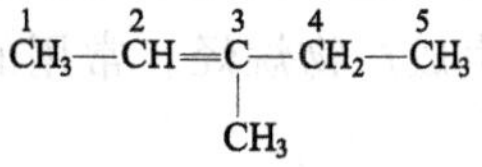

烯烃分子去掉一个氢原子后剩下的基团就是烯基。与烷基类似，在一个烯烃分子中，有几种类型的氢原子，去掉一个氢就会得到几种相应的一价烯基。常见的烯基如下：

$$CH_2=CH_2 \longrightarrow CH_2=CH- \qquad 乙烯基$$

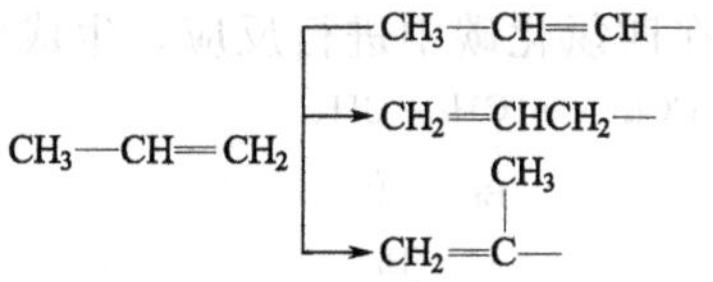

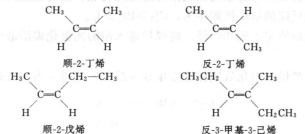

（二） 顺反异构体的命名

如果碳碳双键上的两个碳原子所连接的原子或原子团有相同的，就可以用顺反构型命名法命名。该命名法的命名是在单烯烃的系统名称前面加上一"顺"或"反"字。

顺-2-丁烯　　　　　反-2-丁烯

顺-2-戊烯　　　　　反-3-甲基-3-己烯

如果双键的两个碳原子所连接的原子或原子团没有相同的，就无法简单地用顺反构型命名法来命名。

三、 烯烃的性质

（一） 物理性质

与烷烃相似，常温下，C_2～C_4 的烯烃为气体，C_5～C_{16} 的为液体，C_{17} 以上的高级烯烃为固体。烯烃都是无色物质，沸点、熔点、密度都随分子量的增加而增加，相对密度都小于1。烯烃都难溶于水，而易溶于有机溶剂。

烯烃的顺反异构体中，顺式异构体的沸点通常较反式异构体高，而熔点又比反式异构体低。顺反异构体不仅物理性质和化学性质均不同，而且生理活性也不同。例如维生素 A 的结构中具有四个双键，全部是反式构型；具有降血脂作用的亚油酸和花生四烯酸则全部为顺式构型。

（二）化学性质

烯烃分子中碳碳双键是反映烯烃性质特征的官能团，其化学性质较烷烃活泼，烯烃能发生加成、氧化、聚合等反应，加成反应是烯烃的典型反应。

1. 加成反应

烯烃的加成反应是碳碳双键中的一个键断裂，双键的两个碳原子各加上一个原子或原子团，形成两个新的单键，使不饱和的烯烃变成饱和烃。

（1）催化加氢　通常情况下烯烃加氢反应很困难，但在有催化剂存在的情况下，反应容易进行并能定量生成产物烷烃。常用的催化剂有 Ni、Pt、Pd 等过渡金属以及一些较复杂的配合物。

$$R-CH=CH_2 + H_2 \xrightarrow{催化剂} R-CH_2-CH_3$$

烯烃的催化氢化反应常用于烯烃的化学分析，用于确定烯烃分子中所含双键的数目。该反应在工业上也有重要应用，石油加工得到的粗汽油常用加氢的方法除去烯烃，得到加氢汽油，提高油品的质量。

（2）加卤素　烯烃与卤素（Br_2、Cl_2）在四氯化碳中进行反应，生成邻位二卤代烷。

$$CH_2=CH_2 + Br_2/CCl_4 \longrightarrow CH_2-CH_2$$
$$ ||$$
$$ BrBr$$

烯烃与氟反应过于剧烈，会使碳链断裂，不良反应多，该反应实用价值不大。烯烃与碘反应很难发生。一般讲烯烃与卤素的加成指的是烯烃与氯、溴的加成反应。

卤素与烯烃加成反应的活泼性顺序为：$Cl_2 > Br_2 > I_2$。

实验室常以此反应鉴定不饱和烯烃。将烯烃通入溴的四氯化碳溶液中，溴的四氯化碳溶液的红棕色褪去。

（3）加卤化氢　烯烃与卤化氢同样能发生加成反应，生成一卤代烷烃。

$$\diagdown C=C\diagup + HX \longrightarrow \diagdown C-C\diagup$$
$$ HX$$

烯烃与卤化氢发生加成反应的活性顺序为 $HI > HBr > HCl$，与卤化氢的酸性顺序相一致。HF 也能发生加成反应，但反应速率很慢同时会使烯烃聚合。

当一个不对称烯烃（如丙烯）与卤化氢（不对称试剂）发生加成反应时，有可能形成两种不同的产物。如：

$$CH_3-CH=CH_2 + H-X \longrightarrow CH_3-CH-CH_3 \ + \ CH_3-CH_2-CH_2$$
$$||$$
$$XX$$

马尔可夫尼可夫（Markovnikov）总结了其中的规律：不对称烯烃与卤化氢的加成，

H^+ 总是加到含氢较多的双键碳原子上。如：

$$(CH_3)_2C=CH_2 + HCl \longrightarrow (CH_3)_2CCl-CH_3 \quad (100\%)$$

$$CH_3CH_2CH=CH_2 + HBr \longrightarrow CH_3CH_2-CHBr-CH_3 \quad (80\%)$$

（4）加硫酸 烯烃与硫酸在低温下（0℃左右）混合，可生成加成产物烷基硫酸氢酯，并溶于硫酸中，此反应的加成取向亦遵守马氏规则。

$$CH_2=CH_2 + H_2SO_4(98\%) \longrightarrow CH_3CH_2-OSO_3H \xrightarrow[\triangle]{H_2O} CH_3CH_2OH + H_2SO_4$$

烷基硫酸氢酯加热可以水解生成醇。工业上利用该方法合成醇，称为烯烃间接水合法。

（5）加水 通常烯烃不能与水直接反应，但在硫酸、磷酸等催化下，烯烃与水直接加成生成醇。加成时遵循马氏规则。该方法也称为烯烃的直接水合法。

$$(CH_3)_2C=CH_2 + H_2O \longrightarrow (CH_3)_2C(OH)-CH_3$$

2. 聚合反应

在少量引发剂或催化剂作用下，烯烃分子中碳碳双键中的一个键打开，若干数量的分子间相互加成形成具有重复链节单元的高分子化合物，这种化合物称为聚合物，这种反应称为聚合反应，发生聚合反应的烯烃小分子称为单体。例如，乙烯在齐格勒-纳塔催化剂下，低压下聚合成聚乙烯。

反应式中 n 称为聚合度。聚乙烯是一种无毒、电绝缘性能优良，耐酸碱，抗腐蚀，用途广泛的高分子材料（又称塑料）。其他烯烃也能发生聚合反应。

3. 氧化反应

烯烃的双键极易被许多氧化剂氧化。常见的氧化剂有高锰酸钾、过氧化物及臭氧等，空气中的氧也可使烯烃氧化。

烯烃与稀的碱性（或中性）$KMnO_4$ 反应，可将烯烃氧化成邻二醇。

$$3RCH=CH_2 + 2KMnO_4 + 4H_2O \xrightarrow[\text{或中性}]{\text{碱性}} 3R-CH(OH)-CH_2(OH) + 2MnO_2\downarrow + 2KOH$$

反应中 $KMnO_4$ 紫红色褪去，且有褐色 MnO_2 沉淀生成，反应现象明显，易于观察。故此反应可用来鉴定不饱和烯烃。

如用酸性 $KMnO_4$ 溶液，在加热或比较强烈的反应条件下，氧化反应进行得更快，紫红色的 $KMnO_4$ 溶液褪为无色，不同结构的烯烃会得到不同的氧化产物。

$$R-CH=CH_2 \xrightarrow[H_2SO_4]{KMnO_4} R-COOH\ (\text{羧酸}) + HCOOH \longrightarrow CO_2 + H_2O$$

$$\underset{R}{\overset{R'}{>}}C=CHR'' \xrightarrow[H_2SO_4]{KMnO_4} \underset{R}{\overset{R'}{>}}C=O\ (\text{酮}) + R''-COOH\ (\text{羧酸})$$

因此，利用此反应既可以鉴别不饱和烯烃，也可以制备一定结构的有机酸和酮。此外，还可以通过分析氧化产物的结构，推断出原来烯烃的结构。

四、二烯烃

分子中含有两个或两个以上碳碳双键的不饱和烃为多烯烃，多烯烃中最重要的是分子中含有两个碳碳双键的二烯烃，包括链状化合物与环状化合物。链状二烯烃的通式是 C_nH_{2n-2}。

$$CH_2=CH-CH_2-CH=CH_2$$
1,4-戊二烯

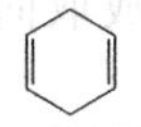

1,4-环己二烯

（一）二烯烃的命名

链状二烯烃的命名与单烯烃相似。首先选择含有两个碳碳双键在内的最长碳链作为主链，称为"某二烯"。然后从距离双键最近的一端给主链碳原子编号，最后写出取代基名称、数目、位次，并注意标出两个双键的位次。

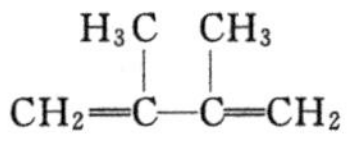

2,3-二甲基-1,3-丁二烯

（二）共轭二烯烃的性质

二烯烃分子中的两个碳碳双键的位置和其性质密切相关。其中具有单双键交替的共轭结构的二烯烃称为共轭二烯烃。共轭二烯烃的单键与双键之间互相影响，除具有单烯烃的所有化学性质（加成、氧化和聚合反应等）之外，共轭二烯烃还具有特殊的性质。

$$CH_2=CH-CH=CH_2 \qquad CH_2=\overset{CH_3}{\underset{|}{C}}-CH=CH_2$$
1,3-丁二烯　　　　　　2-甲基-1,3-丁二烯（异戊二烯）

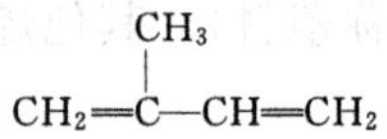

1. 1,2-加成与 1,4-加成反应

共轭二烯烃与一分子卤素、卤化氢等试剂进行加成反应，产物通常有两种。例如 1,3-丁二烯与溴化氢的加成，得到 1,2-加成产物和 1,4-加成产物。

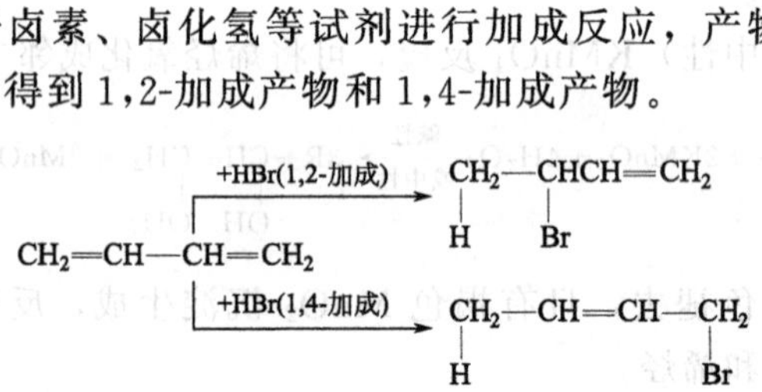

1,4-加成又称共轭加成，是共轭二烯烃的特殊反应。共轭二烯烃的 1,2-加成和 1,4-加成是竞争反应，哪一种加成反应占优势，主要取决于反应条件。

2. 双烯合成反应

共轭二烯烃可以与含双键或叁键的不饱和化合物发生 1,4-加成反应，生成具有六元环状结构的化合物，这种环加成反应称为 Diels-Alder 反应，也称双烯合成。

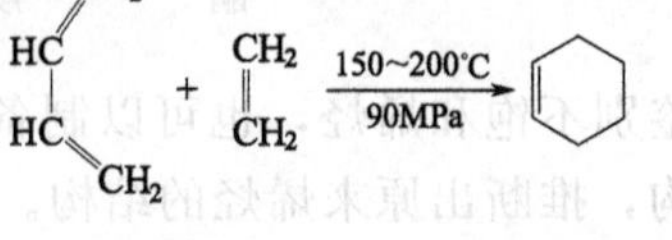

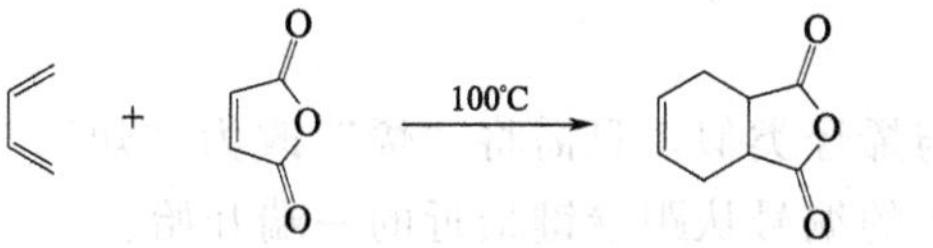

$$\text{丁二烯} + \text{顺丁烯二酸酐} \xrightarrow{100^\circ C} \text{四氢化邻苯二甲酸酐}$$

顺丁烯二酸酐　　　　　四氢化邻苯二甲酸酐

双烯合成反应的应用非常广泛，是合成六元碳环化合物的一种重要手段。

知识拓展

生物医用高分子材料

生物医用高分子材料属于一种特殊的功能高分子材料，是生物医用材料的一个重要组成部分，是指用于制造人体内脏、体外器官、药物剂型及医疗器械的聚合物材料，通常用于对生物体进行诊断、治疗以及替换或修复、合成或再生损伤组织和器官，具有延长病人生命、提高病人生存质量等作用，是材料科学、化学、生命科学和医学交叉的发展领域。其来源包括天然生物高分子材料和合成生物高分子材料。天然医用高分子材料来源于自然，包括纤维素、甲壳素、透明质酸、胶原蛋白、明胶及海藻酸钠等；合成医用高分子材料是通过化学方法，人工合成的用于医用的高分子材料，目前常用的有聚氨酯、硅橡胶、聚酯纤维、聚乙烯基吡咯烷酮、聚醚醚酮、聚甲基丙烯酸甲酯、聚乙烯醇、聚乳酸、聚乙烯等。

高性能医用高分子材料和器械是现代医学各种诊断和治疗技术赖以存在的基础，并不断推动各种新诊断和治疗手段的出现。目前，用生物医用高分子材料制成的人工器官已植入人体的有人工肾、人工血管、人工心脏瓣膜、人工关节、人工骨骼、整形材料等。正在研究的有人工心脏、人工肺、人工胰、人造血、人工眼球等。

第三节　炔烃

炔烃是分子中含有碳碳叁键的不饱和烃，比相应的烯烃少两个氢原子，碳碳叁键是炔烃的官能团。含有一个叁键的链状单炔烃，其通式是 C_nH_{2n-2}，与链状二烯烃是同分异构体。

最简单的炔烃是乙炔，其结构式为 $H—C{\equiv}C—H$ 。

一、炔烃的同系列及同分异构现象

由于炔烃中的叁键上只能有一个取代基，且为直线形结构，因此，炔烃无顺反异构现象。叁键碳原子处也不能形成支链，与同数碳原子的烯烃相比，炔烃的异构体数目相对较少。

例如，丁炔只有下面两个位置异构体：

$HC{\equiv}C—CH_2CH_3$　　　　　$H_3C—C{\equiv}C—CH_3$

1-丁炔　　　　　　　　　2-丁炔

二、炔烃的命名

炔烃系统命名的方法与烯烃类似，只需将"烯"改为"炔"。即选择包含碳碳叁键在内的最长碳链作主链，碳原子的编号从距叁键最近的一端开始。

$$HC\equiv\overset{2}{C}-\overset{3}{C}H\overset{4}{C}\equiv\overset{5}{C}-\overset{6}{C}H_3$$
$$\qquad\qquad |$$
$$\qquad\qquad CH_3$$

3-甲基-1,4-己二炔

$$\overset{1}{CH_3}-\overset{2}{C}\equiv\overset{3}{C}-\overset{4}{C}-\overset{}{CH_3}$$
$$\qquad\qquad\qquad |$$
$$\qquad\qquad\overset{5}{CH_2}\overset{6}{CH_3}$$

4,4-二甲基-2-己炔

若分子中同时含有双键和叁键时，则应选择含有双键和叁键的最长碳链为主链，命名总是以炔作母体，称为烯炔（烯在前、炔在后）。

当双键和叁键处于不同的位次时，编号时从最先遇到不饱和键的一端开始，使双键和叁键的编号之和最小。如：

$$H_2C=CHCH_2C\equiv CCH_3$$

1-己烯-4-炔

$$CH_3CH_2CH=CH-CH-C\equiv CH$$
$$\qquad\qquad\qquad\qquad |$$
$$\qquad\qquad\qquad\qquad CH_3$$

3-甲基-4-庚烯-1-炔

当双键和叁键处在相同的位次时，即烯、炔两碳原子编号之和相等时，则从靠近双键一端开始（即先烯后炔的顺序）编号。如：

$$H_2C=CH-C\equiv CH$$

1-丁烯-3-炔

$$\overset{1}{CH_3}\overset{2}{CH}=\overset{3}{CH}\overset{4}{CH}\overset{5}{C}\equiv\overset{6}{C}-\overset{7}{CH_3}$$
$$\qquad\qquad\quad |$$
$$\qquad\qquad\quad CH_2CH_3$$

4-乙基-2-庚烯-5-炔

炔烃去掉一个氢称为炔基。

$$HC\equiv C-\qquad CH_3-C\equiv C-\qquad HC\equiv C-CH_2-$$

乙炔基　　　　　丙炔基　　　　　　炔丙基

三、炔烃的性质

（一）物理性质

常温下，乙炔、丙炔和1-丁炔为气体。简单炔烃的沸点、熔点及密度等比相应烯烃要高。炔烃难溶于水，易溶于丙酮、石油醚及苯等有机溶剂中。

（二）化学性质

炔烃结构与烯烃类似，也是不饱和烃，其化学性质也与烯烃相似，可以发生加成、氧化、聚合等反应。但碳碳叁键的碳原子比碳碳双键的碳原子更不饱和，叁键活泼性不如双键，因此，炔烃能发生一些烯烃不能发生的反应。

1. 加成反应

炔烃的加成反应可以加成两分子试剂，反应活性较烯烃低。

（1）催化加氢　炔烃的催化加氢在铂或钯等催化剂存在下，分两步进行，第一步加一个氢分子，生成烯烃；第二步烯烃再与一个氢分子加成，生成烷烃。

$$HC\equiv CH + H_2 \xrightarrow{Pt} H_2C=CH_2 \xrightarrow{Pt}{H_2} H_3C-CH_3$$

若用特殊方法制备的催化剂，如 Lindlar Pd（将金属钯的细粉末沉淀在碳酸钙上，再用醋酸铅溶液处理以降低其活性）催化剂，反应也可以只停留在生成烯烃阶段。

（2）加卤素　炔烃与卤素的加成也是分两步进行的。炔烃的加成反应比烯烃困难，反应比烯烃慢，有时需要催化剂反应才能发生。

$$HC≡CH + Cl_2 \xrightarrow{FeCl_3} \text{(反-1,2-二氯乙烯(主产物))} + \text{(顺式)} \xrightarrow[FeCl_3]{Cl_2} Cl_2CH-CHCl_2$$

X_2 与炔烃发生加成反应的活性：$F_2 > Cl_2 > Br_2 > I_2$。

当分子内同时存在碳碳叁键和碳碳双键时，与卤素的加成首先发生在双键上。

$$HC≡CCH_2CH=CH_2 + Br_2 \xrightarrow[-20℃]{CCl_4} HC≡CCH_2CHCH_2Br \text{ (Br)}$$

炔烃也可以使溴的四氯化碳溶液褪色，可作为炔烃的鉴定试验。

（3）加卤化氢　炔烃加卤化氢的反应速率也比烯烃慢，反应也分两步进行。不对称炔烃与卤化氢的加成反应也遵守马氏规则。

$$CH_3C≡CH + HCl \longrightarrow CH_3C(Cl)=CH_2 \xrightarrow{HCl} CH_3CCl_2CH_3$$

炔烃与卤化氢加成反应的活性顺序与烯烃一样，也是：$HI > HBr > HCl > HF$。

（4）加水　在汞盐催化下，炔烃在稀硫酸溶液中，能与水发生加成反应，首先生成烯醇，然后异构化为更稳定的羰基化合物，此反应也称为炔烃的水合反应。乙炔与水加成生成乙醛，其他炔烃的最终产物是酮。不对称炔烃加水也遵守马氏规则

$$RC≡CH + H_2O \xrightarrow[H_2SO_4]{HgSO_4} R-C(OH)=CH_2 \xrightarrow{异构化} R-CO-CH_3$$
　　　　　　　　　　　　　　　　　　烯醇　　　　　　　　　　醛或酮

2. 聚合反应

在不同的催化剂作用下，乙炔可以分别聚合成链状或环状化合物。与烯烃的聚合不同的是，炔烃一般不聚合成高分子化合物。例如，将乙炔通入氯化亚铜和氯化铵的强酸溶液中，可发生二聚或三聚作用。

$$2HC≡CH \xrightarrow{CuCl-NH_4Cl} CH_2=CH-C≡CH \xrightarrow[CuCl-NH_4Cl]{HC≡CH} CH_2=CH-C≡C-CH=CH_2$$

3. 氧化反应

炔烃的 C≡C 在高锰酸钾等氧化剂的作用下可发生断裂，生成羧酸、二氧化碳等产物。

$$RC≡CH \xrightarrow[OH^-, 25℃]{KMnO_4} R-COOH + CO_2 + MnO_2 \downarrow$$

$$\text{C}_6\text{H}_5-C≡C-CH_3 \xrightarrow{KMnO_4} \text{C}_6\text{H}_5-COOH + HOOCCH_3$$

由于叁键比双键稳定，难以氧化，若分子中同时含有叁键和双键，则氧化首先发生在双键上。与烯烃一样，炔烃的氧化反应使高锰酸钾溶液褪色，也可作为炔烃的鉴别。

4. 端基炔的特性

炔烃中直接和叁键碳原子相连的氢原子具有一定的弱酸性，可以被一些金属取代而生成金属炔化物。

（1）被碱金属取代　乙炔及 RC≡CH 类型的炔烃在液氨溶液中与氨基钠反应，生成相应的炔化钠。

$$RC\equiv CH + NaNH_2 \longrightarrow RC\equiv CNa + NH_3 \quad (pK_a = 34)$$

（2）被重金属取代　乙炔及端基炔烃与硝酸银或氯化亚铜的氨溶液反应，可生成白色的炔化银沉淀及红棕色的炔化亚铜沉淀。

$$RC\equiv CH + AgNO_3 \xrightarrow{NH_3 \cdot H_2O} RC\equiv CAg\downarrow$$

$$RC\equiv CH + Cu(NH_3)_2^+ \longrightarrow RC\equiv CCu\downarrow + NH_3 + NH_4^+$$

上述反应灵敏度很高，具有 RC≡CR 结构的炔烃，由于叁键碳原子上没有 H 存在，不能发生上述反应，故常用该方法鉴别乙炔及具 RC≡CH 结构的端基炔烃。干燥的金属炔化物受热或受震动时易发生爆炸，实验结束后应及时加入稀 HNO_3 将其分解，以免发生危险。

知识拓展

乙炔——电石气

俗称风煤、电石气，纯乙炔是无色无臭的气体，沸点－84℃，微溶于水而易溶于有机溶剂，由电石制得的乙炔，因含有磷化氢和硫化氢等杂质而有难闻的气味。乙炔易燃易爆，在一定压力下有猛烈爆炸的危险，受热、震动、电火花等因素也都可能引发爆炸，因此，不能在加压液化后贮存或运输。乙炔在实验室的制备是采用电石加水的方法，但此反应因过于剧烈，故用饱和的食盐水来代替水。

乙炔可用于照明、焊接及切割金属（氧炔焰的温度可以达到3200℃左右），乙炔化学性质活泼，能与许多试剂发生反应，是制造乙醛、醋酸、苯、合成橡胶、合成纤维等的基本原料，是有机合成中最重要的原料之一。

第四节　脂环烃

脂环烃是分子中含有一个或多个碳环（碳骨架相互连接成环状结构）的一类碳氢化合物，性质类似脂肪烃，又称闭链烃。自然界中的脂环烃较少，但其衍生物广泛存在，主要存在于石油和某些动植物体内，而且与生命物质有极其密切的关系。如：一些具有重要生理活性的萜类和甾体化合物。如樟脑具有局部刺激作用和防腐作用，常在治疗神经痛、炎症及跌打损伤的中药中出现，也是呼吸及循环系统的兴奋剂，为急救良药。

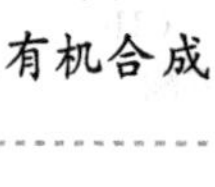

樟脑
（具有局部刺激作用和防腐作用）

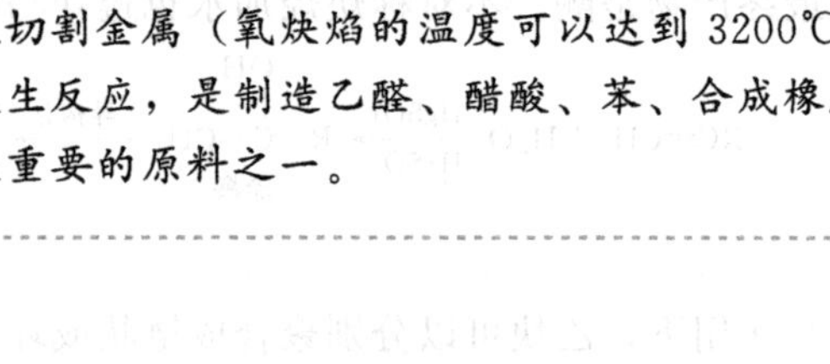

胆甾醇(胆固醇)

脂环烃根据环上碳原子的饱和程度,可分为环烷烃、环烯烃、环炔烃。

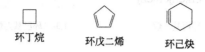

一、环烷烃的分类和命名

(一) 环烷烃的分类

环烷烃是至少含有一个碳环的饱和碳氢化合物。如环戊烷。

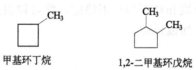

根据环烷烃分子中所含的碳环数目,可分为单环、双环和多环环烷烃等。单环烷烃的通式为 C_nH_{2n}。

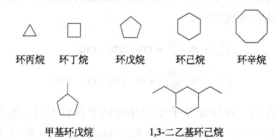

根据成环的碳原子数目,单环环烷烃又可分为小环(三元环、四元环环烷烃)、常见环(五元环、六元环环烷烃)、中环(七元环~十二元环)及大环(十二元环以上的环烷烃)环烷烃。

(二) 环烷烃的命名

单环环烷烃的命名与烷烃相似,只是在同数碳原子的链状烷烃的名称前加"环"字,将其称为环"某"烷。当环上有简单取代基时,命名时以环为母体,一般按照顺时针或逆时针方向对成环碳原子进行编号,其编号原则与烷烃相同,使环上取代基的位次之和最小。例如:

当环上连有不同的取代基时,一般以较小数字表示较小取代基的位次。

1-甲基-3-叔丁基环戊烷　　　　1-甲基-4-异丙基环己烷

当环上有复杂取代基时,也可将环作为取代基命名。例如:

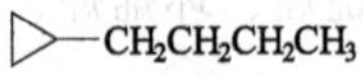

$\triangleright$—CH$_2$CH$_2$CH$_2$CH$_3$

1-环丙基丁烷

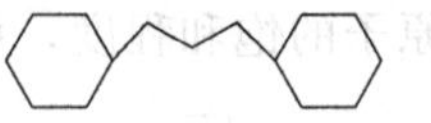

1,3-二环己基丙烷

二、环烷烃的性质

（一）环烷烃的物理性质

在常温常压下，小环环烷烃，如环丙烷和环丁烷是气体；常见环烷烃，如环戊烷和环己烷是液体，大环环烷烃呈固态。环烷烃溶解性与烷烃相似，都不溶于水。环烷烃的沸点、熔点和密度都比相同碳原子数的烷烃高。

（二）环烷烃的化学性质

环烷烃中由于只含有碳碳单键和碳氢单键，性质较稳定，化学性质与链状烷烃相似，如在常温下与强酸、强碱、强氧化剂等试剂都不发生反应，而在高温或光照下能发生取代反应。此外，小环环烷烃（环丙烷和环丁烷）不稳定，除可以发生取代反应外，还具有类似烯烃的不饱和性，容易开环发生加成反应。

1. 取代反应

五元环、六元环的环烷烃与烷烃性质相似，在光照或高温条件下，可发生取代反应。例如：

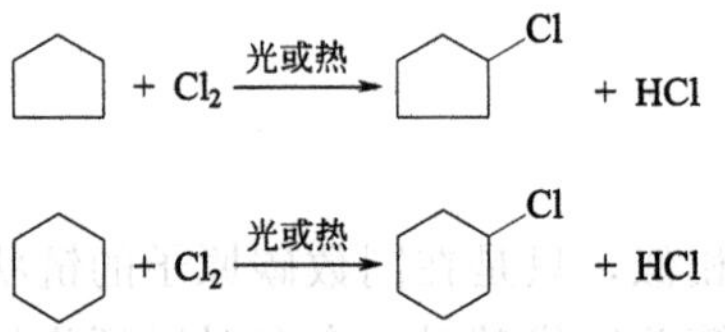

$$\text{环戊烷} + Cl_2 \xrightarrow{\text{光或热}} \text{氯代环戊烷} + HCl$$

$$\text{环己烷} + Cl_2 \xrightarrow{\text{光或热}} \text{氯代环己烷} + HCl$$

2. 开环加成反应

（1）加氢 在催化剂的作用下，环烷烃可进行催化加氢反应，加氢时环烷烃开环，碳链两端的碳原子与氢原子结合生成烷烃。

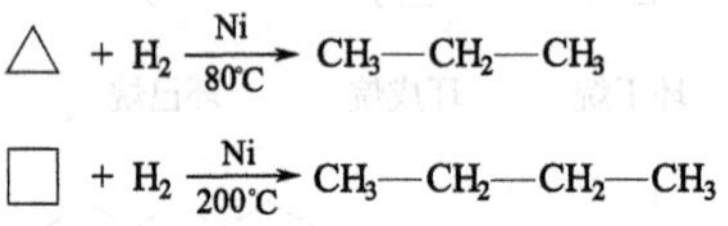

$$\triangle + H_2 \xrightarrow[80^\circ C]{Ni} CH_3-CH_2-CH_3$$

$$\square + H_2 \xrightarrow[200^\circ C]{Ni} CH_3-CH_2-CH_2-CH_3$$

从上面的反应可以看出，环烷烃分子中的环碳原子数目不同，催化加氢反应难易程度也不同。其活性顺序由大到小为：环丙烷＞环丁烷＞环戊烷。≥6碳原子数的环烷烃很难发生催化加氢反应。

（2）加卤素 环丙烷在常温下，能与卤素分子发生加成反应。例如，环丙烷与溴反应生成1,3-二溴丙烷，溴的红棕色褪去。

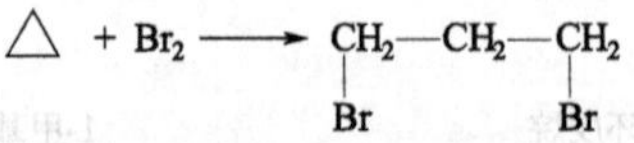

$$\triangle + Br_2 \longrightarrow \underset{Br}{CH_2}-CH_2-\underset{Br}{CH_2}$$

环丁烷需要在加热的条件下才能与卤素分子反应。例如，环丁烷与溴加成生成1,4-二溴丁烷，溴的红棕色褪去。

$$\square + Br_2 \xrightarrow{\triangle} Br\diagup\diagup\diagup Br$$

环戊烷以上的环烷烃与溴的加成反应非常困难，随着温度的升高，而发生取代反应。应用此反应，可用来鉴别环丙烷、环丁烷与其他的烷烃。

（3）加卤化氢　环丙烷、环丁烷在加热条件下，也可以与氢卤酸发生加成反应。

$$\triangle + HBr \xrightarrow{\triangle} CH_3CH_2CH_2Br$$

$$\square + HI \xrightarrow{\triangle} CH_3CH_2CH_2CH_2I$$

环戊烷、环己烷及高级环烷烃不能发生开环加成反应。

总之，通过上面的化学反应可以看出，环丙烷的性质很活泼，易开环发生加成反应；环丁烷的活性较环丙烷弱，可以开环发生加成反应，只是条件较环丙烷强烈；环戊烷、环己烷及高级环烷烃的化学性质则与开链烷烃相似，可以发生环上氢原子的取代反应，环比较稳定，难以发生开环加成反应。

三、环烷烃的结构和稳定性

环烷烃的实验事实及燃烧热数值均说明环丙烷的内能最高，反应活性较强；环丁烷的内能次之，反应活性较环丙烷差；环戊烷、环己烷以及大环环烷烃的内能与开链烷烃相差无几，一般条件下不能开环，其中环己烷的内能最低，是最稳定的环烷烃，这也是合成或天然化合物中广泛存在六元环的原因。因此，环烷烃环的稳定性由强到弱的排列顺序是：环己烷＞环戊烷＞环丁烷＞环丙烷。

在几个常见的环烷烃中，除环丙烷环上的三个碳原子均在一个平面上成正三角形，键角为60°，其他的环烷烃的碳原子并不在同一平面内。环丁烷的四个碳原子是非平面的折叠环，碳碳键角为111.5°。环戊烷采取非平面环：半椅式和信封式。其中，信封式更稳定。平面内键角为108°，接近碳碳单键正常键角109°28′。环己烷也是非平面环，六个碳原子不在同一平面上，主要以椅式和船式构象存在，键角均接近109°28′，其中椅式构象更稳定。环己烷不易开环，化学性质稳定。

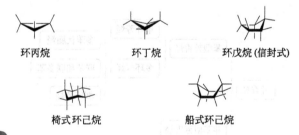

环丙烷　　　　环丁烷　　　　环戊烷(信封式)

椅式环己烷　　　　船式环己烷

> **知识拓展**
>
> **金刚烷**
>
> 金刚烷是一种脂环烃，分子式为$C_{10}H_{16}$，无色晶体。金刚烷的碳架结构相当于是金刚石晶格网络中的一个晶胞，故称为金刚烷。金刚烷的基本结构是椅形环己烷，它是一种结构高度对称和非常稳定的化合物，分子接近球形，在晶格中能紧密堆积。熔点为268℃（封管），是烷烃中熔点最高的，相对密度为1.07，容易结晶。存在于石油中，含量约为百万分之四。

金刚烷用于合成金刚烷衍生物。在医药学上主要用于抗病毒、抗肿瘤等特效药物的合成等。也用于治疗脑炎、一氧化碳中毒、老年人合并脑动脉硬化所致的帕金森病及药物诱发的锥体外系反应等。例如 1-氨基金刚烷盐酸盐和 1-金刚烷基乙胺盐酸盐能防治由 A2 病毒引起的流行性感冒。金刚烷胺有抗病毒活性,多用于预防和治疗流感病毒所引起的呼吸道感染。

金刚烷衍生物也可用作耐热剂、耐溶剂、化学稳定剂、合成润滑剂、催化剂等环氧树脂固化剂;化妆品及表面活性剂的中间体等。也可用来制造特种高分子,尤其是光学及光敏材料;还可用于汽油生产,农药等,是一种良好的精细化工原料。

第五节　芳香烃

芳香烃是芳香族化合物的简称,是具有"芳香性"的化合物。在有机化学发展的初期,人们曾经把一些从天然物质中分离得到的有特殊香味的化合物通称为芳香化合物。经研究发现,这些芳香化合物大多含有苯环结构。但后来人们发现,许多无苯环结构的化合物也有香味,而一些含有苯环结构的化合物却不具有所谓的芳香味,有些甚至具有难闻的气味,显然现在"芳香"一词已经失去了它最初的含义。现在"芳香烃"的化学含义是指一类具有特定的环状结构和芳香性的化合物。这类化合物具有高度的不饱和性,其芳香性是指化学性质稳定,环具有特殊的稳定性不易断裂,难于发生加成反应和氧化反应,易于发生取代反应。

在芳香烃中,把具有苯环结构的芳香烃称为苯型芳香烃,不含有苯环而具有芳香性的芳香烃称为非苯型芳香烃(见图 7-1)。

```
              ┌─ 单环芳烃
              │              ┌─ 多苯代脂烃
     ┌─ 苯型芳香烃 ─┤              │
芳香烃 ─┤         └─ 多环芳烃 ─┼─ 联苯和联多苯
     │                        │
     └─ 非苯型芳香烃            └─ 稠环芳烃
```

图 7-1　芳香烃分类

目前,相当数量的合成药物及天然药物中都含有苯环结构。例如:

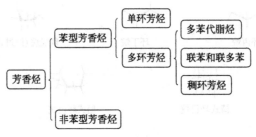

盐酸伪麻黄碱　　　　　　　　　布洛芬

本节主要讨论苯型芳香烃。

一、苯的结构和苯的同系物

（一）苯的结构

苯是最简单的苯型芳香烃，由碳氢两种元素组成，其分子式为 C_6H_6，碳与氢原子个数比为 1∶1，是高度不饱和的化合物。但苯的化学性质极为稳定，不易发生加成反应和氧化反应，易进行取代反应。这与苯具有的特殊的结构密不可分。

1. Kekulé 结构式

1865 年，Kekulé 从苯的分子式 C_6H_6 出发，根据苯的一元取代产物只有一种，得出苯分子中的六个氢原子的地位是等同的，提出了苯的环状结构，6 个碳结合成六元环，每一个碳上都连接一个氢，碳原子间以间隔的单双键相结合。

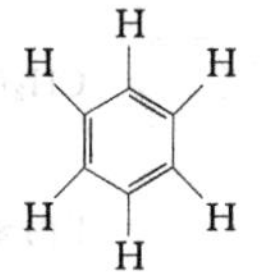

Kekulé 结构式可解释以下实验事实。
① 苯经催化加氢生成环己烷，说明苯分子的 6 个碳原子为环状结构。
② 一元取代物只有一种，表明 6 个氢原子完全等同。
但却不能解释下述实验现象。
① 苯的 Kekulé 式显示分子有 3 个双键，却难以发生加成反应。
② 苯的邻位二元取代物只有一种。

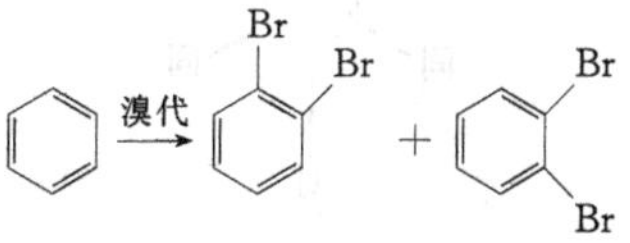

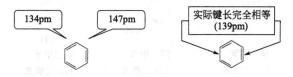

③ 苯在构造上被认为是单双键交替连接，单双键的键长不同，但实际上苯的六个碳碳键长完全相等。

以上都说明 Kekulé 式不能完全反映苯的真实结构。

2. 苯分子结构的现代解释

经现代物理方法研究证明，苯分子为平面正六边形构型，苯分子中所有的碳原子和氢原子都在同一平面上，6 个碳原子正好组成一个正六边形，键角均为 120°，苯环上实际并没有单键和双键的区别，键长是完全平均化的，碳碳键长均为 0.1397nm，碳氢键长均为 0.110nm。如图 7-2 所示。

虽然苯的结构在今天已得到完全阐明，但苯的结构式仍然采用当初 Kekulé 提出的式子，或用圆圈代表环状闭合的不饱和苯的结构式。

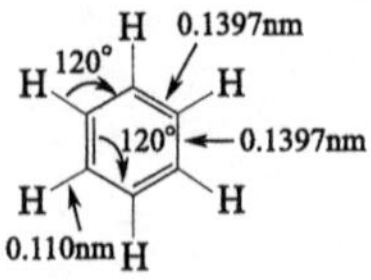

图 7-2 苯的结构

(二) 苯的同系物和命名

1. 一元取代苯

一元取代苯在苯环上的取代位置只有一种。命名时以苯作为母体，以烷基作为取代基，根据烷基的名称称为"某烷烃基苯"，"基"字常省略。例如：

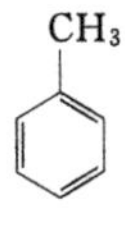

甲苯 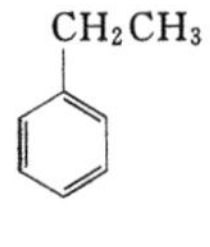　　乙苯 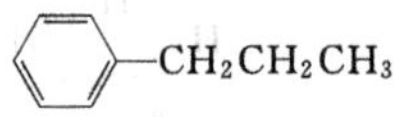　　正丙苯 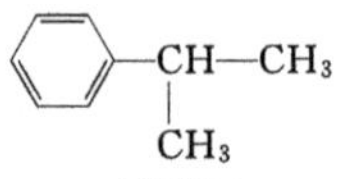　　异丙苯

2. 二元取代苯

二元取代苯由于两个取代基在苯环上的取代位置不同，可以产生三种位置异构体。命名时，用邻位或 1,2-，也可用 o-(ortho)；间位或 1,3-，也可用 m-(meta)；对位或 1,4-，也可用 p-(para) 表示一个取代基相对于另一个取代基在苯环上的位置。

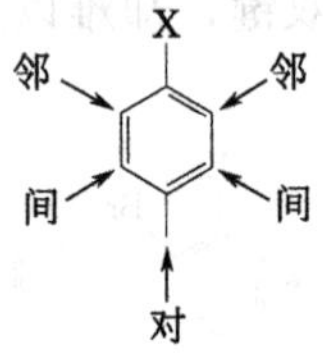

例如，二甲苯的三种位置异构体：

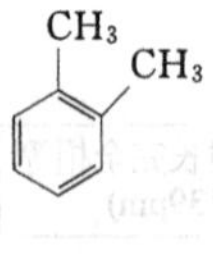

邻二甲苯　　　　间二甲苯　　　　对二甲苯
1,2-二甲苯　　　1,3-二甲苯　　　1,4-二甲苯
o-二甲苯　　　 m-二甲苯　　　 p-二甲苯

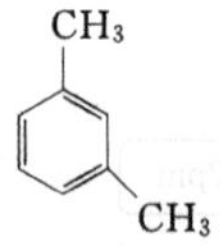

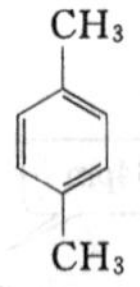

3. 三元取代苯

三元取代苯有三种位置异构体，常用数字编号来区别。如果取代基相同，则常用连、偏、均等词头来表示。例如三甲苯的异构体：

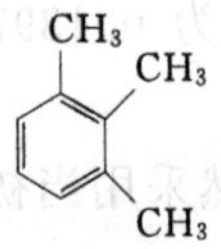

连三甲苯　　　　偏三甲苯　　　　均三甲苯
1,2,3-三甲苯　　1,2,4-三甲苯　　1,3,5-三甲苯

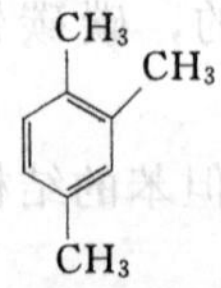

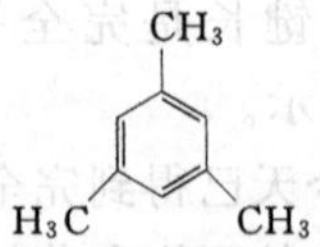

4. 若苯环上连接不同的烷基时，烷基名称的排列顺序按"优先基团"后列出的原则，

其位置的编号应将简单的烷基所连的碳原子定为 1-位，并以位次总和最小为原则来编号。

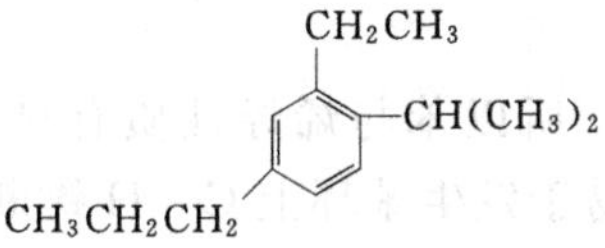

1-乙基-5-丙基-2-异丙基苯

若苯环上连接不同的烷基，其中有一个烷基是甲基时，一般以甲苯为母体，甲基的编号为 1-位，其他烷基的编号顺序也遵循位次总和最小原则。例如：

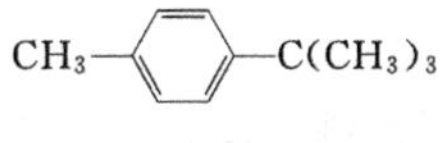

对叔丁基甲苯（4-叔丁基甲苯） 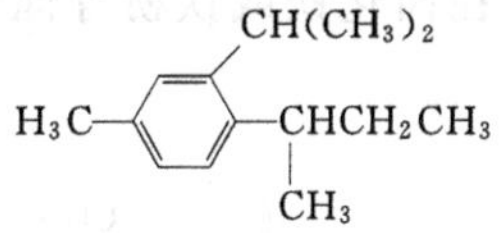　　3-异丙基-4-仲丁基甲苯

此外，除甲苯外，保留俗名的芳烃如二甲苯、苯乙烯等也常作为母体来进行命名。

5. 当苯环上连接不饱和烃基时，命名时以不饱和烃作为母体，将苯基作为取代基。例如：

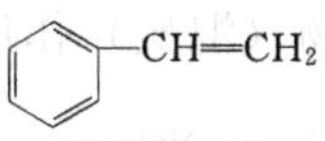

苯乙烯 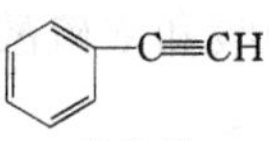　　苯乙炔

6. 苯环上连接复杂烷基或其他官能团，则可把侧链当作母体，苯基当作取代基。

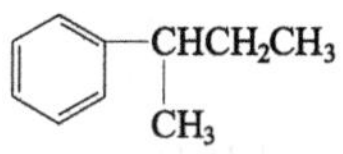

2-苯基丁烷 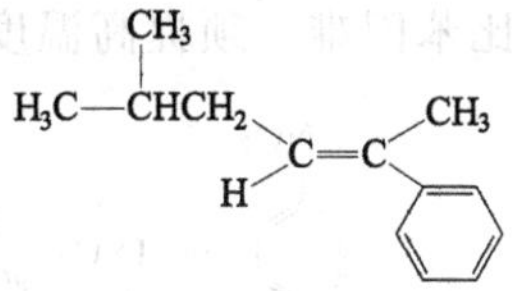　　(E)-5-甲基-2-苯基-2-己烯

7. 芳基

芳香烃分子中去掉 1 个氢原子后剩下的原子团称为芳基，常用"Ar"来表示。通常将苯分子去掉 1 个氢原子后剩下的原子团称为苯基，以 C_6H_5- 表示，也用 Ph-（phenyl）或 Φ- 表示。

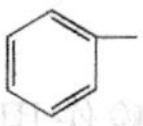

苯基（phenyl）或 Ph—　　苯甲基或苄基（benzyl）(R＝烃基)　　芳烃基（Ar—）

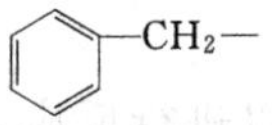

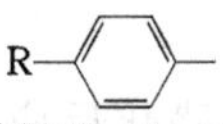

二、苯及其同系物的性质

（一）物理性质

单环芳烃一般为具有特殊气味的液体。"苯"俗称天那水，无色透明，具有特殊的气味，易挥发、易燃，蒸气有爆炸性。苯蒸气可通过呼吸道对人体产生损害，高浓度的苯蒸气主要作用于中枢神经，引起急性中毒，低浓度的苯蒸气长期接触会损害造血器官。

在苯的同系物中，随着分子量的增加，每增加一个 CH_2，一般沸点升高 20～30℃，含同数碳原子的各种异构体，其沸点相差不大。单环芳烃的熔点，除与分子量有关外，结构对称的单环芳烃，具有较高的熔点。苯及其同系物的密度均小于 1，微溶或不溶于水，易溶于醇、醚、四氯化碳等有机溶剂，同时也是许多其他有机化合物的良好溶剂。

（二）化学性质

苯环是一个非常稳定的体系，所以苯与烯烃性质有显著区别，具有特殊的"芳香性"。单环芳烃的化学性质主要表现在易于发生苯环上 C—H 键断裂的取代反应，以及苯环侧链上 α-H 的活性引发的侧链的氧化反应、取代反应等。

1. 苯的取代反应

（1）**卤代反应** 在卤化铁或铁粉等催化剂存在下，苯与氯或溴作用，生成氯苯或溴苯，并放出卤化氢。

$$\mathrm{C_6H_6} + \mathrm{Cl_2} \xrightarrow[55\sim60℃]{\mathrm{FeCl_3}\text{ 或 Fe}} \mathrm{C_6H_5Cl} + \mathrm{HCl}$$
氯苯（90%）

$$\mathrm{C_6H_6} + \mathrm{Br_2} \xrightarrow[\triangle]{\mathrm{FeBr_3}\text{ 或 Fe}} \mathrm{C_6H_5Br} + \mathrm{HBr}$$
溴苯

（2）**硝化反应** 苯与浓硝酸和浓硫酸的混合物（混酸）作用，生成硝基苯。

$$\mathrm{C_6H_6} + \mathrm{HNO_3} \xrightarrow[50\sim60℃]{\mathrm{H_2SO_4}} \mathrm{C_6H_5NO_2} + \mathrm{H_2O}$$
硝基苯（85%）

硝基苯继续硝化比苯困难，须提高温度，并增加硝酸的浓度，主产物为间二硝基苯。

$$\mathrm{C_6H_5NO_2} + \mathrm{HNO_3}(\text{发烟}) \xrightarrow[90\sim100℃]{\mathrm{H_2SO_4}} \mathrm{C_6H_4(NO_2)_2} + \mathrm{H_2O}$$
间二硝基苯（93%）

烷基苯的硝化比苯容易，主要生成邻位和对位产物。

$$\mathrm{C_6H_5CH_3} + \mathrm{HNO_3} \xrightarrow[30℃]{\mathrm{H_2SO_4}} \text{邻硝基甲苯} + \text{对硝基甲苯}$$

（3）**磺化反应** 苯和浓硫酸在常温下难以进行反应，若加热或与发烟硫酸作用时，苯环上氢原子被磺酸基（—SO_3H）取代，生成苯磺酸。

磺化反应是一个可逆反应。苯磺酸与过热水蒸气作用时，发生水解反应，脱去磺酸基又生成苯。

$$\mathrm{C_6H_6} + \mathrm{SO_3} \underset{\triangle}{\overset{\text{浓 }\mathrm{H_2SO_4}}{\rightleftharpoons}} \mathrm{C_6H_5SO_3H} + \mathrm{H_2O}$$

苯磺酸易溶于水。磺化反应和脱磺酸基反应常用于有机合成。对于有些难溶于水的芳香族化合物，根据实际需要，也常通过磺化反应在分子中引进磺酸基，增强其水溶性。

2. 烷基苯的侧链氧化反应

苯环相当稳定，常用的氧化剂高锰酸钾、重铬酸钾、硫酸和稀硝酸等都不能使苯氧化。而烷基苯在这些氧化剂的作用下，则发生侧链氧化，但不论侧链多长最后都氧化成一个与苯环直接相连的羧基。例如：

$$\left.\begin{array}{c}\underset{}{\text{C}_6\text{H}_5-\text{CH}_2\text{CH}_3}\\ \underset{}{\text{C}_6\text{H}_5-\underset{\text{CH}_3}{\overset{\text{CH}_3}{\underset{|}{\overset{|}{\text{C}}}}\text{H}}}\\ \underset{}{\text{C}_6\text{H}_5-\text{CH}_2\text{CH}_2\text{CH}_3}\end{array}\right\} \xrightarrow{\text{KMnO}_4/\text{H}^+} \text{C}_6\text{H}_5-\text{COOH}$$

若与苯环直接相连的 α-碳上不具有氢原子，则不能发生侧链氧化反应。例如：

$$(\text{CH}_3)_3\text{C}-\text{C}_6\text{H}_4-\text{CH}_2\text{CH}_3 \xrightarrow{\text{KMnO}_4/\text{H}^+} (\text{CH}_3)_3\text{C}-\text{C}_6\text{H}_4-\text{COOH}$$

3. 苯同系物的侧链卤代反应

在较高温度或光照条件下，烷基苯与氯或溴反应，发生侧链烷基上氢原子的取代反应。与苯直接相连碳上的 α-氢原子（通常称为苄基氢）反应活性最强，最容易发生取代反应。例如：

$$\text{C}_6\text{H}_5-\text{CH}_2\text{CH}_3 \xrightarrow{\text{Cl}_2, h\nu} \underset{91\%}{\text{C}_6\text{H}_5-\underset{\text{Cl}}{\overset{}{\text{CHCH}_3}}} + \underset{9\%}{\text{C}_6\text{H}_5-\text{CH}_2\text{CH}_2\text{Cl}}$$

三、稠环芳烃

稠环芳烃是由两个或两个以上苯环共用两个邻位碳原子稠合而成的多环芳烃。例如萘、蒽、菲等。

萘　　　　　蒽　　　　　菲

萘的分子式为 $C_{10}H_8$，为白色晶体，熔点 80.5℃，沸点 218℃，易升华，不溶于水，能溶于乙醇、乙醚和苯等有机溶剂。萘是煤焦油的一个主要成分，含量可达 5% 左右。萘为平面分子，其结构式及碳原子的编号如下：

$$\begin{array}{c}(\alpha)\ (\alpha)\\ (\beta)\ 7\ \overset{8\ \ 1}{\underset{6\ \ 3}{\bigcirc\!\bigcirc}}\ 2\ (\beta)\\ (\beta)\ 6\ \ \ \ \ \ 3\ (\beta)\\ 5\ \ \ 4\\ (\alpha)\ (\alpha)\end{array}$$

α-碳：C_1、C_4、C_5、C_8
β-碳：C_2、C_3、C_6、C_7

萘的一元取代物有两种异构体，分别用前缀 1- 和 2-，或 α- 和 β- 加以区别：

α-萘酚　　　　　β-萘酚
1-萘酚　　　　　2-萘酚

对于多元取代物，则取代基位置用阿拉伯数字标明，例如：

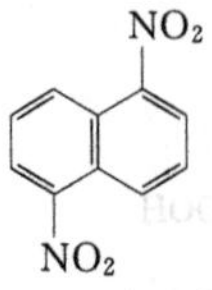

1,5-二硝基萘 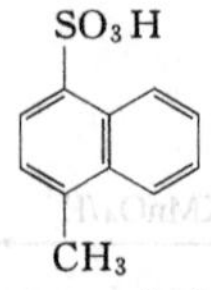　　4-甲基-1-萘磺酸 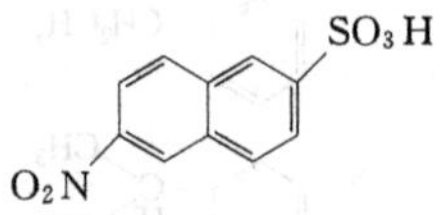　　6-氨基-2-萘磺酸

萘环上不同位置的碳原子具有不同的反应活性。α-位一般比β-位碳原子易起反应。

蒽和菲的分子式都为 $C_{14}H_{10}$，二者互为同分异构体，由三个苯环稠合而成。它们分子中所有原子都在一个平面上，它们的结构式及碳原子编号如下。

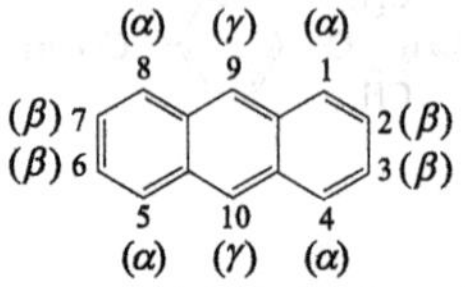

蒽 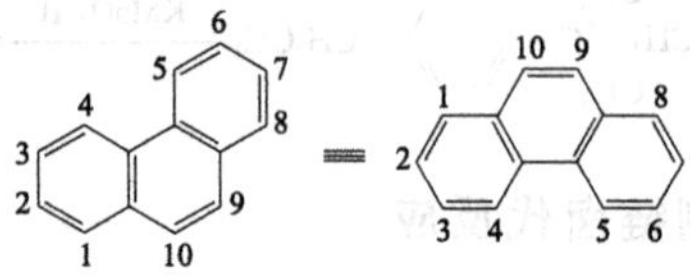　　菲

蒽为无色或淡蓝色片状晶体。熔点(mp)216℃，沸点(bp)240℃，不溶于水。菲为有光泽的无色晶体，熔点(mp)101℃，沸点(bp)340℃，不溶于水。二者均存在于煤焦油中。

知识拓展

致癌芳香烃

多环芳烃是最早被认识的化学致癌物，它在致癌物中占有重要的地位，至今是数量最多的一类致癌物。目前已发现的致癌性多环芳烃及其衍生物已达 400 多种。

常见的致癌烃多为蒽和菲的衍生物，当蒽的 10-位或 9-位上有烃基时，其致癌性增强。具有强致癌性的芳香烃常见的有 9,10-二甲基蒽、1,2,9,10-四甲基菲、3,4-苯并芘、1,2,5,6-二苯并蒽、1,2,3,4-二苯并菲等，其中 3,4-苯并芘为特强致癌物。

在自然界，致癌烃主要存在于煤、石油、焦油和沥青中，因此，工矿企业及日常生活使用着的大量燃料，在燃烧不完全时能够产生致癌烃；汽车、飞机及各种机动车辆所排出的废气、露天焚烧（失火、烧荒）、香烟的烟雾中均含有多种致癌性多环芳香烃；烟熏、烘烤及焙焦的食品也不可避免受到致癌烃的污染。

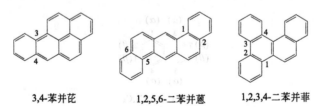

3,4-苯并芘　　1,2,5,6-二苯并蒽　　1,2,3,4-二苯并菲

【思考题】

一、写出下列化合物的结构简式

1. 3-乙基戊烷
2. 2,2-二甲基丙烷
3. (Z)-3-乙基-2-己烯
4. 反-2-戊烯
5. 4-甲基-2-戊炔
6. 2-甲基-1,3-丁二烯（异戊二烯）

7. 1-溴-1-甲基环己烷 8. 4-异丙基甲苯

9. CH₃CHCH₂CHCH₃ (with CH₃ groups on 2nd and 4th C)

10. CH₃—C=CH—CH—CH₂CH₃ (with CH₃ below C2 and CH₃ below C4)

11. (环戊基-异丙基) 12. (苯环，上 CH(CH₃)₂，下 CH₃ 和 CH₂CH₃)

二、判断下列化合物中 C、H 原子的类型

CH₃CH₂CHCH₂CHCH₃ (with CH₃ on one C and CH₂CH₃ on another)

三、分析下列基团的优先顺序

1. —CH₃，—CH₂CH₃，—CH₂CH₂CH₃   2. —Cl，—OH，—COOH

3. —CH₂CH₃，—CH=CH₂   4. —CHO，—COOH

四、判断下列化合物属于 Z 构型还是 E 构型

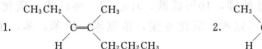   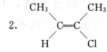

五、完成下列化学反应

1. CH₃CH₂—C(CH₃)=CH₂ + HCl ⟶

2. CH₃CH₂C≡CH + H₂O $\xrightarrow[H_2SO_4]{HgSO_4}$

3. 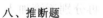 (1,1-二甲基环丁烷) + Br₂, 光照 ⟶

六、写出苯与下列试剂的反应（如果能起反应的话）

1. KMnO₄，H₂SO₄，加热   2. HNO₃，H₂SO₄

3. 浓 H₂SO₄，加热

七、用化学方法鉴别下列物质

1. 乙烷、乙烯和乙炔   2. 1,3-丁二烯和 1-丁炔

3. 环丙烷和丙烷   4. 苯、甲苯、苯乙烯

八、推断题

1. 一个烯烃经酸性高锰酸钾氧化后的产物为 CH₃CH₂COOH、CO₂ 和 H₂O，推断出原来烯烃的结构。

2. 某化合物经催化加氢能吸收一分子氢，与过量的高锰酸钾作用生成丙二酸，写出该化合物的结构式。

3. 具有相同分子式为 C₄H₆ 的两链烃 A、B，氢化后都生成丁烷，A、B 都可与两分子溴加成；A 可与硝酸银氨溶液作用产生白色沉淀，B 则不能，试推测 A 和 B 的结构，并写出反应式。

实验二　烃的化学性质

一、实验目的

掌握脂肪烃和芳香烃的化学性质和鉴别方法。

二、实验原理

烃类化合物根据其结构的不同，可分为：脂肪烃和芳香烃。脂肪烃又分为烷、烯、炔等，不同的烃具有不同的化学性质。

烷烃的性质比较稳定，在一般条件下与强酸、强碱、强氧化剂、强还原剂及活泼金属等都不起反应。但在适当条件下，如在高温、光照、催化剂等条件下可以发生卤代、氧化、裂解等反应。如：

$$C_nH_{2n+2}+X_2 \xrightarrow{光照} C_nH_{2n+1}X+C_nH_{2n}X_2+\cdots$$

烯烃与炔烃分子中分别含有 C=C 键与 C≡C 键，是不饱和的碳氢化合物，易发生加成反应和氧化反应。两者均易与溴发生加成反应，使溴的红棕色消失；易被高锰酸钾溶液氧化，可使紫色高锰酸钾溶液褪色。

RC≡C—H 型的末端炔烃含有活泼氢，可被某些金属取代而生成炔化物，如可与亚铜、银形成炔烃金属化合物沉淀。可用此反应鉴别含有 RC≡C—H 型的炔烃，反应如下：

$$RC\equiv CH \xrightarrow{Ag^+ （或 Cu^+）} RC\equiv CAg\downarrow \quad （或\ RC\equiv CCu\downarrow）$$

芳香烃具有芳香性，苯环一般较难氧化和加成，易发生各种取代反应，如卤代、硝化、磺化。苯环的侧链上如果含有 α-H，则侧链无论多长都被高锰酸钾等氧化剂氧化成羧基。

三、实验药品

液状石蜡，溴的四氯化碳溶液，2%高锰酸钾，10%硫酸，环己烷，环己烯，碳化钙，饱和食盐水，10%氢氧化钠，2%硝酸银，2%氨水，氯化亚铜，浓氨水，甲苯，苯，浓硝酸，浓硫酸。

四、实验内容

（一）烷烃的性质

1. 卤代反应

取两支干燥试管，分别加入 1ml 液状石蜡，再分别加入 2 滴含 3%溴的四氯化碳溶液。摇动试管使其混合均匀。把一试管放在阳光或日光灯下，另一试管放置暗处，30min 后观察两支试管中颜色的变化，并解释原因。

2. 氧化反应

取一支试管，加入 2 滴 2%高锰酸钾和 5 滴 10%硫酸，摇匀，再加入 1ml 液状石蜡，摇动试管，观察溶液的颜色有无变化。

（二）烯、炔的性质

1. 烯、炔与高锰酸钾的反应

取 2~3 滴环己烷与环己烯分别放在两支试管中，各加入 1ml 水，再分别逐滴加入 2%高锰酸钾溶液 1ml，并不断振荡，观察褪色情况。

另取一支试管，加入 1ml 2%高锰酸钾溶液，通入乙炔气体，注意观察现象。

2. 与溴的四氯化碳溶液的反应

在一支试管中滴入 2 滴环己烯液体，再加入 2 滴含 3%溴的四氯化碳溶液，振摇均匀，观察。

另取一支试管，加入 1ml 含 3%溴的四氯化碳溶液，通入乙炔气体[1]，注意观察现象。

3. 鉴定炔类化合物试验

（1）与硝酸银氨溶液的反应　取一支干燥的试管，加入 2ml 硝酸银氨水溶液，将乙炔气体通入此溶液，观察[2]。

（2）与铜氨溶液的反应　取绿豆大小固体氯化亚铜，溶于 1ml 水中，再逐滴加入浓氨水至沉淀完全溶解，通入乙炔气体，观察反应现象。

（三）芳香烃的性质

1. 硝化反应

在一支洁净、干燥的试管中加入1ml浓硝酸和2ml浓硫酸，摇匀。用冷水冷却试管，在试管中慢慢滴加1ml苯，振摇试管，然后在50～60℃水浴上加热数分钟，将反应混合物倾入盛有50ml水的小烧杯中，观察有无黄色的油状物析出，并解释。

2. 氧化反应

取两支试管，分别加入0.5ml的苯和甲苯，再各滴入2滴2％高锰酸钾和2滴10％硫酸溶液，用力摇动试管，放在50～60℃水浴上加热几分钟，观察[3]，并解释反应现象。

五、注意事项

[1] 乙炔的制取：在大试管中加入约5ml饱和食盐水，再加入几小块碳化钙（电石），立即将一小团疏松的棉花塞进试管的上部，并塞上带导管的塞子。将乙炔气体通入准备好的溶液，观察反应现象。

[2] 所得产物要立即用稀硝酸处理。

[3] 有时苯的试管也有变色现象，可能的主要原因是：苯中含少量甲苯，或硫酸中含有微量还原性的物质。水浴温度过高，加热时间过长也会有此反应。

（李　琳）

第八章

醇、酚、醚

【学习目标】
- **掌握**：醇的结构和命名，醇、酚、醚的结构及分类。
- **熟悉**：醇和酚的化学性质，简单酚的命名。
- **了解**：重要的醇、酚在医药上的应用。

情景导入

情景回放：

根据国家质量监督检验检疫局发布的《车辆驾驶人员血液、呼气酒精含量阈值与检验》（GB 19522—2010）中规定，驾驶人员每 100ml 血液酒精含量大于或等于 20mg，并每 100ml 血液酒精含量小于 80mg 为饮酒后驾车；每 100ml 血液酒精含量大于或等于 80mg 为醉酒后驾车。酒中的成分就是化学物质醇类——乙醇。

思考问题：
1. 什么是醇？醇具有什么性质？
2. 醇、酚、醚在医学上有哪些意义？

醇、酚、醚都是烃的含氧衍生物，也是常见的有机化合物，有的可直接为医药卫生事业所用（如乙醇、甘油、甘露醇等），有的则是合成药物的原料（如苯酚、甲醇等）。它们在医药上有着广泛的用途。醇、酚、醚可分别用下列结构通式表示。

$$R—OH \qquad Ar—OH \qquad (Ar)R—O—R'(Ar')$$
$$\text{醇} \qquad\qquad \text{酚} \qquad\qquad \text{醚}$$

第一节 醇

一、醇的结构、分类和命名

（一）醇的结构

水分子(H—O—H)中去掉 1 个氢原子而剩下的原子团（—OH），称为羟基。

当乙烷分子中的 1 个氢原子被羟基（—OH）取代后生成了乙醇；环己烷分子中碳原子上的 1 个氢原子被羟基取代生成了环己醇；当甲苯分子中甲基上 1 个氢原子被羟基取代生成了苯甲醇。

$$CH_3-CH_2-OH \qquad \text{环己烷-OH} \qquad \text{苯-}CH_2-OH$$
$$\text{乙醇} \qquad\qquad \text{环己醇} \qquad\qquad \text{苯甲醇}$$

可见，醇分子中都含有羟基（—OH）。羟基是醇的官能团，称为醇羟基。

从结构上看，醇可以看作是链烃、脂环烃或芳香烃侧链饱和碳原子上的氢原子被羟基取代后生成的化合物。

醇是由烃基和羟基两部分共同组成的，可用 R—OH 结构通式来表示。

（二）醇的分类和命名

1. 醇的分类

（1）**根据醇分子中羟基所连接烃基的种类分类**　可分为脂肪醇、脂环醇和芳香醇。羟基与脂肪烃基相连的醇称为脂肪醇；羟基与脂环烃基相连的醇称为脂环醇；羟基连接在芳香烃侧链上的醇称为芳香醇。例如：

$$CH_3-CH_2-OH \qquad \text{环己烷-OH} \qquad \text{苯-}CH_2-OH$$
$$\text{脂肪醇} \qquad\qquad \text{脂环醇} \qquad\qquad \text{芳香醇}$$

（2）**根据醇分子中羟基数目多少分类**　可分为一元醇、二元醇和多元醇。分子中只含有一个羟基的醇称为一元醇；分子中含有 2 个羟基的醇称为二元醇；分子中含有 2 个以上羟基的醇称为多元醇。例如：

$$CH_3-CH_2-OH \qquad \underset{OH\ \ OH}{CH_2-CH_2} \qquad \underset{OH\ \ \ \ \ \ OH}{CH_2-CH-CH_2}$$
$$\text{一元醇} \qquad\qquad \text{二元醇} \qquad\qquad \text{多元醇}$$

（3）**根据醇分子中羟基所连碳原子的类型分类**　可分为伯醇、仲醇和叔醇。羟基连接在伯碳原子上的醇为伯醇；羟基连接在仲碳原子上的醇为仲醇；羟基连接在叔碳原子上的醇称为叔醇。例如：

$$CH_3-CH_2-OH \qquad \underset{}{CH_3-\underset{}{CH}-OH} \qquad H_3C-\underset{CH_3}{\overset{CH_3}{\underset{|}{\overset{|}{C}}}}-OH$$
$$\text{伯醇} \qquad\qquad \text{仲醇} \qquad\qquad \text{叔醇}$$

它们的结构通式分别为：

$$R-CH_2-OH \qquad R-\underset{H}{\overset{R^1}{\underset{|}{\overset{|}{C}}}}-OH \qquad R-\underset{R^2}{\overset{R^1}{\underset{|}{\overset{|}{C}}}}-OH$$
$$\text{伯醇} \qquad\qquad \text{仲醇} \qquad\qquad \text{叔醇}$$

2. 醇的命名

（1）**普通命名法**　普通命名法只适用与简单醇的命名。命名时可根据羟基所连接烃基的名称来命名，在烃基后面加入"醇"即可，"基"字可以省略。例如：

$$H_3C-\overset{H_2}{C}-\overset{H_2}{C}-\overset{H_2}{C}-OH \qquad\qquad H_3C-\underset{CH_3}{\overset{H}{\underset{|}{\overset{|}{C}}}}-\overset{H_2}{C}-OH$$
$$\text{正丁醇} \qquad\qquad\qquad \text{异丁醇}$$

第八章　醇、酚、醚

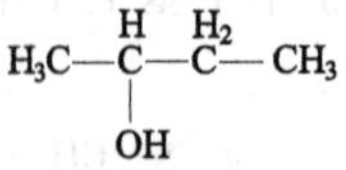

$$\underset{\underset{\text{仲丁醇}}{}}{H_3C-\underset{OH}{\overset{H}{C}}-\overset{H_2}{C}-CH_3} \qquad \underset{\underset{\text{叔丁醇}}{}}{H_3C-\underset{\underset{CH_3}{|}}{\overset{\overset{CH_3}{|}}{C}}-OH}$$

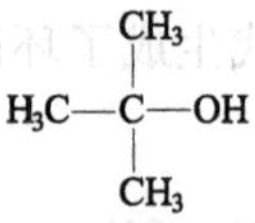

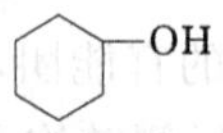

环己醇 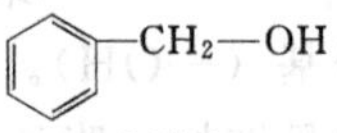　　　苯甲醇

(2) 系统命名法　对于结构比较复杂的醇，采用系统命名法。

① 选主链：选择包含羟基所连接的碳原子在内的最长碳链为主链，按主链上所含碳原子的数目称为"某醇"。

② 主链编号：从靠近羟基的一端开始，用阿拉伯数字依次给主链碳原子编号，把表示羟基位次的编号写在"某醇"之前，中间用短线隔开，若羟基在1-位碳时，位次可以省略。

③ 确定取代基：把直链作为取代基，原则和饱和烃相同。醇的系统名称为：取代基位次→取代基名称→官能团位次→主体名称（某醇）。

例如：

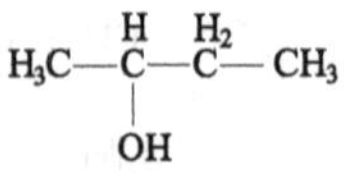

2-丁醇 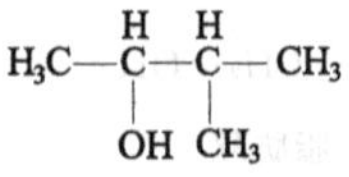　　　3-甲基-2-丁醇

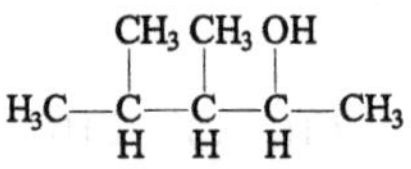

3,4-二甲基-2-戊醇 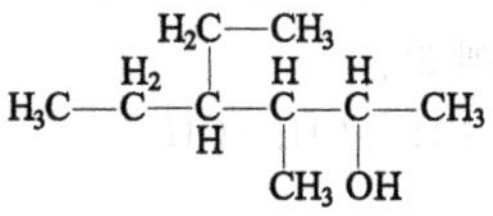　　　3-甲基-4-乙基-2-己醇

芳香醇命名时，以脂肪醇为主体，把芳香烃基作为取代基。例如：

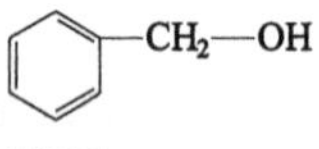

苯甲醇 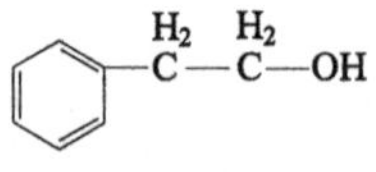　　　苯乙醇

多元醇命名时，应选择连有多个羟基在内的最长碳链为主链。羟基的位次写在"某醇"的前面。例如：

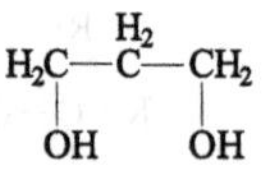

1,3-丙二醇 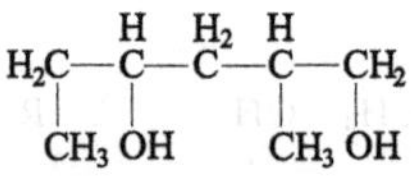　　　2-甲基-1,4-己二醇

二、醇的性质

（一）醇的物理性质

含3个碳原子以下的醇是无色透明的液体，易挥发，有酒味，中级醇为具有不愉快气味的油状液体，高级醇是无色的固体。醇的密度比水小。醇的沸点随着分子量的增加而升高。因醇在液体时，分子间能形成氢键，以缔合状态存在，因此，低级醇的沸点比分子量相近的

烷烃高很多。3个碳原子以下的醇能与水以任意比例混溶。因低级醇分子能与水分子形成氢键而相互缔合。随着醇的分子量的增大，烷基对羟基与水形成氢键的阻碍增大，在水中的溶解度逐渐降低。

（二）醇的化学性质

1. 醇与金属的反应

醇能与多种金属反应，生成醇的金属化合物和氢气，并放出热量。

例如，乙醇与金属钠的反应，可生成乙醇钠和氢气。反应如下。

$$2H_3C-CH_2-OH + 2Na \longrightarrow 2H_3C-CH_2-ONa + H_2\uparrow$$

饱和一元醇与金属钠的反应通式如下。

$$2R-CH_2-OH + 2Na \longrightarrow 2R-CH_2-ONa + H_2\uparrow$$

不同的醇，与金属反应的速率不同，一般的反应活性由强到弱的顺序为：甲醇、伯醇、仲醇、叔醇。

2. 醇与氢卤酸的反应

醇与氢卤酸反应，生成卤代烷和水。

$$R-OH + HX \longrightarrow R-X + H_2O$$

反应速率取决于酸的性质和醇的结构。不同类型的氢卤酸反应液的活性顺序为：HI＞HBr＞HCl。不同结构醇的反应活性顺序为：叔醇＞仲醇＞伯醇。因此，可以用不同结构的醇与氢卤酸反应速率的快慢来鉴别叔醇、仲醇和伯醇。

无水氯化锌的浓盐酸溶液称为卢卡斯试剂。常用卢卡斯试剂来鉴别叔醇、仲醇和伯醇。一般叔醇立即反应使溶液变浑浊；仲醇需要十几分钟后变浑浊；伯醇在室温下放置数小时才见浑浊。

3. 醇与含氧无机酸反应

醇与含氧无机酸反应，分子间脱水生成无机酸酯。酯相当于醇和酸分子间失去一分子水后相互结合成的化合物。这种酸和醇脱水生成酯和水的反应称为酯化反应。例如：

$$H_3C-\underset{H}{\overset{CH_3}{C}}-CH_2-CH_2OH + HO-NO \longrightarrow H_3C-\underset{H}{\overset{CH_3}{C}}-CH_2-CH_2-ONO + H_2O$$

异戊醇　　　　亚硝酸　　　　　　　　亚硝酸异戊酯

亚硝酸异戊酯用作血管舒张药，可缓解心绞痛，但不良反应大。

4. 醇的脱水反应

醇的脱水反应有分子内脱水和分子间脱水两种。

（1）分子内脱水　乙醇与浓硫酸共热至170℃时，发生分子内脱水，生成乙烯。其反应如下。

$$H_2C-CH_2 \longrightarrow H_2C=CH_2 + H_2O$$
$$\underset{乙醇}{|\text{H}\quad\text{OH}|} \quad\quad \underset{乙烯}{}$$

醇的分子内脱水是消除反应。有机化合物分子中脱去一个简单分子形成不饱和结构的反应，称为消除反应。

（2）分子间脱水　乙醇与浓硫酸共热到140℃左右时，发生分子间脱水生成乙醚。脱水是由一分子醇中的羟基与另一分子醇羟基中的氢原子间进行，这种方式属于取代反应，反应式为：

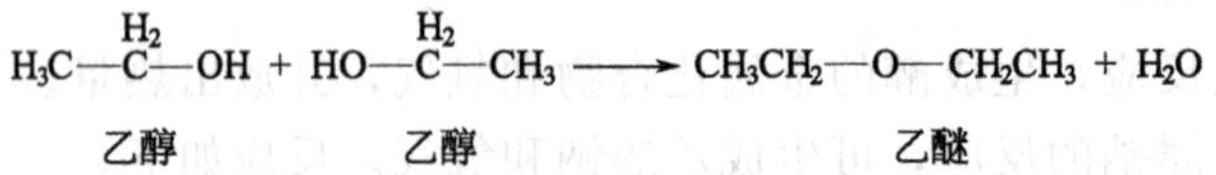

$$H_3C-CH_2-OH + HO-CH_2-CH_3 \longrightarrow CH_3CH_2-O-CH_2CH_3 + H_2O$$
　　　乙醇　　　　　乙醇　　　　　　　　乙醚

5. 醇的氧化反应

醇分子中与羟基相连的碳原子上的氢原子，由于受醇羟基的影响而比较活泼，易被氧化。醇的种类不同，其氧化的产物是不同的。

（1）醇的加氧氧化　在银或铜的催化下，醇可以被空气中的氧气氧化。
伯醇氧化生成醛，其反应通式为：

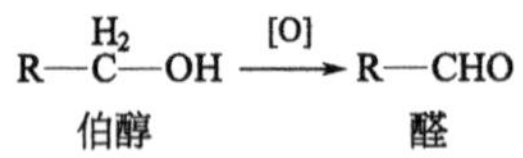

$$R-CH_2-OH \xrightarrow{[O]} R-CHO$$
　　　伯醇　　　　　　醛

例如，乙醇氧化生成乙醛，其反应如下。

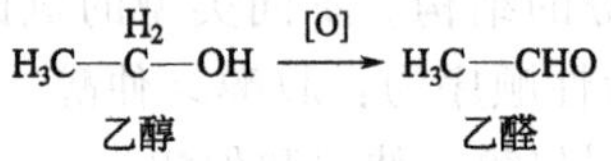

$$H_3C-CH_2-OH \xrightarrow{[O]} H_3C-CHO$$
　　　乙醇　　　　　　乙醛

仲醇氧化生成酮，其反应通式为：

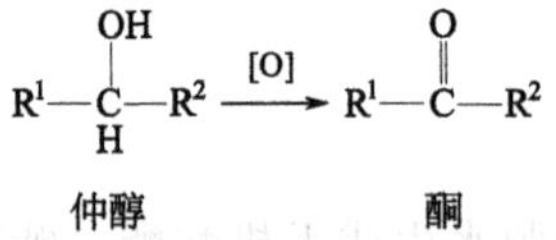

$$R^1-\underset{H}{\overset{OH}{C}}-R^2 \xrightarrow{[O]} R^1-\overset{O}{C}-R^2$$
　　　仲醇　　　　　　酮

例如，2-丙醇氧化生成丙酮，其反应如下。

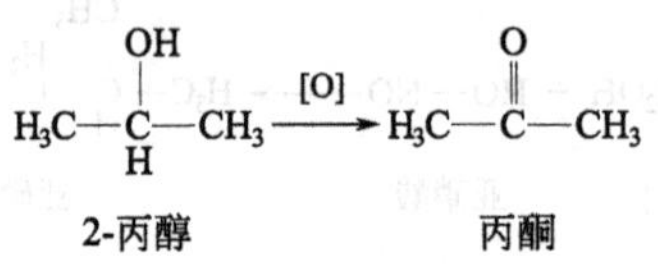

$$H_3C-\underset{H}{\overset{OH}{C}}-CH_3 \xrightarrow{[O]} H_3C-\overset{O}{C}-CH_3$$
　　　2-丙醇　　　　　丙酮

由于叔醇分子中α-碳原子上没有氢原子，所以在相同的条件下不易被氧化。

（2）醇的脱氢氧化　在催化剂铂存在下，伯醇和仲醇还能发生脱氢反应，生成醛和酮。
例如：

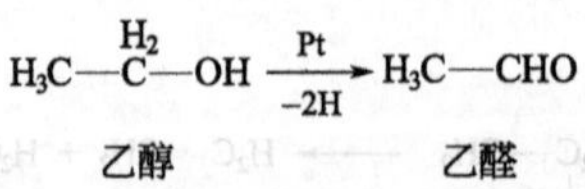

$$H_3C-CH_2-OH \xrightarrow[-2H]{Pt} H_3C-CHO$$
　　　乙醇　　　　　　乙醛

在有机化学中，物质得到氧或失去氢的反应称为氧化反应，反之，物质失去氧或得到氢的反应称为还原反应。

> **知识拓展**
>
> **生物氧化**
>
> 在人体内酶的催化下，某些含有羟基的化合物能脱氢氧化形成含羰基的化合物，称为生物氧化。例如，乙醇在肝内通过酶的催化作用氧化成为乙酸，乙酸可被细胞利用。但肝不能转化过量的乙醇，所以饮酒过量时，大量的乙醇就继续在血液中物质循环，最终引起乙醇中毒。

6. 邻二醇的特性

具有邻二醇结构的多元醇，由于相邻羟基的影响，使分子略带酸性，不但能与活泼金属反应，而且还能与新配制的氢氧化铜反应，生成深蓝色的化合物。利用这一反应可以鉴别具有邻二醇结构的多元醇。

例如，甘油能与新配制的氢氧化铜反应生成深蓝色的甘油铜。

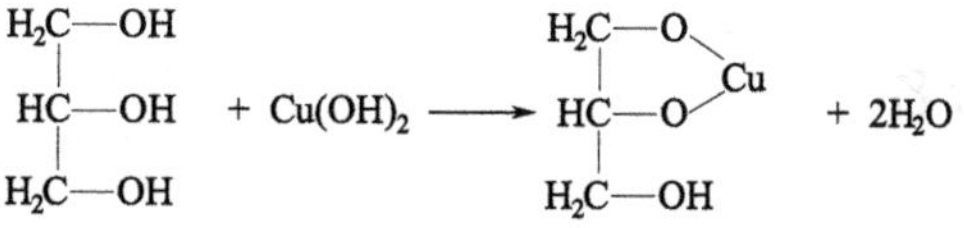

$$\begin{matrix} H_2C-OH \\ HC-OH \\ H_2C-OH \end{matrix} + Cu(OH)_2 \longrightarrow \begin{matrix} H_2C-O \\ HC-O \\ H_2C-OH \end{matrix}\!\!\!\diagdown\!\!\!\diagup Cu + 2H_2O$$

甘油　　　　　　　　　甘油铜
（深蓝色）

三、重要的醇

（一）甲醇

甲醇因最初是从木材干馏得到的，故俗称木醇或木精。结构为 CH_3OH，是饱和一元醇中最简单的醇。甲醇是无色、易挥发、易燃的有毒液体，易溶于水，有乙醇味。甲醇的毒性很强，误饮少量就可以导致失明，多量可以导致死亡。

（二）乙醇

乙醇俗称酒精，结构为 CH_3CH_2OH，是无色、透明、易挥发、易燃烧的液体，能与水以任何比例混溶，是良好的有机溶剂。

乙醇具有很多用途。体积分数为 0.995 的乙醇称为无水乙醇，主要用作化学试剂。体积分数 0.95 的乙醇为药用乙醇，医药上主要用作配制碘酒、消毒乙醇等。体积分数为 0.75 的乙醇为消毒乙醇，是临床上常用的消毒剂。体积分数为 0.30～0.50 的乙醇为擦浴乙醇，在临床上通过乙醇擦浴可以使高热病人退热。

（三）丙三醇

丙三醇俗称甘油，结构为 $\underset{H_2C-CH-CH_2}{OH\ OH\ OH}$，是一种无色、无臭、略带甜味的黏稠状液体，具有吸湿性，能与水以任何比例混溶。将较稀的甘油水溶液涂抹在皮肤上，可使皮肤保湿、光滑而无不良反应。甘油在医药上可用作溶剂，临床上常用体积分数为 0.50 的甘油溶液治

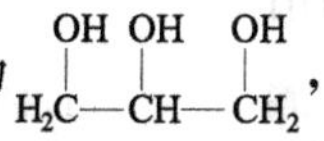

疗便秘。

第二节 酚

一、酚的结构、分类和命名

(一) 酚的结构

从结构上看，芳香烃分子芳环上的氢原子被羟基取代生成的化合物，称为酚。酚的官能团是羟基，酚中的羟基又称为酚羟基。例如

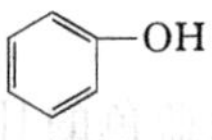

苯酚 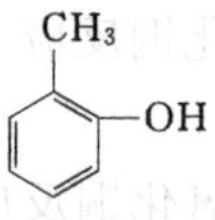　　邻甲酚

(二) 酚的分类和命名

1. 酚的分类

根据分子中所含羟基的数目不同，酚可分为一元酚、二元酚和多元酚。

分子中含有 1 个羟基的酚称为一元酚，如苯酚。

分子中含有 2 个羟基的酚称为二元酚，如苯二酚。

分子中含有 3 个或 3 个以上羟基的酚称为多元酚，如苯三酚。

根据分子中所含芳基的不同，酚可分为苯酚、萘酚等。

2. 酚的命名

(1) 一元酚的命名　一元酚命名时，以苯酚为母体，苯环上其他原子、原子团或烃基作为取代基。在酚的前面用邻、间、对或阿拉伯数字标明取代基的相对位置（编号时酚羟基所连的碳原子位次为1）。例如：

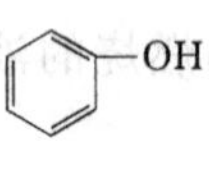

苯酚 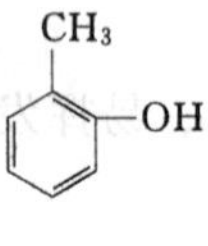　　2-甲苯酚 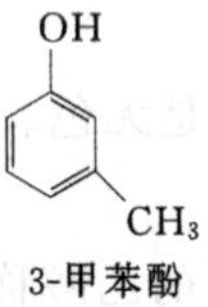　　3-甲苯酚 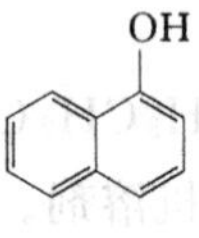　　α-萘酚 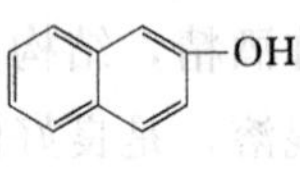　　β-萘酚

(2) 二元酚的命名　二元酚命名时，以苯二酚为母体，2 个羟基的相对位次用阿拉伯数字或邻、间和对等字表示。例如：

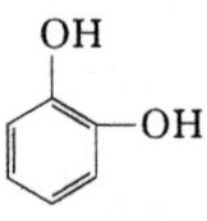

1,2-苯二酚 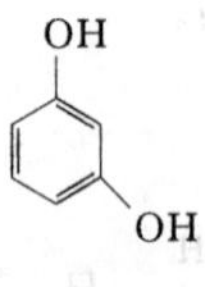　　1,3-苯二酚 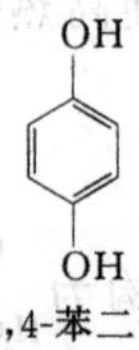　　1,4-苯二酚

(3) 三元酚的命名　三元酚命名时，以苯三酚为母体，酚羟基的相对位次用阿拉伯数字或连、偏、均等字表示。例如：

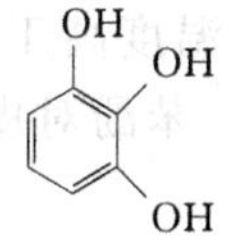

1,2,3-苯三酚 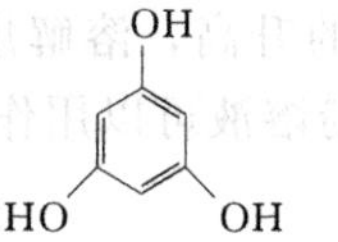　　　1,3,5-苯三酚 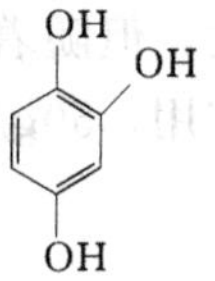　　　1,2,4-苯三酚

二、酚的性质

（一）弱酸性

由于苯环对酚羟基的影响，使酚羟基的氢原子与氧原子之间的结合能力减弱，酚羟基上的氢原子有一定的活性。

酚在水溶液中能电离出少量氢离子，具有弱酸性。其电离式为：

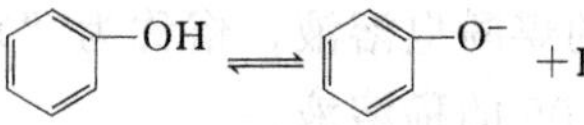

$$C_6H_5OH \rightleftharpoons C_6H_5O^- + H^+$$

酚不仅可以与活泼的金属作用，还可以与强碱的水溶液作用。
例如，苯酚与氢氧化钠反应生成苯酚钠和水。

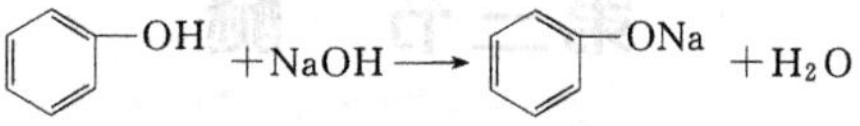

$$C_6H_5OH + NaOH \longrightarrow C_6H_5ONa + H_2O$$

在生成的苯酚钠的水溶液中通入二氧化碳，可使苯酚游离出来。

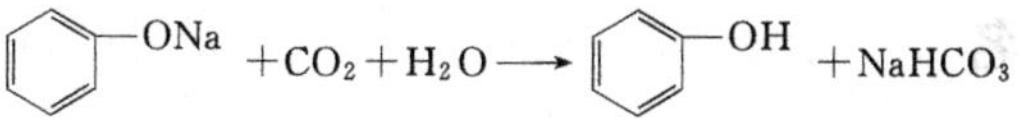

$$C_6H_5ONa + CO_2 + H_2O \longrightarrow C_6H_5OH + NaHCO_3$$

苯酚的酸性比碳酸弱。苯酚只能溶于氢氧化钠或碳酸钠溶液，不溶于碳酸氢钠溶液。其溶液不能使蓝色石蕊试纸变色。

（二）显色反应

大多数含酚羟基的化合物都能与氯化铁发生显色反应。此反应很灵敏，可用于酚的鉴别。

不同的酚与氯化铁反应可呈现不同的颜色。如苯酚、间苯二酚与氯化铁显紫色；甲酚与氯化铁显蓝色。邻苯二酚、对苯二酚与氯化铁显绿色等。

（三）芳环上的取代反应

由于酚羟基对苯环的影响，苯环上的氢原子很容易被卤素原子所取代。例如：

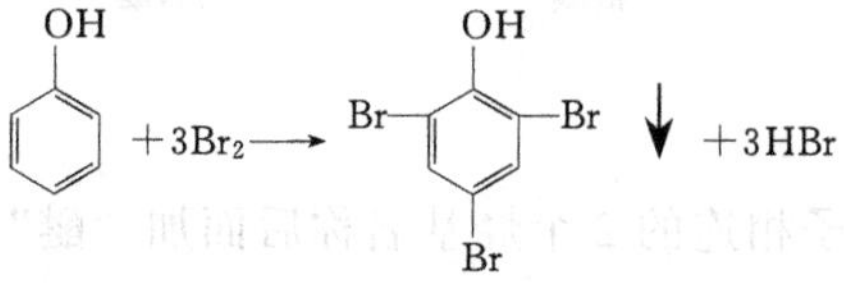

$$C_6H_5OH + 3Br_2 \longrightarrow C_6H_2Br_3OH \downarrow + 3HBr$$

苯酚　　溴水　　2,4,6-三溴苯酚

苯酚与溴水作用生成 2,4,6-三溴苯酚白色沉淀，该反应很灵敏，常用于苯酚的鉴别。

三、重要的酚

（一）苯酚

苯酚俗称为石炭酸，存在于煤焦油中。纯净的苯酚是无色针状结晶，有特殊气味。常温

第八章　醇、酚、醚

下在水中的溶解度不大，但随着温度的升高，溶解度增大。温度高于 70℃时，能与水任意混溶。苯酚具有杀菌作用，50g/L 苯酚溶液可以用作防腐剂。苯酚对皮肤有较强的腐蚀性和刺激性。

（二） 甲酚

甲酚有 3 种同分异构体：

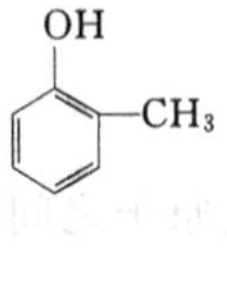
邻甲酚

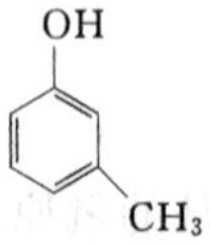
间甲酚

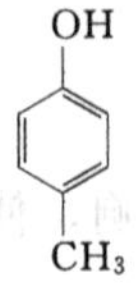
对甲酚

3 种甲酚因沸点相近，不容易分离，故总称为甲酚，俗称煤酚。煤酚的杀菌能力比苯酚强。临床上常用质量分数为 0.50 的煤酚皂溶液，俗称为“来苏尔”，用作环境、医疗器械的消毒，使用时需要稀释成 0.02～0.05 的稀溶液。

第三节 醚

一、 醚的分类和命名

由 2 个烃基通过 1 个氧原子连接起来的化合物称为醚。醚的官能团是醚氧键，结构为 ROR′。

（一） 醚的分类

可根据醚氧键所连接的 2 个烃基是否相同分为单醚和混醚，也可根据烃基的结构分为脂肪醚、芳香醚和环醚。

2 个烃基相同的醚，称为单醚；2 个烃基不相同的醚，称为混醚。

2 个烃基都是脂肪烃基的醚，称为脂肪醚；1 个或 2 个烃基是芳香烃基的醚，称为芳香醚；烃基具有环状结构的醚，称为环醚。例如：

$H_3C—O—CH_3$
单醚

$H_3C—O—CH_2—CH_3$
混醚

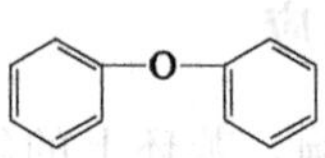
芳香醚

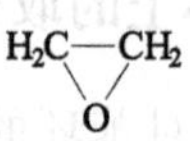
环醚

（二） 醚的命名

醚的命名原则是在氧原子相连的 2 个烃基名称后面加“醚”字。

醚的两个烃基相同，在烃基名称前面加“二”字，烃基是饱和烃基，“二”字可以省略。例如：

$H_3C—O—CH_3$
甲醚

$H_3C—CH_2—O—CH_2—CH_3$
乙醚

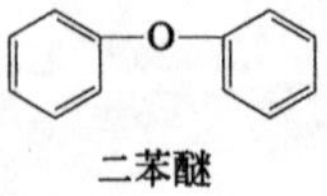
二苯醚

醚的 2 个烃基不相同，把较小的烃基放在较大的烃基之前，芳香烃基的名称放在脂肪烃基的名称之前。例如：

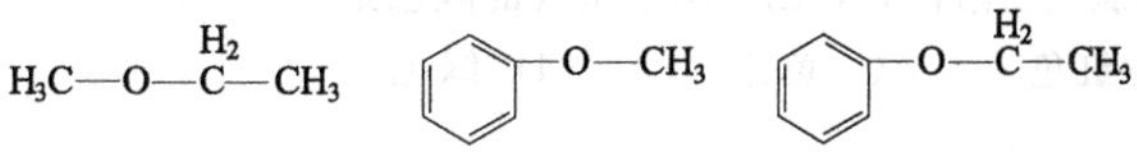

$$H_3C-O-CH_2-CH_3 \qquad C_6H_5-O-CH_3 \qquad C_6H_5-O-CH_2-CH_3$$

甲乙醚　　　　　苯甲醚　　　　　苯乙醚

醚与相同数目碳原子的醇互为同分异构体。

二、乙醚

乙醚是易挥发的无色液体，易燃，微溶于水，能溶解很多有机物，是常用的有机溶剂。

乙醚的化学性质稳定，但乙醚的蒸气与空气混合到一定比例时，遇明火会引起爆炸，使用时要特别小心。

纯乙醚曾在临床上用作吸入性全身麻醉剂。乙醚与空气长期接触可被空气中的氧气氧化成过氧乙醚，人体吸入少量的过氧乙醚对呼吸道有刺激作用，吸入大量过氧乙醚时能引起肺炎和肺水肿。使用前，要用酸性碘化钾试纸检验乙醚，若试纸变蓝，表面有过氧乙醚存在，必须除去过氧乙醚后才能使用。由于过氧乙醚的不良作用，现在临床上乙醚已经被更安全的麻醉剂所代替。

知识拓展

麻醉药品

麻醉药品，是指对中枢神经有麻醉作用，连续使用、滥用或者不合理使用，易产生生理依赖性和精神依赖性，能成瘾的药品。常用的麻醉药品有醋托啡、阿法甲基芬太尼、醋美沙多等。麻醉剂是中国古代外科成就之一。距今 2000 年之前，中国医学中已经有麻醉药和醒药的实际应用了。《列子·汤问》中记述了扁鹊为公扈和齐婴治病，"扁鹊遂饮二人毒酒，迷死三日，剖胸探心，易而置之；投以神药，既悟如初……。"用"毒酒""迷死"病人施以手术再用"神药"催醒的故事。东汉时期，我国古代著名医学家华佗发明了"麻沸散"，麻沸散入选中国世界纪录协会世界最早的麻醉剂；华佗入选中国世界纪录协会世界最早使用麻醉剂进行手术的人。麻沸散创造了中国古代医学的一个世界之最。

【思考题】

一、名词解释
1. 醇　　　　2. 酚　　　　3. 醚　　　　4. 消除反应

二、选择题
1. 下列化合物属于饱和一元醇的是（　　）。
A. 乙二醇　　B. 苯甲醇　　C. 乙醇　　D. 丙三醇
2. 能与氢氧化铜反应，生成深蓝色物质的是（　　）。
A. 甲醇　　B. 乙醇　　C. 丙醇　　D. 丙三醇
3. 下列物质发生氧化反应生成丁酮的是（　　）。
A. 丁醇　　B. 2-丁醇　　C. 2-甲基丁醇　　D. 2-甲基-2-丁醇
4. 能发生脱水反应，生成醚的化合物是（　　）。

A. 乙烷　　　B. 乙烯　　　C. 乙炔　　　D. 乙醇

5. 在苯酚溶液中滴加氯化铁溶液，振荡后溶液呈现的颜色是（　　）。

A. 紫色　　　B. 粉红色　　　C. 黄色　　　D. 绿色

三、简答题

1. 用系统命名法命名下列化合物。

(1) H₃C—OH　　　(2) H₃C—CH₂—OH

(3) H₃C—CH₂—CH(OH)—CH₃　　　(4) H₃C—C(CH₃)(OH)—CH₃

(5) 　　　(6) H₃C—O—CH₂—CH₃

2. 写出下列化合物的构造式。

(1) 丙醇　　　(2) 甲醚　　　(3) 丙三醇

(4) 2-甲基丙醇　　　(5) 苯甲醇　　　(6) 对甲酚

3. 用化学方法鉴别下列各组化合物。

(1) 乙醇和苯酚

(2) 乙醇和甘油

（汪　鹏）

第九章 醛和酮

【学习目标】
- **掌握**：醛、酮的命名规则和结构特点，醛、酮的化学性质。
- **熟悉**：亲核加成、羟醛缩合、卤化反应、歧化反应等相关反应的应用。
- **了解**：有关醌的一些化学性质。

情景导入

情景回放：
水合氯醛是一种常用镇静催眠剂。催眠作用强，作用迅速持久而无后遗效应，不易引起中毒，但是服用过量会导致躁动不安、惊厥及昏迷。2005年1月23日，北京同仁医院成功抢救一例过量服用水合氯醛的患儿。

思考问题：
1. 水合氯醛属于哪一类化合物？
2. 该类化合物具有哪种通性？

醛（aldehyde）、酮（ketone）和醌（quinone）都是含有羰基（$\diagdown\!\!\!\!\text{C}=\text{O}$）的化合物，总称为羰基化合物。羰基的碳分别与烃基及氢相连的化合物为醛（甲醛例外，羰基连接两个氢），其中 $-\overset{\overset{\text{O}}{\|}}{\text{C}}-\text{H}$ 称为醛基，简写为—CHO。若羰基的碳与两个烃基相连的化合物为酮，酮分子中的羰基又称为酮基，是酮的官能团。醛、酮的通式为：

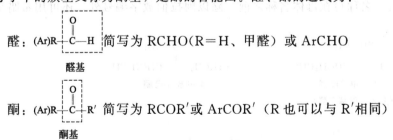

一、醛、酮的分类和命名

（一）分类

1. 根据醛、酮分子中烃基的类别，可分为脂肪醛、酮，芳香醛、酮和脂环醛、酮。

脂肪醛、酮：CH₃—C(=O)—H   CH₃—C(=O)—CH₃

芳香醛、酮：C₆H₅—C(=O)—H   C₆H₅—C(=O)—CH₃

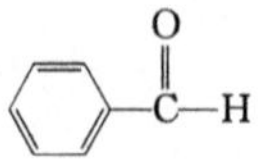

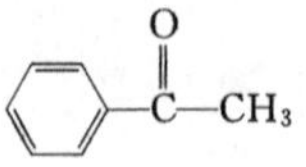

脂环醛、酮：环戊基=CHO   环己酮

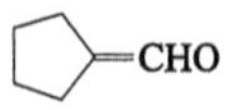

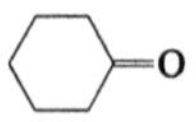

2. 根据醛、酮分子中烃基是否饱和，可分为饱和醛、酮，不饱和醛、酮。

饱和醛、酮：CH₃—C(=O)—H   CH₃—C(=O)—CH₃

不饱和醛、酮：CH₃CH=CHCHO   CH₃CH=CH—C(=O)—CH₃

（二）命名

1. 普通命名法

对于简单的脂肪醛，可按分子中所含碳原子数称为某醛；简单的脂肪酮则按酮基所连接的两个烃基称为某（基）某（基）酮。例如：

CH₃—C(=O)—H   CH₃CH₂—C(=O)—H   CH₃—C(=O)—CH₃   CH₃—C(=O)—CH₂CH₃
　　乙醛　　　　　　　　　丙醛　　　　　　　　　二甲酮　　　　　　　　甲乙酮

芳香醛和芳香酮命名时，则把苯环作为取代基。例如：

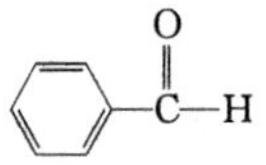

C₆H₅—C(=O)—H   C₆H₅—C(=O)—CH₃
　　苯甲醛 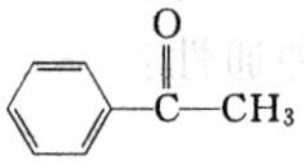　　　　　　　　苯乙酮

2. 系统命名法

对于结构复杂的醛、酮则采用系统命名法，其命名方法与醇类似。命名时选择含有羰基的最长碳链作为主链，并从靠近羰基的一端开始给主链碳原子编号，最后将取代基、不饱和键、酮基的位置、数目、名称写在母体名称之前。除以阿拉伯数字编号外，还可用希腊字母 $\alpha\text{-}\beta\text{-}\gamma\text{-}$ 来编号。例如：

(CH₃)₂CHCH(CH₃)CH₂CHO   CH₃CH₂—C(=O)—CH(CH₃)CH₂CH₃
　　3,4-二甲基戊醛　　　　　　　　　　　4-甲基-3-己酮
　　(β,γ-二甲基戊醛)

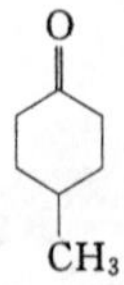

4-甲基环己酮   H₃C—C(=O)—CH₂—C(=O)—CH₃
　　　　　　　　　　　　2,4-戊二酮

> **知识拓展**
>
> ### 甲醛
>
> 甲醛（HCHO）亦称蚁醛，是最简单的醛类，通常情况下是一种可燃、无色及有刺激性的气体。易溶于水、醇和醚。35%～40%的甲醛水溶液叫作福尔马林，是常用的防腐剂和消毒剂。
>
> 甲醛与浓氨水共同蒸发，生成一种白色晶体环六亚甲基四胺，药品名乌洛托品。内服后遇酸性尿分解产生甲醛而起杀菌作用，用于轻度尿路感染，在医药上用作尿道消毒剂。
>
>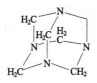

二、羰基的结构

醛、酮分子中的羰基碳原子是 sp^2 杂化，氧原子则没有杂化。羰基碳原子有 3 个 sp^2 杂化轨道，其中一个 sp^2 杂化轨道与氧原子的 2p 轨道重叠形成 1 个 σ 键。碳原子没有参与杂化的 2p 轨道垂直于三个 sp^2 杂化轨道所在的平面，与氧原子的另一个 2p 轨道侧面重叠，形成 π 键，即碳氧双键也是有一个 σ 键和一个 π 键组成。同时由于氧原子的电负性比碳原子大，故羰基中的 π 电子云就偏向于氧原子，从而使得羰基碳原子带上部分正电荷，而氧原子带上部分负电荷。其结构如图 9-1 所示。

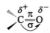

图 9-1 羰基中的 σ 键和 π 键

三、醛和酮的物理性质

常温下，除甲醛为气体外，12 个碳原子以下的脂肪醛、酮都是液体，高级的脂肪醛、酮和芳香酮是固体。

由于羰基具有极性，分子间的作用力较大，因此，醛、酮的沸点高于分子量相近的烷烃和醚，但由于醛、酮分子间不能形成氢键，所以醛、酮的沸点比相应的一元醇低。

低级的醛、酮能与水分子形成分子间氢键，所以易溶于水，如甲醛、乙醛、丙酮等。其他的醛、酮在水中的溶解度随烃基的增大而降低，而易溶于苯、乙醚等有机溶剂。

四、醛和酮的化学性质

醛、酮分子中都含有羰基，所以两者具有许多相似的化学性质。由于羰基是一个极性的不饱和基团，因此，易受到一些试剂的进攻而发生加成反应。在这类加成反应中，一般首先是试剂中带负电的部分进攻带部分正电荷的羰基碳原子，所以这类加成反应又称为亲核加成

(nucleophilic addition) 反应，是醛、酮的重要反应之一。醛、酮的第二类反应是 α-碳原子上氢的反应，由于在相邻羰基的影响下，α-碳原子上氢显得很活泼。醛、酮的第三类反应是氧化、还原反应。

（一）亲核加成反应

1. 与氢氰酸加成

醛、脂肪族甲基酮以及 8 个碳以下的环酮能与氢氰酸发生加成反应生成 α-氰基醇，反应的通式为：

$$\underset{(CH_3)H}{\overset{R}{>}}C=O + HCN \rightleftharpoons \underset{(CH_3)H}{\overset{R}{>}}\underset{OH}{\overset{CN}{|}}C$$

例如：

$$\underset{CH_3}{\overset{H}{>}}C=O + HCN \longrightarrow H-\underset{CH_3}{\overset{CN}{\underset{|}{C}}}-OH$$

实验表明，丙酮与氢氰酸的反应，若无碱存在时，在 3～4h 只有一半反应物作用完；若加入酸，反应速率则减慢，加入大量的酸，则放置几天也不反应；但若加入一滴氢氧化钠溶液，反应则在 2min 内即可完成。

由于氢氰酸是一种很弱的酸，在溶液中它存在着下列平衡。

$$HCN \rightleftharpoons H^+ + CN^-$$

碱的加入增加了反应体系中氰基负离子的浓度，酸的加入则降低了氰基负离子的浓度，由此可以推断该反应的反应速率与氰基负离子的浓度有着密切的关系。所以一般认为，碱催化下氢氰酸对羰基加成反应的机理是：

$$\underset{(CH_3)H}{\overset{R}{>}}C=O + CN^- \underset{慢}{\rightleftharpoons} \underset{(CH_3)H}{\overset{R}{>}}\underset{CN}{\overset{O^-}{|}}C \underset{快, HCN}{\rightleftharpoons} \underset{(CH_3)H}{\overset{R}{>}}\underset{CN}{\overset{OH}{|}}C + CN^-$$

由上式可以看出，反应中，首先是氰基负离子进攻带部分正电荷的羰基碳原子，生成氧负离子，然后试剂中带正电荷的部分与氧负离子结合，生成加成产物，所以该加成反应又称为亲核加成反应。

醛、酮与其他亲核试剂加成反应的机理也是如此，其亲核加成反应机理的通式可表示为：

$$>C=O + Nu^- \underset{慢}{\rightleftharpoons} -\underset{Nu}{\overset{|}{C}}-O^- \underset{快, A^+}{\rightleftharpoons} -\underset{Nu}{\overset{|}{C}}-OA$$

不同结构的醛、酮进行亲核加成反应的难易程度是不同的，其由易到难的顺序如下。

$$\underset{H}{\overset{H}{>}}C=O > \underset{H}{\overset{R}{>}}C=O > \underset{H_3C}{\overset{R}{>}}C=O > \underset{R}{\overset{R}{>}}C=O$$

影响醛、酮亲核加成反应速率的因素主要有两个方面。

（1）**电子效应**　烷基是供电子基，与羰基碳原子相连后，使得羰基碳原子所带的正电荷减少，因而不利于亲核加成反应。

（2）**空间效应**　当烷基与羰基碳原子相连后，不仅降低了羰基碳原子的正电荷，同时也增大了空间位阻，不利于亲核试剂进攻羰基碳原子，从而降低了其亲核加成反应的速率。

氢氰酸与醛、酮的加成反应，在有机合成上还可作为增长碳链的一种方法。

$$\underset{CH_3}{\overset{H}{>}}C=O + HCN \longrightarrow \underset{CH_3}{\overset{H}{>}}\overset{CN}{\underset{}{C}}-OH \xrightarrow{H_2O}{H^+} \underset{CH_3}{\overset{H}{>}}\overset{COOH}{\underset{}{C}}-OH$$

α-羟基酸

2. 与亚硫酸氢钠加成

醛、脂肪族甲基酮以及低级环酮能与亚硫酸氢钠的饱和溶液发生加成反应，生成 α-羟基磺酸钠，它不溶于饱和的亚硫酸氢钠溶液而析出晶体。

$$\underset{(CH_3)H}{\overset{R}{>}}C=O + NaHSO_3 \rightleftharpoons \underset{(CH_3)H}{\overset{R}{>}}\overset{ONa}{\underset{SO_3H}{C}} \rightleftharpoons \underset{(CH_3)H}{\overset{R}{>}}\overset{OH}{\underset{SO_3Na}{C}} \downarrow$$

该反应是一个可逆反应，将加成产物分离出来，加入酸或碱，加成产物又会分解为原来的醛或酮。例如：

$$\underset{(CH_3)H}{\overset{R}{>}}\overset{OH}{\underset{SO_3Na}{C}} \begin{array}{c} \xrightarrow{HCl} \underset{(CH_3)H}{\overset{R}{>}}C=O + NaCl + SO_2\uparrow + H_2O \\ \xrightarrow{Na_2CO_3} \underset{(CH_3)H}{\overset{R}{>}}C=O + NaHCO_3 + Na_2SO_3 \end{array}$$

所以，该反应常可用作鉴别、分离和提纯醛或酮。

3. 与格氏试剂加成

格氏试剂中的碳镁键是极性键，其中的碳原子带部分的负电荷，镁带部分的正电荷，故格氏试剂可作为亲核试剂与醛、酮发生亲核加成，加成产物不必分离，可直接水解制得醇。

$$>C=O + R-MgX \xrightarrow{乙醚} >\overset{OMgX}{\underset{R}{C}} \xrightarrow{H_2O, H^+} R-\overset{|}{\underset{|}{C}}-OH$$

格氏试剂与甲醛作用生成伯醇，生成的醇比作原料的格氏试剂多一个碳原子。例如：

$$\underset{H}{\overset{H}{>}}C=O + CH_3CH_2-MgX \xrightarrow{乙醚} CH_3CH_2CH_2OMgX \xrightarrow{H_2O, H^+} CH_3CH_2CH_2OH$$

其他的醛与格氏试剂作用，生成仲醇。例如：

$$\underset{H}{\overset{H_3C}{>}}C=O + CH_3CH_2-MgX \xrightarrow{乙醚} \underset{CH_3CH_2}{\overset{CH_3}{>}}CHOMgX \xrightarrow{H_2O, H^+} \underset{CH_3CH_2}{\overset{CH_3}{>}}CHOH$$

酮与格氏试剂作用，生成叔醇。例如：

$$\underset{H_3C}{\overset{H_3C}{>}}C=O + CH_3CH_2-MgX \xrightarrow{\text{乙醚}} CH_3-\underset{CH_3}{\overset{CH_2CH_3}{\underset{|}{\overset{|}{C}}}}-OMgX \xrightarrow{H_2O, H^+} CH_3-\underset{CH_3}{\overset{CH_2CH_3}{\underset{|}{\overset{|}{C}}}}-OH$$

4. 与醇加成

在干燥的氯化氢或浓硫酸作用下，一分子醛与一分子醇发生加成反应，生成的化合物称为半缩醛（hemiacetal）。例如：

$$CH_3CH_2CHO + CH_3OH \xrightleftharpoons{\text{干燥 HCl}} CH_3CH_2-\underset{H}{\overset{OH}{\underset{|}{\overset{|}{C}}}}-OCH_3$$

1-甲氧基丙醇（半缩醛）

半缩醛一般不稳定（环状的半缩醛较稳定），可以继续与另一分子醇反应，脱去一分子水生成稳定的缩醛（acetal）。

$$CH_3CH_2-\underset{H}{\overset{OH}{\underset{|}{\overset{|}{C}}}}-OCH_3 + CH_3OH \xrightarrow{\text{干燥 HCl}} CH_3CH_2-\underset{H}{\overset{OCH_3}{\underset{|}{\overset{|}{C}}}}-OCH_3 + H_2O$$

1,1-二甲氧基丙烷（缩醛）
或丙醛缩二甲醇

缩醛对碱、氧化剂是稳定的，但在稀酸中易分解变成原来的醛。

$$\underset{H}{\overset{R}{>}}C\underset{OR'}{\overset{OR'}{<}} + H_2O \xrightleftharpoons{H^+} \left[\underset{H}{\overset{R}{>}}C\underset{OH}{\overset{OH}{<}}\right] \longrightarrow RCHO + H_2O$$

利用这一性质，在有机合成中可用来保护活泼的醛基。例如：将 $CH_3CH=CHCHO$ 转化为 $CH_3\underset{OH}{\overset{|}{CH}}-\underset{OH}{\overset{|}{CH}}CHO$。

$$CH_3CH=CHCHO \xrightarrow[\text{干燥HCl}]{C_2H_5OH} CH_3CH=CH\underset{OC_2H_5}{\overset{OC_2H_5}{\underset{|}{\overset{|}{CH}}}}$$

$$\xrightarrow{\text{稀冷 KMnO}_4} CH_3\underset{OH}{\overset{|}{CH}}-\underset{OH}{\overset{|}{CH}}\underset{OC_2H_5}{\overset{OC_2H_5}{\underset{|}{\overset{|}{CH}}}} \xrightarrow{H_2O, H^+} CH_3\underset{OH}{\overset{|}{CH}}-\underset{OH}{\overset{|}{CH}}CHO$$

上述转化中，若不先将醛基保护起来的话，当用高锰酸钾处理时，分子中的醛基会被氧化成羧基，得不到所需产物。

在合成中常用乙二醇和醛或酮作用，生成环状的缩醛或缩酮来保护羰基。

$$\underset{H}{\overset{R}{>}}C=O + HOCH_2CH_2OH \xrightleftharpoons{\text{干燥 HCl}} \underset{H}{\overset{R}{>}}C\underset{O}{\overset{O}{<}}\underset{|}{\overset{|}{\underset{CH_2}{\overset{CH_2}{|}}}}$$

5. 与氨的衍生物加成

氨及其衍生物可作为亲核试剂，与醛或酮发生加成反应，反应并不停留在加成这一步，加成的产物相继脱去一分子水，生成含有碳氮双键（ $>C=N$ ）的化合物。氨的衍生物可以是羟胺（H_2N-OH）、肼（H_2N-NH_2）、苯肼（$H_2N-NHC_6H_5$）、2,4-二硝基苯肼以及氨基脲等。上述氨的衍生物与醛或酮反应的通式为：

$$>C=O + H_2N-Y \rightleftharpoons \left[>C\begin{matrix}N-Y \\ OH\ H \end{matrix} \right] \xrightarrow{-H_2O} >C=N-Y$$

上述反应可简写为：

$$>C=O + H_2N-Y \xrightarrow{-H_2O} >C=N-Y$$

例如：

$$\begin{matrix}CH_3 \\ H\end{matrix}C=O + H_2N-OH \xrightarrow{-H_2O} \begin{matrix}CH_3 \\ H\end{matrix}C=N-OH$$

羟胺　　　　　　　　肟

$$\begin{matrix}CH_3 \\ H\end{matrix}C=O + H_2N-NH_2 \xrightarrow{-H_2O} \begin{matrix}CH_3 \\ H\end{matrix}C=N-NH_2$$

肼　　　　　　　　腙

$$\begin{matrix}CH_3 \\ H\end{matrix}C=O + H_2N-NH-C_6H_5 \xrightarrow{-H_2O} \begin{matrix}CH_3 \\ H\end{matrix}C=N-NH-C_6H_5$$

苯肼　　　　　　　　苯腙

$$\begin{matrix}CH_3 \\ H\end{matrix}C=O + H_2N-NH-\text{(2,4-二硝基苯基)} \xrightarrow{-H_2O} \begin{matrix}CH_3 \\ H\end{matrix}C=N-NH-\text{(2,4-二硝基苯基)}$$

2,4-二硝基苯肼　　　　　　　　2,4-二硝基苯腙

$$\begin{matrix}CH_3 \\ H\end{matrix}C=O + H_2N-NH-\underset{O}{\overset{\|}{C}}-NH_2 \xrightarrow{-H_2O} \begin{matrix}CH_3 \\ H\end{matrix}C=N-NH-\underset{O}{\overset{\|}{C}}-NH_2$$

氨基脲　　　　　　　　缩氨脲

6. 与魏蒂西（Wittig）试剂加成

魏蒂西试剂是由三苯基膦（C_6H_5)$_3$P 与卤代烃作用制得的膦盐，经强碱（如：苯基锂或乙醇钠）处理除去 α-氢而制得的。应用该反应制备烯烃，条件温和，双键位置确定。

$$(C_6H_5)_3P + CH_3CH_2Br \xrightarrow{THF} (C_6H_5)_3\overset{+}{P}-CH_2CH_3Br^-$$

$$(C_6H_5)_3\overset{+}{P}-CH_2CH_3Br^- \xrightarrow{C_6H_5Li} (C_6H_5)_3P=CHCH_3$$

醛、酮与魏蒂西试剂作用脱去一分子氧化三苯基膦生成烯烃，例如：

$$\begin{matrix}CH_3 \\ H\end{matrix}C=O + (C_6H_5)_3P=CHCH_3 \longrightarrow CH_3CH=CHCH_3 + (C_6H_5)_3P=O$$

（二）α-活泼氢的反应

在醛、酮分子中，与羰基碳原子相邻的碳原子叫作 α-碳原子，α-碳原子上的氢原子受到

第九章　醛和酮

相邻羰基的影响而显得比较活泼。这是由于羰基的吸电子性使 α-碳原子上的 C—H 键极性增强，氢原子有变成质子离去的倾向。

1. 酮式和烯醇式互变

在醛、酮分子中，当 α-H 以质子的形式离去后形成碳负离子，由于所形成的碳负离子中存在 p-π 共轭体系，所以该碳负离子较稳定。逆反应进行时，质子若与 α-碳原子结合，则得到原来酮式结构的醛、酮；若与氧结合，则得到烯醇式结构的醛、酮。这样就形成了酮式和烯醇式的互变异构体。例如：

$$CH_3-\underset{\underset{酮式}{\|}}{\overset{O}{C}}-CH_3 \underset{H^+}{\overset{-H^+}{\rightleftharpoons}} \bar{C}H_2-\overset{O}{\underset{\|}{C}}-CH_3 \leftrightarrow CH_2=\underset{\|}{\overset{O^-}{C}}-CH_3 \underset{-H^+}{\overset{H^+}{\rightleftharpoons}} CH_2=\underset{\underset{烯醇式}{}}{\overset{OH}{C}}-CH_3$$

一般情况下，醛、酮的烯醇式结构是很不稳定的，在平衡体系中含量很少，无法分离。但有些醛、酮的烯醇式却很稳定，可以分离。例如：2,4-戊二酮。

$$CH_3-\overset{O}{\underset{\|}{C}}-CH_2-\overset{O}{\underset{\|}{C}}-CH_3 \rightleftharpoons CH_3-\overset{O}{\underset{\|}{C}}-CH=\overset{OH}{\underset{}{C}}-CH_3$$
　　　　　酮式　　　　　　　　　　烯醇式　92%

2. 卤代和卤仿反应

含有 α-H 的醛可以与卤素发生卤代反应。在酸性条件下，卤代反应可以停留在一卤代物的阶段。例如：

$$Br-C_6H_4-\underset{\underset{O}{\|}}{C}-CH_3 \xrightarrow[20℃]{Br_2, CH_3COOH} Br-C_6H_4-\underset{\underset{O}{\|}}{C}-CH_2Br + HBr$$

在碱性条件下，卤代反应很难停留在一卤代物的阶段，而是生成多卤代物。生成的三卤代物在碱性溶液中一般不稳定，会立即分解生成三卤甲烷（卤仿）和羧酸盐，这类反应就是卤仿反应。例如：

$$CH_3-\overset{O}{\underset{\|}{C}}-CH_3 + X_2 \xrightarrow{NaOH} CH_3-\overset{O}{\underset{\|}{C}}-CH_2X \xrightarrow[X_2]{NaOH} CH_3-\overset{O}{\underset{\|}{C}}-CHX_2$$

$$\xrightarrow[X_2]{NaOH} CH_3-\overset{O}{\underset{\|}{C}}\!\!+\!\!CX_3 \rightarrow CH_3COOH + \underset{卤仿}{CHX_3}$$

由于该反应常用的卤素是碘，在反应中生成碘仿，故该反应又称为碘仿反应。碘仿是一种黄色的不溶于水的晶体，并有特殊的气味，很容易识别，所以碘仿反应常用来鉴别乙醛和甲基酮。同时，由于次碘酸钠具有氧化性，可以把乙醇及具有 $H_3C-\underset{\underset{OH}{|}}{C}H-$ 结构的仲醇分别氧化成相应的乙醛或甲基酮，所以这类醇也能发生碘仿反应。

例如：

$$CH_3CH_2OH \xrightarrow{I_2}{NaOH} CH_3CHO \xrightarrow{I_2}{NaOH} CHI_3 \downarrow + HCOONa$$

$$CH_3CHCH_2CH_3 \xrightarrow{NaOI} CH_3CCH_2CH_3 \xrightarrow{NaOI} CHI_3\downarrow + CH_3CH_2COONa$$
$$|\|$$
$$OHO$$

故碘仿反应可作为具有 $H_3C-\underset{OH}{\underset{|}{CH}}-$ 和 $H_3C-\underset{O}{\underset{\|}{C}}-$ 结构化合物的鉴别反应。

3. 羟醛缩合反应

在稀酸或稀碱（最常用的是稀碱）作用下，两分子的醛发生自身加成反应，一分子醛的 α-H 加到另一分子醛的羰基氧上，其余的部分加到羰基碳上，生成 β-羟基醛，这个反应就称为羟醛缩合反应。例如：

$$CH_3-\overset{O}{\overset{\|}{C}}-H + H-CH_2-\overset{O}{\overset{\|}{C}}-H \xrightarrow{\text{稀}OH^-} CH_3-\underset{OH}{\underset{|}{CH}}-CH_2CHO$$

若生成的 β-羟基醛仍有 α-H，则受热或在酸的作用下即发生分子内脱水，生成具有共轭体系的 α，β-不饱和醛。例如：

$$CH_3-CH-CHCHO \xrightarrow{\Delta} CH_3CH=CHCHO$$
$$\underset{OH\ H}{\underbrace{}}\phantom{\xrightarrow{\Delta}}\text{2-丁烯醛}$$

羟醛缩合反应的历程如下。

（1）首先，稀碱夺取醛分子中的 α-H，形成碳负离子。

$$OH^- + H-CH_2-\overset{O}{\overset{\|}{C}}-H \rightleftharpoons \bar{C}H_2-\overset{O}{\overset{\|}{C}}-H + H_2O$$

（2）其次，碳负离子作为亲核试剂，进攻另一分子醛的羰基碳原子，生成氧负离子。

$$CH_3-\overset{O}{\overset{\|}{C}}-H + \bar{C}H_2-\overset{O}{\overset{\|}{C}}-H \rightleftharpoons CH_3-\underset{O^-}{\underset{|}{CH}}-CH_2CHO$$

（3）最后，氧负离子从水中夺取质子生成 β-羟基醛。

$$CH_3-\underset{O^-}{\underset{|}{CH}}-CH_2CHO \underset{}{\overset{H_2O}{\rightleftharpoons}} CH_3-\underset{OH}{\underset{|}{CH}}-CH_2CHO$$

其他含 α-H 的也可以发生羟醛缩合反应，例如：

$$CH_3CH_2CH_2\underline{CHO + H_2}C-CHO \xrightarrow[80\sim100℃]{\text{稀}OH^-} CH_3CH_2CH_2CH=CCHO$$
$$||$$
$$CH_2CH_3CH_2CH_3$$
$$86\%$$

具有 α-H 的酮也有类似的反应，但比醛困难而且产率很低。

当两种不同的含 α-H 的醛在稀碱作用下发生羟醛缩合反应时，由于除了同一种醛的自身羟醛缩合以外，还有两种醛之间的交叉缩合，故会得到 4 种不同的产物，难以分离，无实际意义。

第九章 醛和酮

但若选用一种不含 α-H 的醛与一种含 α-H 的醛进行羟醛缩合，控制反应条件可得单一产物。例如：

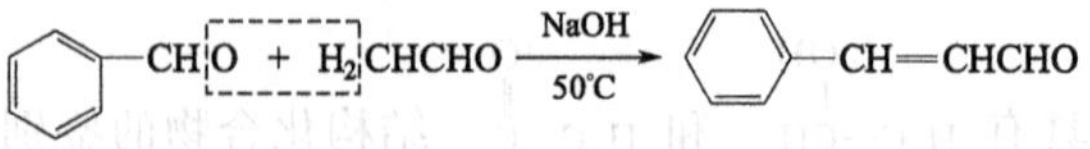

$$C_6H_5CHO + H_2CHCHO \xrightarrow[50℃]{NaOH} C_6H_5CH=CHCHO$$

羟醛缩合反应若在分子内进行，则生成环状化合物。例如：

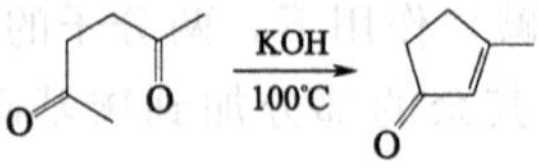

$$CH_3COCH_2CH_2COCH_3 \xrightarrow[100℃]{KOH} \text{(环戊烯酮)}$$

4. 曼尼希（Mannich）反应

含有 α-H 的酮与甲醛以及胺（常用仲胺的盐）在酸性条件下反应生成 β-氨基酮，这个反应就叫作曼尼希反应。例如：

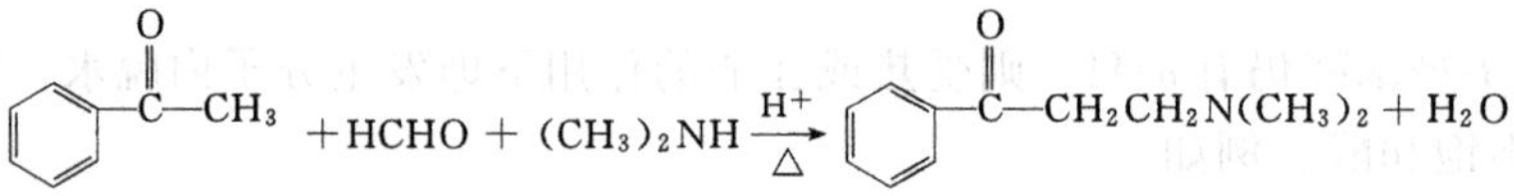

$$C_6H_5COCH_3 + HCHO + (CH_3)_2NH \xrightarrow[\Delta]{H^+} C_6H_5COCH_2CH_2N(CH_3)_2 + H_2O$$

5. 珀金（Perkin）反应

芳香醛与 α-碳上有两个活泼氢的酸酐在相应的羧酸盐的催化下加热，发生类似羟醛缩合型的反应，生成 α,β-不饱和酸，这一反应就称为珀金反应。反应的通式为：

$$Ar—CHO + (RCH_2CO)_2O \xrightarrow[\Delta]{RCH_2COONa(K)} Ar—CH=C(R)COOH$$

例如：

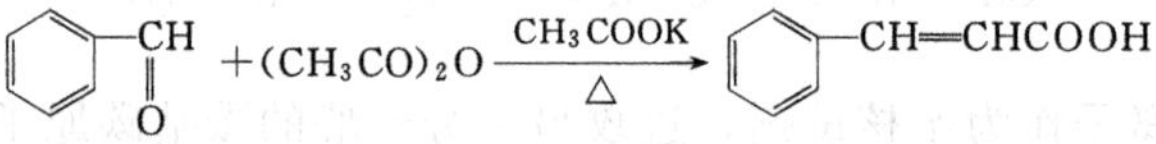

$$C_6H_5CHO + (CH_3CO)_2O \xrightarrow[\Delta]{CH_3COOK} C_6H_5CH=CHCOOH$$

（三）氧化还原反应

1. 氧化反应

醛很容易被氧化，不仅会被强的氧化剂高锰酸钾、重铬酸钾等氧化，也可被一些弱氧化剂如托伦（Tollens）试剂、斐林（Fehling）试剂所氧化，但这些弱氧化剂却不能氧化酮。

托伦试剂是硝酸银的氨溶液，其与醛共热时，将醛氧化成羧酸，而自身则被还原为金属银，生成的银沉积在洁净的试管壁上，所以该反应又称为银镜反应。

$$RCHO + 2Ag(NH_3)_2OH \xrightarrow{\Delta} RCOONH_4 + 2Ag\downarrow + H_2O + 3NH_3$$

斐林试剂包括两个部分，其中 A 为硫酸铜溶液，B 为酒石酸钾的氢氧化钠溶液，用时把 A 和 B 等体积混合，得到一深蓝色溶液，与脂肪醛共热，将脂肪醛氧化成羧酸，而自身被还原生成砖红色的氧化亚铜沉淀。

$$RCHO + 2Cu^{2+} + 5NaOH \xrightarrow{\Delta} RCOONa + Cu_2O\downarrow + 4Na^+ + 3H_2O$$

斐林试剂只能氧化脂肪醛，不能氧化芳香醛，因此，可用斐林试剂来区别脂肪醛和芳香醛。

2. 还原反应

采用不同的还原剂，可将醛、酮分子中的羰基还原成醇羟基或亚甲基。

(1) 羰基还原成醇羟基

① 催化氢化　在催化剂 Pt、Pd、Ni 等作用下，醛、酮与氢气加成，分子中的羰基被还原成羟基，同时若分子中有碳碳双键也一起被还原。例如：

$$CH_3CH=CHCHO + H_2 \xrightarrow{\text{Ni 或 Pt}} CH_3CH_2CH_2CH_2OH$$

② 用金属氢化物还原　用金属氢化物如硼氢化钠、氢化铝锂等作还原剂还原醛、酮时，只能将分子中的羰基还原成羟基，而不能还原分子中的碳碳双键。例如：

$$CH_3CH=CHCHO \xrightarrow{LiAlH_4} CH_3CH=CHCH_2OH$$

③ 梅尔魏因-庞多夫（Meerwein-Poundorf）还原　醛、酮在异丙醇铝的作用下，分子中的羰基被还原成羟基的反应，称为梅尔魏因-庞多夫还原反应。

$$\underset{(R')H}{\overset{R}{C}}=O + (CH_3)_2CHOH \xrightarrow{[(CH_3)_2CHO]_3Al} \underset{(R')H}{\overset{R}{C}}HOH + CH_3COCH_3$$

它的逆反应可以将仲醇氧化成酮，称为奥彭诺尔（Oppenauer）氧化法。该反应是将不饱和仲醇氧化成酮的好方法。

(2) 羰基还原成亚甲基

① 克莱门森（Clemmensen）还原　醛、酮与锌汞齐及浓盐酸回流反应，分子中的羰基被还原为亚甲基，这个反应就称为克莱门森还原反应。例如：

$$\underset{(R')H}{\overset{R}{C}}=O \xrightarrow[\text{浓 HCl}]{Zn-Hg} \underset{(R')H}{\overset{R}{C}}H_2$$

② 沃尔夫-基什纳-黄鸣龙（Wolff-Kishner-Huang ML）还原法　该法最初时将醛、酮与无水肼作用生成腙，然后将腙、醇钠及无水乙醇在封管或高压釜中加热反应，反应温度高，操作不方便。

$$\underset{(R')H}{\overset{R}{C}}=O \xrightarrow{H_2NNH_2} \underset{(R')H}{\overset{R}{C}}=NNH_2 \xrightarrow[\text{高温}]{NaOC_2H_5/C_2H_5OH} \underset{(R')H}{\overset{R}{C}}H_2 + N_2\uparrow$$

后来我国著名化学家黄鸣龙对该方法进行了改进，用氢氧化钠、85％水合肼代替醇钠、无水肼，在聚乙二醇中反应。改良后的反应在常压下就能进行。例如：

$$C_6H_5\overset{O}{\overset{\|}{C}}CH_2CH_3 \xrightarrow[(HOCH_2CH_2)_2O\Delta]{H_2NNH_2,NaOH} C_6H_5CH_2CH_2CH_3$$

3. 康尼查罗（Cannizzaro）反应

不含 α-H 的醛在浓碱作用下，发生自身的氧化还原反应，即一分子醛被氧化生成羧酸，另一分子醛被还原生成醇，这一反应就称为康尼查罗反应。例如：

$$2HCHO \xrightarrow{\text{浓 NaOH}} \xrightarrow{H^+} CH_3OH + HCOOH$$

$$\text{C}_6\text{H}_5\text{-CHO} \xrightarrow{\text{浓 NaOH}} \xrightarrow{H^+} \text{C}_6\text{H}_5\text{-COOH} + \text{C}_6\text{H}_5\text{-CH}_2\text{OH}$$

如果两种不含 α-H 的醛在浓碱作用下，则发生交叉康尼查罗反应，得到混合物。若两种醛中有一种是甲醛，由于甲醛还原性较强，所以总是甲醛被氧化成甲酸，而另一分子醛被还原成醇。例如：

$$HCHO + \text{C}_6\text{H}_5\text{-CHO} \xrightarrow{\text{浓 NaOH}} \xrightarrow{H^+} HCOOH + \text{C}_6\text{H}_5\text{-CH}_2OH$$

工业上生产季戊四醇也正是利用了这一性质：

$$3HCHO + CH_3CHO \xrightarrow{Ca(OH)_2} HOCH_2-\underset{\underset{CH_2OH}{|}}{\overset{\overset{CH_2OH}{|}}{C}}-CHO$$

$$HOCH_2-\underset{\underset{CH_2OH}{|}}{\overset{\overset{CH_2OH}{|}}{C}}-CHO + HCHO \xrightarrow{OH^-} HOCH_2-\underset{\underset{CH_2OH}{|}}{\overset{\overset{CH_2OH}{|}}{C}}-CH_2OH + HCOOH$$

（四）与希夫（Schiff）试剂的显色反应

将二氧化硫通入红色的品红水溶液中，至红色刚好褪去，所形成的无色溶液就是希夫试剂。醛与希夫试剂作用显紫红色，酮则不显色，故可用于醛和酮的鉴别。

五、醛和酮的制备

1. 烯烃的臭氧化

$$CH_3CH=CHCH_3 \xrightarrow[(2)Zn,H_2O]{(1)O_3} 2CH_3CHO$$

$$\underset{\underset{CH_3}{|}}{CH_3}C=CH_2 \xrightarrow[(2)Zn,H_2O]{(1)O_3} CH_3COCH_3 + HCHO$$

2. 炔烃的水合

$$HC\equiv CH + H_2O \xrightarrow[10\% H_2SO_4]{5\% HgSO_4} H_2C=\underset{OH}{\overset{}{C}}H \rightleftharpoons H_3C-\overset{O}{\overset{\|}{C}}-H$$

$$CH_3C\equiv CH + H_2O \xrightarrow[10\% H_2SO_4]{5\% HgSO_4} CH_3\underset{OH}{\overset{}{C}}=CH_2 \rightleftharpoons H_3C-\overset{O}{\overset{\|}{C}}-CH_3$$

3. 醇的氧化

$$\text{环己醇}-OH \xrightarrow{Na_2Cr_2O_7, H_2SO_4} \text{环己酮}=O$$

$$RCH_2OH \xrightarrow[325℃]{Cu} R-\underset{H}{\overset{}{C}}H-O-H \longrightarrow RCHO + H_2\uparrow$$

4. 傅-克酰基化反应

$$C_6H_6 + CH_3CCl \xrightarrow{\text{无水}AlCl_3} C_6H_5-\overset{O}{\overset{\|}{C}}CH_3 + HCl$$

$$C_6H_6 + (CH_3CO)_2O \xrightarrow{\text{无水}AlCl_3} C_6H_5-\overset{O}{\overset{\|}{C}}CH_3 + CH_3COOH$$

5. 加特曼-科赫（Gattermann-Koch）反应

以一氧化碳及干燥氯化氢为原料，在无水三氯化铝和氯化铜的催化下引入醛基的反应称为加特曼-科赫反应。

$$\text{C}_6\text{H}_6 + \text{CO} + \text{HCl} \xrightarrow[\text{Cu}_2\text{Cl}_2]{\text{AlCl}_3} \text{C}_6\text{H}_5\text{CHO}$$

$$\text{C}_6\text{H}_5\text{CH}_3 + \text{CO} + \text{HCl} \xrightarrow[\text{Cu}_2\text{Cl}_2]{\text{AlCl}_3} \text{4-CH}_3\text{C}_6\text{H}_4\text{CHO}$$

六、不饱和醛、酮

含有碳碳双键的醛、酮称为不饱和醛、酮，根据分子中双键与羰基的相对位置可将其分为 α,β-不饱和醛、酮和 β,γ-不饱和醛、酮。例如：

α,β-不饱和醛、酮：

$$\text{CH}_2\text{=CHCHO} \qquad \text{CH}_3\text{CH=CHCHO} \qquad \text{C}_6\text{H}_5\text{CH=CHCHO}$$
丙烯醛　　　　　2-丁烯醛（巴豆醛）　　　3-苯基-2-丙烯醛（桂皮醛）

β,γ-不饱和醛、酮：

$$\text{CH}_2\text{=CHCH}_2\text{CHO} \qquad \text{CH}_2\text{=CHCH}_2\text{COCH}_3$$
3-丁烯醛　　　　　　　4-戊烯-2-酮

（一）α,β-不饱和醛、酮的化学性质

α,β-不饱和醛、酮中既有双键又有羰基，同时双键和羰基又构成一个共轭体系，这些结构使其具有了特殊的化学性质。

1. 亲核加成

在 α,β-不饱和醛酮中，由于碳碳双键与羰基形成共轭体系，羰基的吸电子效应通过共轭链传递，使得 β-碳上也带有部分正电荷，所以在进行亲核加成时，亲核试剂既可以进攻羰基碳发生 1,2-加成，也可以进攻 β-碳发生 1,4-加成。

α,β-不饱和醛酮与醇、氢氰酸、氨的衍生物等作用，主要得到 1,4-加成产物。例如：

$$\text{CH}_2\text{=CHCOCH}_3 + \text{HCN} \xrightarrow{\text{OH}^-} \underset{\text{CN}}{\text{CH}_2\text{CH=C(OH)CH}_3} \longrightarrow \underset{\text{CN}}{\text{CH}_2\text{CH}_2\text{COCH}_3}$$

$$(\text{CH}_3)_2\text{C=CHCOCH}_3 + \text{H}_2\text{NOH} \longrightarrow (\text{CH}_3)_2\underset{\text{NHOH}}{\text{C}}\text{CH}_2\text{COCH}_3$$

与格氏试剂加成，则倾向于生成 1,2-加成产物。例如：

$$\text{CH}_2\text{=CHCOCH}_3 + \text{CH}_3\text{MgI} \xrightarrow[\text{(2)H}^+,\text{H}_2\text{O}]{\text{(1)无水醚}} \text{CH}_2\text{=CHC(OH)(CH}_3)_2$$

2. 亲电加成

由于羰基是吸电子基，它的存在一方面使得碳碳双键的亲电加成反应活性降低，另一方面还控制了加成反应的方向。例如：

$$\text{H}_2\text{C=CHCHO} + \text{Br}_2 \longrightarrow \underset{\text{Br}\quad\text{Br}}{\text{CH}_2\text{-CH-CHO}}$$

$$CH_2=CHCHO + HCl \longrightarrow CH_2-CH-CHO$$
$$\ \ \ |\ \ \ \ \ |$$
$$\ Cl\ \ \ H$$

3. 插烯规则

2-丁烯醛中的甲基与乙醛的甲基相似，都很活泼，在稀碱条件下，也能发生羟醛缩合反应。

$$CH_3CH=CHCHO + H-CH_2CH=CHCHO \xrightarrow{OH^-} CH_3CH=CHCH-CH_2CH=CHCHO$$
$$|$$
$$OH$$

$$\xrightarrow{-H_2O} CH_3CH=CHCH=CHCH=CHCHO$$

在结构上，2-丁烯醛可看成是在乙醛分子中的醛基与甲基之间插入了一个乙烯基。乙烯基的插入不妨碍醛基对甲基的影响，并且连续插入多个乙烯基后，这种影响仍不改变，这种现象就称为插烯规则。

（二）乙烯酮

乙烯酮是一种特殊的不饱和酮，有毒，易溶于乙醚、丙酮中。

乙烯酮的性质非常活泼，能与含活泼氢的化合物，如水、盐酸、乙酸、乙醇胺等发生加成反应，生成乙酸及其衍生物。

$$CH_2=C=O + H-OH \longrightarrow CH_3-\overset{O}{\overset{\|}{C}}-OH$$

$$CH_2=C=O + H-OR \longrightarrow CH_3-\overset{O}{\overset{\|}{C}}-OR$$

$$CH_2=C=O + H-NH_2 \longrightarrow CH_3-\overset{O}{\overset{\|}{C}}-NH_2$$

$$CH_2=C=O + H-O\overset{O}{\overset{\|}{C}}-R \longrightarrow CH_3-\overset{O}{\overset{\|}{C}}-O-\overset{O}{\overset{\|}{C}}-R$$

> **知识拓展**
>
> **甲睾酮**
>
> 本品为雄性激素类药，主要用于男性缺乏睾丸素所引起的各种疾病，小剂量应用疗效不好，剂量大或长期使用极易发生肝损害、黄疸。
>
> "甲睾酮"属一类兴奋剂，是国内外体育机构严禁的药物。因此目前已很少应用，相关适应证可改用安全性及疗效均较好的制剂，如十一酸睾酮注射剂或口服剂。

【思考题】

一、名词解释
1. 羰基 2. 亲核加成 3. 缩醛 4. 卤仿反应

二、选择题

1. 下列哪种试剂可以将羰基还原成亚甲基（　　）。
   A. H_2/Ni　　　B. $NaBH_4$ 醇溶液　　　C. 浓 NaOH　　　D. Zn-Hg/浓 HCl

2. 与斐林试剂反应不能生成砖红色氧化亚铜沉淀的是（　　）。
   A. 苯甲醛　　　B. 乙醛　　　C. 苯乙醛　　　D. 3-甲基戊醛

3. 在有机反应中常用于保护醛基的反应是（　　）。
   A. 醇醛缩合反应　　　B. 碘仿反应　　　C. 缩醛的生成　　　D. Cannnizzaro 反应

4. 下列反应中既能发生碘仿反应，又能与氢氰酸反应的是（　　）。
   A. 乙醛　　　B. 苯甲醛　　　C. 3-戊醛　　　D. 异丙醇

5. 能发生 Cannnizzaro 反应的是（　　）。
   A. 乙醛　　　B. 丙醛　　　C. 苯甲醛　　　D. 丙酮

6. 下列化合物进行亲电加成，反应速率最快的是（　　）。
   A. F_3CCHO　　　B. $NCCH_2CHO$　　　C. CH_3OCH_2CHO　　　D. CH_3CHO

7. 不与 Tollens 试剂反应的化合物是（　　）。
   A. 甲酸　　　B. 正丁醛　　　C. 苯乙酮　　　D. 葡萄糖

8. 用下列哪一种试剂可使苯乙酮转化成乙苯（　　）。
   A. H_2+Pt　　　B. $Zn(Hg)+HCl$　　　C. $LiAlH_4$　　　D. $Na+C_2H_5OH$

9. 下列哪一种化合物不能用于制取醛、酮的衍生物（　　）。
   A. 羟胺盐酸盐　　　B. 2,4-二硝基苯　　　C. 氨基脲　　　D. 苯肼

10. 下列哪一种化合物实际上不与 $NaHSO_3$ 起加成反应（　　）。
    A. 乙醛　　　B. 苯甲醛　　　C. 2-丁酮　　　D. 苯乙酮

三、根据所给结构命名或根据名称写出结构式

1. $CH_3CH=CHCHO$

2. $CH_3-\overset{O}{\overset{\|}{C}}-CH_3$

3.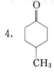

4.

5. 苯-CH=CHCHO

6. $CH_3CH_2-\underset{OCH_3}{\overset{OCH_3}{\underset{|}{\overset{|}{CH}}}}-OCH_3$

7. 2,4-戊二酮　　　8. 3,4-二甲基戊醛　　　9. 2-丁烯醛　　　10. 3-戊烯-2-酮

四、用化学方法鉴别下列各组化合物

1. 丙醛、丙酮和异丙醇
2. 戊醛、2-戊酮和环戊酮
3. 苯甲醛、己醛和苯乙酮

（冯寅寅）

第十章

有机酸

【学习目标】
- 掌握：羧酸和取代羧酸的命名，羧酸和取代羧酸的酸性、脱羧等化学性质。
- 熟悉：羧酸和取代羧酸的分类。
- 了解：与医学密切相关的羧酸和取代羧酸。

情景导入

情景回放：
1954年，Menkes等应用层析法诊断出首例有机酸血症。1961年，Childe等报道酮性高甘氨酸血症。1966年，Tanaka等首次应用气相色谱-质谱法诊断了第一例异戊酸血症，为筛查有机酸血症开创了新的局面。有机酸血症又称为有机酸尿症，是指在氨基酸、脂肪和糖的代谢过程中，由于某种酶的缺乏导致羧基酸及其他代谢产物的蓄积而产生的一种疾病。有机酸血症在中国的患病率为1∶19442。

思考问题：
1. 什么是有机酸？有机酸是如何分类的？
2. 有机酸的结构和性质是什么？
3. 医学上常用的有机酸有哪些？

有机酸是一类具有酸性的有机化合物。常见的有机酸包括羧酸、取代羧酸等。羧酸通常以游离状态或者盐和酯的形式广泛存在于动植物体内。在生命活动过程中，有些羧酸和取代羧酸直接参与生物化学反应，如叶酸直接影响核酸的合成及氨基酸的代谢；有些是代谢的中间产物，如丙酮酸和乳酸都是葡萄糖代谢的中间产物；有些具有显著的生物活性，如酒石酸、枸橼酸可作药用。因此，羧酸和取代羧酸是医用化学中非常重要的一部分内容。

第一节 羧酸

一、羧酸的结构、分类和命名

分子中含有羧基—COOH的化合物称为羧酸。除甲酸（HCOOH）外，羧酸都可以用通式 R—COOH（或 Ar—COOH）表示。羧酸分子中，烃基上的氢原子被其他原子或基团取代后生成的产物，称为取代羧酸。

（一）羧酸的结构

羧酸的官能团可以写成—COOH 或（$-\overset{\underset{\parallel}{O}}{C}-OH$）。从形式上看，羧基是羰基（$-\overset{\underset{\parallel}{O}}{C}-$）和羟基（—OH）的组合。但由于两个官能团之间的相互影响，使羧酸的物理和化学等性质都发生了显著的变化。

羧酸分子失去羧基上的羟基后剩余的基团（RCO—）称为酰基。根据羧酸原来的名称命名为"某酰基"。例如：

$$CH_3-\overset{\underset{\parallel}{O}}{C}- \qquad HOOC-\overset{\underset{\parallel}{O}}{C}- \qquad C_6H_5-\overset{\underset{\parallel}{O}}{C}-$$

乙酰基　　　　　草酰基　　　　　苯甲酰基

（二）羧酸的分类和命名

1. 羧酸的分类

根据羧酸分子中所含羧基的数目，可以分为一元羧酸和多元羧酸。分子中只含有 1 个羧基的为一元羧酸，含 2 个及 2 个以上羧基的称为多元羧酸。例如：

$$CH_3COOH \qquad\qquad HOOC-COOH$$
乙酸（一元羧酸）　　　　乙二酸（多元羧酸）

除了甲酸以外，羧酸都可以认为是由烃基和羧基两部分组成。因此，烃基的类型也会影响羧酸的种类。根据烃基是否含有芳环，羧酸可分为脂肪族羧酸和芳香族羧酸。例如：

$$CH_3CH_2CH_2COOH \qquad\qquad C_6H_5-COOH$$
丁酸（脂肪族羧酸）　　　　苯甲酸（芳香族羧酸）

脂肪族羧酸中，根据烃基是否饱和分为饱和羧酸和不饱和羧酸。例如：

$$CH_3CH_2COOH \qquad\qquad CH_2=CHCOOH$$
丙酸（饱和羧酸）　　　　丙烯酸（不饱和羧酸）

2. 羧酸的命名

（1）俗名　早期发现的羧酸常根据其来源命名，即俗名。例如，甲酸最初是由蒸馏赤蚁得到的，俗称蚁酸；乙酸最初由醋中获得，俗称醋酸；乙二酸是普遍存在于草本植物内的一种成分，俗称草酸。软脂酸、硬脂酸、油酸等是由油脂水解得到的，然后根据它们的形状特点分别加以命名的。

（2）普通命名法　简单的酸可以用普通命名法。10 个碳以下的直链羧酸：根据碳原子数，分别用"甲、乙、丙、丁、戊、己、庚、辛、壬、癸"酸表示。例如：$CH_3CH_2CH_2CH_2COOH$ 称为戊酸。10 个碳以上的直链一元羧酸：直接在碳原子数后面加"碳酸"二字。如硬脂酸[$CH_3(CH_2)_{16}COOH$]又称为"十八碳酸"。

（3）系统命名法（IUPAC 命名法）　羧酸的命名遵循有机化合物命名的一般规则：选

择含羧基碳原子在内的最长碳链作为主链，按主链碳原子的数目称为"某酸"；从羧基碳原子开始用阿拉伯数字给主链上的碳原子编号，或者从与羧基直接相连的碳原子开始用α、β、γ等希腊字母给碳原子编号；取代基按由简单到复杂，标明位次和名称写在"某酸"之前。例如：

$$\underset{\text{3-甲基丁酸}\,(\beta\text{-甲基丁酸})}{CH_3\overset{\overset{CH_3}{|}}{CH}CH_2COOH} \qquad \underset{\text{3,5-二甲基庚酸}}{CH_3\overset{\overset{C_2H_5}{|}}{CH}CH_2\overset{\overset{CH_3}{|}}{CH}COOH}$$

如果羧酸分子中含有不饱和碳，要将不饱和碳原子也包含在主链中。从羧基碳原子开始编号，并标明前1个不饱和碳的位次，称为"某烯酸"或"某炔酸"。例如：

$$\underset{\text{2-丁烯酸（巴豆酸）}}{CH_3CH=CHCOOH} \qquad \underset{\text{2-乙基丙烯酸}}{CH_3CH_2\overset{\overset{CH_2}{\|}}{C}COOH}$$

命名二元羧酸时，选择含有2个羧基碳在内的最长碳链作为主链，按主链碳原子数称为"某二酸"。例如：

$$\underset{\text{丁二酸（琥珀酸）}}{\overset{CH_2COOH}{\underset{CH_2COOH}{|}}} \qquad \underset{\text{乙基丙二酸}}{CH_3CH_2-\overset{\overset{COOH}{|}}{\underset{\underset{COOH}{|}}{CH}}}$$

如果羧基连在脂环（或芳环）的侧链上，命名时可以将脂肪族羧酸作为母体，环作为取代基。例如：

$$\underset{\text{苯乙酸（苯醋酸）}}{\bigcirc\!\!-CH_2COOH} \qquad \underset{\text{3-苯基丙烯酸（}\beta\text{-苯基丙烯酸，肉桂酸）}}{\bigcirc\!\!-CH=CH-COOH}$$

二、羧酸的性质

（一）物理性质

1. 物态和气味

常温下，甲酸、乙酸和丙酸为带有强烈刺激性气味的气体；含有4～9个碳的饱和一元脂肪酸为液体，有难闻的气味；碳原子数大于等于10的高级脂肪酸是无味的蜡状固体。芳香族羧酸和脂肪族二元羧酸也以固体形式存在。

2. 溶解度

羧基可以和水分子形成氢键，是亲水基团；烃基则为疏水基。含1～4个碳原子的低级脂肪酸易溶于水。但是随着碳链的增长，烃基的疏水性逐渐显现，相应羧酸的水溶性逐渐降低。大于10个碳原子的高级一元脂肪酸几乎不溶于水，但溶于乙醇、乙醚、氯仿等有机溶剂。多元羧酸的溶解度大于含有相同碳原子数的一元羧酸。大多数芳香酸的溶解度都比较小。

3. 熔、沸点

直链羧酸的熔点随着分子中碳原子数目的增加，呈锯齿状上升。含偶数个碳原子的羧酸比相邻含奇数个碳原子的羧酸熔点要高。这是因为熔点与分子的对称性有关，在碳原子数相差不大的前提下，含有偶数个碳原子的羧酸对称性更好，因此熔点更高。

羧酸分子间可以通过 2 个氢键形成稳定性较高的二缔合体，因此，羧酸的沸点比分子量相近的其他化合物要高许多。例如：甲酸与乙醇的分子量相同，但甲酸的沸点为 101℃，乙醇为 78.4℃。

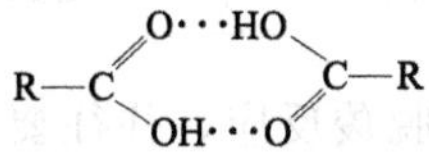

羧酸的二缔合体

（二）化学性质

羧酸的官能团由羰基和羟基组成，但性质却不是二者简单的加和。与羰基相比，羧酸不容易和亲核试剂发生加成反应。同时羟基上氧氢键的极性增强，有利于氢原子的解离，羧酸具有酸性。

概括起来，羧酸的化学性质主要体现在羧基和相邻的 α-C 上，包括酸性、羟基的取代反应、脱羧反应等。

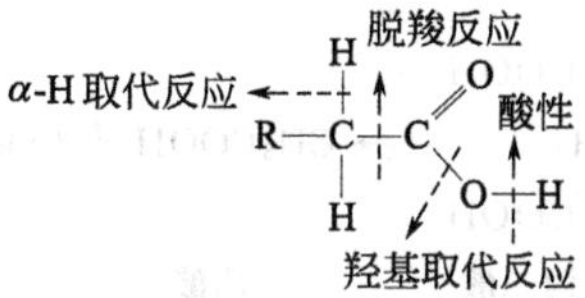

1. 酸性

羧酸具有明显的酸性，在水中解离为羧酸根离子和氢离子。

$$RCOOH + H_2O \rightleftharpoons RCOO^- + H_3O^+$$

羧酸的酸性强弱常用 pK_a 表示，pK_a 越小，酸性越强。常见一元羧酸的 pK_a 值为 3～5。例如乙酸的 pK_a 为 4.74，丙酸为 4.88，苯甲酸为 4.20。一元羧酸的酸性比醇、苯酚（$pK_a=10$）和碳酸（$pK_a=6.5$）强，但比硫酸、盐酸等无机强酸要弱。二元羧酸的酸性比对应的一元脂肪酸强。

羧酸不仅能和 NaOH 发生中和反应，生成相应的羧酸钠和水：

$$RCOOH + NaOH \longrightarrow RCOONa + H_2O$$

还可以和碳酸钠（或碳酸氢钠）反应生成羧酸钠盐和二氧化碳，而苯酚不能发生这类反应。因此，利用该性质可鉴别羧酸和苯酚。

$$2RCOOH + Na_2CO_3 \longrightarrow 2RCOONa + CO_2\uparrow + H_2O$$

$$RCOOH + NaHCO_3 \longrightarrow RCOONa + CO_2\uparrow + H_2O$$

羧酸的钠盐和钾盐易溶于水。一些水溶性差的羧酸类药物就是利用成盐反应增大水溶性，以便临床使用。例如含有羧基的青霉素和氨苄西林水溶性极差，转变成钾盐（如青霉素 V 钾）或钠盐（如青霉素钠）后水溶性显著增大，有助于吸收利用。

2. 脱羧反应

羧酸脱去羧基放出二氧化碳的反应称为脱羧反应。生物体内许多重要的脱羧反应是在脱羧酶的作用下进行的，这是一类非常重要的生化反应。

大多数羧酸或它们的盐都能够加热脱羧。如乙酸钠与碱石灰共热，脱羧生成甲烷：

$$CH_3COONa \xrightarrow[\triangle]{NaOH, CaO} CH_4\uparrow + CO_2$$

但是脂肪酸特别是长链脂肪酸的脱羧反应，往往要求高温而且产率很低，因此，在制备上没有什么价值。

在二元羧酸中，由于 2 个羧基的相互影响，表现出对热的不稳定性。并且随羧基相对位置的不同而发生不同的反应，有的脱羧，有的脱水，有的既脱羧又脱水。这是二元羧酸的特性。

（1）脱羧反应　乙二酸和丙二酸加热到熔点以上，容易发生脱羧反应，生成少 1 个碳原子的一元羧酸。

$$\begin{array}{c}COOH\\|\\COOH\end{array} \xrightarrow[\triangle]{160\sim180℃} HCOOH + CO_2\uparrow$$

乙二酸　　　　　甲酸

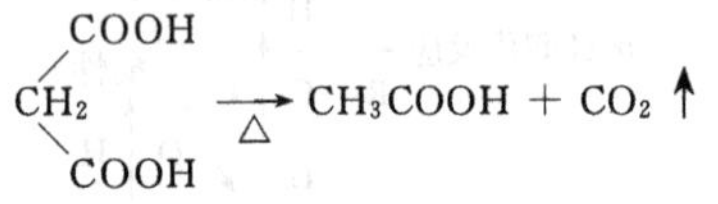

$$\begin{array}{c}COOH\\|\\CH_2\\|\\COOH\end{array} \xrightarrow{\triangle} CH_3COOH + CO_2\uparrow$$

丙二酸　　　　　乙酸

（2）脱水反应　丁二酸和戊二酸加热发生脱水反应，生成环状酸酐。

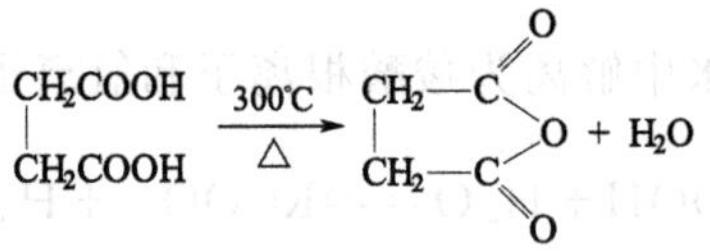

丁二酸 → 丁二酸酐 + H₂O（300℃）

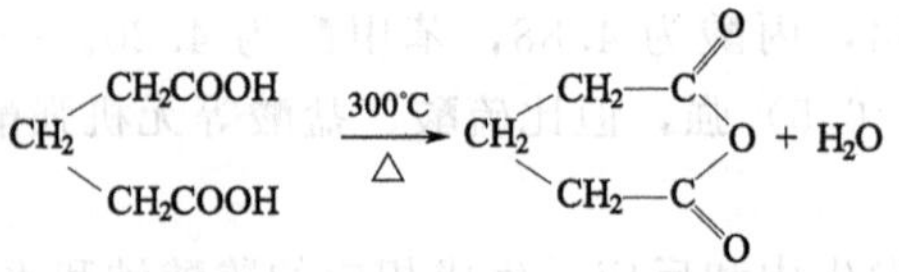

戊二酸 → 戊二酸酐 + H₂O（300℃）

由此可见，有机反应中成环的前提是，可以生成张力较小、稳定性较高的五元环或六元环。已二酸和庚二酸在氢氧化钡存在下加热，分子内既脱羧又脱水，生成少 1 个碳原子的环酮。而八个碳以上的脂肪族二元羧酸加热后，则发生分子间脱水生成链状酸酐。

3. 羧基中羟基的取代反应

当羧基中的羟基被卤素（—X）、酰氧基（—OCOR）、烷氧基（—OR）和氨基（—NH₂）等原子或基团取代，会生成酰卤、酸酐、酯和酰胺等羧酸衍生物。

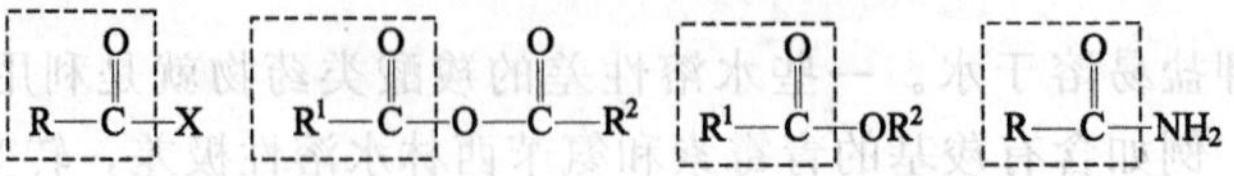

$$R-\underset{\underset{O}{\|}}{C}-X \quad R^1-\underset{\underset{O}{\|}}{C}-O-\underset{\underset{O}{\|}}{C}-R^2 \quad R^1-\underset{\underset{O}{\|}}{C}-OR^2 \quad R-\underset{\underset{O}{\|}}{C}-NH_2$$

　　酰卤　　　　　　酸酐　　　　　　　酯　　　　　酰胺

羧酸衍生物在结构上的共同之处是分子中均含有酰基。

(1) **酰卤的生成** 羧基中的羟基被卤素原子取代生成酰卤，它们具有很高的化学活性。其中最常用的是酰氯。酰氯通常是由羧酸和 PCl_3（或 PCl_5）反应，此外，还可以用 $SOCl_2$（二氯亚砜）作为原料。例如：

$$C_6H_5-COOH + SOCl_2 \longrightarrow C_6H_5-\overset{O}{\underset{\|}{C}}-Cl + SO_2\uparrow + HCl\uparrow$$
　　苯甲酸　　　　　　　　　　苯甲酰氯

$$CH_3-\overset{O}{\underset{\|}{C}}-OH + PCl_5 \longrightarrow CH_3-\overset{O}{\underset{\|}{C}}-Cl + POCl_3 + HCl$$
　　乙酸　　　　　　　　乙酰氯　　三氯氧磷

二氯亚砜是实验室制备酰氯最常用的原料，因为其他两种产物均为气体，容易从体系中除去，从而获得较纯净的产物。

(2) **酸酐的生成** 除甲酸外，羧酸都可以失水形成酸酐。饱和一元羧酸在脱水剂（如 P_2O_5）存在下受热，可发生分子间脱水生成酸酐。例如：

$$CH_3-\overset{O}{\underset{\|}{C}}-OH + HO-\overset{O}{\underset{\|}{C}}-CH_3 \xrightarrow[\triangle]{P_2O_5} CH_3-\overset{O}{\underset{\|}{C}}-O-\overset{O}{\underset{\|}{C}}-CH_3 + H_2O$$
　　乙酸　　　　　　　　　　　　　　　　乙酸酐

五元环和六元环的酸酐，可由相应的二元酸加热，分子内失水生成。酸酐的官能团称为酸酐键：$-\overset{O}{\underset{\|}{C}}-O-\overset{O}{\underset{\|}{C}}-$。

(3) **酯的生成** 在醇的性质中已经介绍过，羧酸和醇作用生成酯和水的反应称为酯化反应。酯化反应速率比较慢，为此反应过程中常需要加热并加入硫酸、氯化氢或苯磺酸等催化剂，以提高反应速率。

$$CH_3CH_2COOH + HOCH_2CH_3 \xrightarrow[\triangle]{H^+} CH_3CH_2COOCH_2CH_3 + H_2O$$

酯化反应是可逆反应。为提高产率，可以在反应时加入过量廉价的醇或酸（增加原料），或用合适的方法及时除去水（除去产物），促使反应向生成酯的方向进行。

(4) **酰胺的生成** 羧酸与氨（或胺）反应生成酰胺。反应中首先生成的是羧酸的铵盐，由于铵盐的热稳定性较差，加热后脱水生成酰胺。例如：

$$R-\overset{O}{\underset{\|}{C}}-OH + NH_3 \longrightarrow R-\overset{O}{\underset{\|}{C}}-ONH_4$$

$$R-\overset{O}{\underset{\|}{C}}-ONH_4 \xrightarrow{\triangle} R-\overset{O}{\underset{\|}{C}}-NH_2 + H_2O$$

酰胺是一类很重要的化合物，它们的官能团称为酰氨键：$-\overset{O}{\underset{\|}{C}}-NH-$。酰胺在药物合成中具有重要意义：某些药物中引入酰氨基，可增加药物的脂溶性，改善体内吸收速率，降低毒性，提高或延长药效。

三、重要的羧酸

（一）甲酸

甲酸（HCOOH）俗称蚁酸，是易溶于水、有刺激性臭味的无色液体。甲酸分子结构比较特殊，可以认为既有羧基又有醛基，是酸性最强的饱和一元羧酸。甲酸除了具有羧酸的一般性质外，还有醛类的性质，可以和托伦试剂、斐林试剂、高锰酸钾等发生反应。利用这些性质可以区别甲酸和其他羧酸。

甲酸存在于一些植物和昆虫的分泌物中，具有较强的腐蚀性，会引起皮肤、黏膜的刺激症状。被蚊虫或蜂类叮咬后引起的皮肤红肿和疼痛，就是由甲酸引起的。用肥皂水清洗叮咬之后的伤口，并涂抹一些碱性物质是为了中和甲酸，减少刺激同时杀死一定数量的细菌。1.25%的甲酸水溶液又叫蚁酸，在临床上作为消毒剂和治疗风湿症的按摩剂。

（二）乙酸

乙酸（CH_3COOH）俗称醋酸，是食醋的主要成分。纯乙酸为强刺激性气味、易溶于水的无色液体。蒸汽对眼和鼻有刺激性作用，腐蚀性强。凝固点16.6℃，低于凝固点后会结成冰状，因此常把无水乙酸称为冰醋酸。

乙酸在自然界分布广泛。在动物的组织内、排泄物和血液中以游离酸的形式存在。许多微生物都可以通过发酵将不同的有机物转化为乙酸。乙酸中的乙酰基（CH_3CO—），是生物化学中所有生命的基础。当它与辅酶A结合后，就成为脂肪和糖水化合物代谢的中心。

乙酸不仅是食品工业、农药和染料等工业生产中重要的原料之一，也是医药行业中必不可少的成分。医药上用乙酸的稀溶液作为消毒防腐剂，应用"食醋消毒法"预防流感，使用30%的乙酸溶液擦浴治疗甲癣等。

（三）乙二酸

乙二酸（HOOCCOOH）俗称草酸，是最简单的二元羧酸。一般以盐的形式存在于自然界，特别是大黄、菠菜等植物中。草酸为无色透明晶体，易溶于水，有毒。通常为含有两分子结晶水的无色晶体，加热失去结晶水成为无水草酸。

草酸具有还原性，易被高锰酸钾氧化成二氧化碳和水。在分析化学中常用草酸作为基准物质，标定高锰酸钾溶液的浓度。

$$5COOH—COOH+2KMnO_4+3H_2SO_4 \longrightarrow K_2SO_4+2MnSO_4+8H_2O+10CO_2\uparrow$$

反应后高锰酸钾溶液紫色褪去，也可用于草酸的鉴别。

利用草酸的还原性，可以去除铁锈和蓝墨水的污渍。工业上还用草酸作漂白剂，用于漂白麦草、硬脂酸等。

（四）苯甲酸

苯甲酸（C_6H_5COOH）俗称安息香酸，因最初在安息香树中发现而得名。它是无色、无味的片状晶体。微溶于水，易溶于乙醇、乙醚等有机溶剂。在100℃时迅速升华，蒸汽有很强的刺激性，吸入后易引起咳嗽。苯甲酸是弱酸，但酸性强于相应的脂肪酸。

苯甲酸的抑菌、防腐性较强，并且毒性较低。苯甲酸的钠盐易溶于水，是常用的药品、食品、化妆品的防腐剂，也可外用治疗疥疮。

（五）丁二酸

丁二酸（HOOCCH$_2$CH$_2$COOH）俗称琥珀酸，最初由琥珀蒸馏得到。纯琥珀酸是无色无味的晶体。能溶于水，微溶于乙醇、乙醚和丙酮。熔点185℃，在235℃时分解。

丁二酸是体内糖代谢的中间产物，参与三羧酸循环。医药工业中可用它生产磺胺药、维生素A、抗痉挛剂、利尿剂等。作为化学试剂，可用作分析化学的基准物质、缓冲剂、气相色谱对比样品，还可以作为润滑剂和表面活性剂的原料。

第二节 羟基酸和酮酸

羧酸分子中烃基上的氢原子被其他基团取代后，生成的化合物称为取代羧酸。常见的取代羧酸有氨基酸、羟基酸、卤代酸和羰基酸等。氨基酸将会在第十五章详细介绍，本章重点讨论羟基酸和羰基酸。羟基酸广泛存在于动植物体内，在机体代谢过程中起重要作用，也可以作为药物合成的原料和食品的调味剂。

一、羟基酸和酮酸的结构和命名

羟基酸和酮酸属于复合官能团化合物，它们的分子中既有羧基又有其他官能团。

（一）羟基酸的结构和命名

羧酸分子中烃基上的氢原子被羟基取代生成羟基酸。根据与羟基直接相连的烃基类型不同，可以分为醇酸和酚酸。羟基直接连在芳环碳原子上的称为酚酸；羟基连在脂肪烃基上的称为醇酸。根据羟基和羧基相对位置的不同，可以分为α-羟基酸、β-羟基酸、γ-羟基酸等。

羟基酸在室温下一般为固体或黏稠状的液体。由于其分子中的羟基和羧基都能和水形成氢键，所以在水中的溶解度比相应的醇和羧酸都大。

醇酸的命名是以羧酸为母体，羟基作为取代基。首先选取含有羧基碳原子和与羟基直接相连的碳原子在内的最长碳链作为主链。然后从羧基碳原子开始编号，并使与羟基相连的碳原子位次尽可能小。羟基和其他取代基的位置可以用阿拉伯数字或希腊字母α-、β-、γ-等表示。值得注意的是，这里的α-位还是指与羧基直接相连的第一个碳原子，β、γ等顺次往后。根据羟基和其他取代基位次命名为"某基某酸"。

由于醇酸广泛存在于自然界中，常根据其来源用俗称命名。例如：

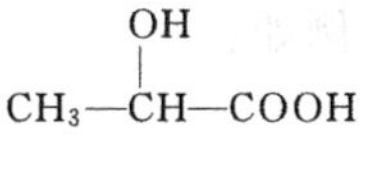

OH CH$_3$—CH—COOH	CH$_2$—COOH HO—CH—COOH	HO—CH—COOH HO—CH—COOH	CH$_2$COOH HO—C—COOH CH$_2$COOH
2-羟基丙酸	2-羟基丁二酸	2,3-二羟基丁二酸	3-羧基-3-羟基戊二酸
α-羟基丙酸	α-羟基丁二酸	α,β-二羟基丁二酸	β-羧基-β-羟基戊二酸
（乳酸）	（苹果酸）	（酒石酸）	（柠檬酸）

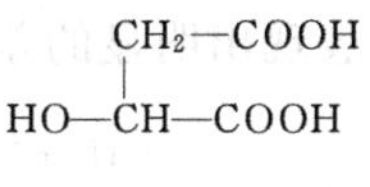

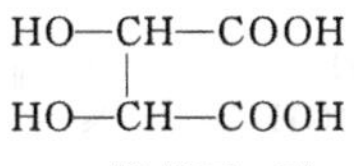

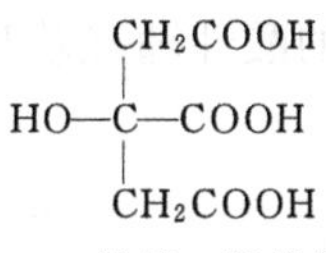

酚酸的命名是以芳香酸为母体，羟基作为取代基。命名时注意标明取代基位次，并使取代基位次之和最小。例如：

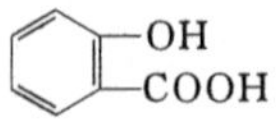

邻羟基苯甲酸　　　3,4,5-三羟基苯甲酸
（水杨酸）　　　　（没食子酸）

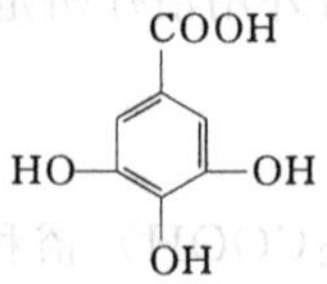

（二）酮酸的结构和命名

分子中既含有羰基又含有羧基的化合物称为羰基酸。根据羰基在碳链中位置的不同，可以分为醛酸和酮酸。根据羰基和羧基的相对位置不同，又可以分为 α-酮酸、β-酮酸、γ-酮酸等。其中 α-酮酸和 β-酮酸是人体内糖、脂肪和蛋白质代谢的中间产物。酮酸在氨基酸新陈代谢和维持氧化还原状态的过程中发挥着重要的作用。因此这里主要介绍酮酸。

酮酸的命名同样是以羧基为主官能团。选取含有羧基碳和酮基碳在内的最长碳链作为主链，从羧基碳原子开始编号，酮基和其他取代基的位置用阿拉伯数字或希腊字母表示，称为某酮酸。例如：

$CH_3-\overset{O}{\underset{\|}{C}}-COOH$　　　$CH_3-\overset{O}{\underset{\|}{C}}-CH_2-COOH$　　　$HOOC-CH_2-\overset{O}{\underset{\|}{C}}-COOH$

2-丙酮酸　　　　　　　3-丁酮酸　　　　　　　　　　2-丁酮二酸
α-丙酮酸　　　　　β-丁酮酸（乙酰乙酸）　　　　　（草酰乙酸）

二、羟基酸和酮酸的性质

在取代羧酸中存在多个官能团，因此会保留官能团原有的性质。同时，官能团之间相互影响，导致电子云密度等性质发生改变。因此，取代羧酸会因官能团种类和相对位置的不同，表现出一些特殊的性质。

（一）羟基酸的性质

1. 羟基酸的酸性

醇酸的酸性比相应的母体羧酸强。并且羟基距离羧基的位置越近，其酸性就越强；反之，酸性越弱。例如：

酸性　　CH_3CH_2COOH　　<　　$\overset{OH}{\underset{}{CH_2CH_2COOH}}$　　<　　$\overset{OH}{\underset{}{CH_3CHCOOH}}$

pK_a　　　4.88　　　　　　　　　　4.51　　　　　　　　　　3.87

酚酸的酸性随羟基与羧基相对位置的不同而表现出明显的差异。例如：

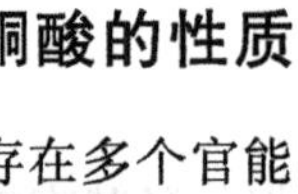

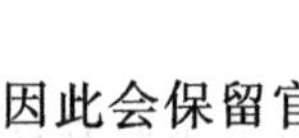

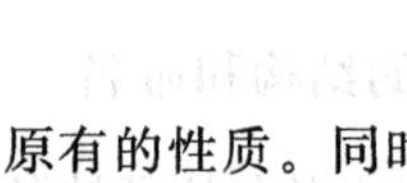

pK_a　　2.98　　　　　　　　　4.17　　　　　　　　　4.57

2. 羟基酸的氧化反应

由于受到羧基的影响，α-羟基酸和 β-羟基酸中的羟基更容易被氧化。托伦试剂、稀硝酸是不能和醇发生反应的，但它们却能把醇酸氧化为相应的醛酸或酮酸。例如：

$$\underset{\text{乳酸}}{CH_3-\underset{\underset{OH}{|}}{CH}-COOH} \xrightarrow[\text{稀 } HNO_3]{\text{托伦试剂}} \underset{\text{丙酮酸}}{CH_3-\underset{\underset{O}{\|}}{C}-COOH}$$

$$\underset{\beta\text{-羟基丁酸}}{CH_3\underset{\underset{OH}{|}}{CH}CH_2COOH} \xrightarrow{\text{稀 } HNO_3} \underset{\beta\text{-丁酮酸(乙酰乙酸)}}{CH_3\underset{\underset{O}{\|}}{C}CH_2COOH}$$

羟基酸在体内的氧化通常是在酶催化下进行的。如糖代谢的产物苹果酸,在脱氢酶作用下生成草酰乙酸。

$$\underset{\text{苹果酸}}{\begin{array}{c} CH_2-COOH \\ | \\ HO-CH-COOH \end{array}} \xrightarrow{[O]} \underset{\text{草酰乙酸}}{\begin{array}{c} CH_2-COOH \\ | \\ C-COOH \\ \| \\ O \end{array}}$$

3. 羟基酸的脱水反应

羟基酸的热稳定性较差,与脱水剂共热时很容易脱水。由于羟基和羧基的相对位置不同,会发生分子间或分子内不同形式的脱水而得到不同的产物。

(1) α-羟基酸的脱水反应　α-羟基酸受热时,两分子羧酸间的羧基与羟基交叉脱水,生成六元环的交酯。

$$\underset{\alpha\text{-羟基丙酸}}{\begin{array}{c} CH_3-CH-OH \quad HO-C=O \\ | \qquad\qquad\qquad | \\ O=C-OH \quad HO-CH-CH_3 \end{array}} \xrightarrow{-2H_2O} \underset{\text{丙交酯}}{\text{丙交酯}}$$

(2) β-羟基酸的脱水反应　β-羟基酸受热时,容易发生羟基和邻位氢的分子内脱水,生成 α,β-不饱和羧酸。

$$\underset{\beta\text{-羟基丁酸}}{CH_3-\underset{\underset{OH}{|}}{CH}-\underset{\underset{H}{|}}{CH}-COOH} \xrightarrow{-H_2O} \underset{2\text{-丁烯酸}}{CH_3-CH=CH-COOH}$$

(3) γ-羟基酸和δ-羟基酸的脱水反应　γ-羟基酸和δ-羟基酸在室温下就容易发生分子内羟基和羧基的脱水,生成稳定的五元环和六元环的内酯。

$$\underset{\gamma\text{-羟基丁酸}}{\begin{array}{c} CH_2-CO-OH \\ | \\ CH_2-CH_2-O-H \end{array}} \longrightarrow \underset{\gamma\text{-丁内酯(4-丁内酯)}}{} + H_2O$$

$$\underset{\delta\text{-羟基戊酸}}{\begin{array}{c} CH_2-CH_2-CO-OH \\ | \\ CH_2-CH_2-O-H \end{array}} \longrightarrow \underset{\delta\text{-戊内酯}}{} + H_2O$$

有些药物的有效成分中就含有内酯结构，比如穿心莲的主要化学成分穿心莲内酯中就有 γ-内酯的结构。

4. 酚酸的脱羧反应

当羟基位于酚羧基的邻、对位时，只要加热到熔点以上，酚酸即可发生脱羧反应，生成酚和二氧化碳。

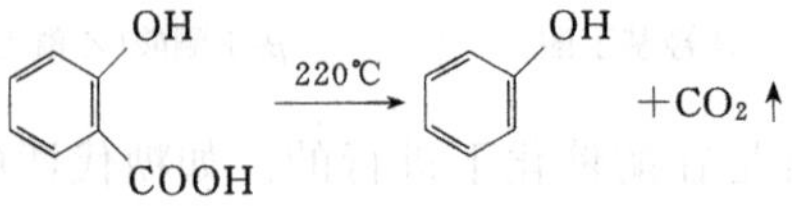

$$\underset{\text{水杨酸}}{\text{邻羟基苯甲酸}} \xrightarrow{220℃} \text{苯酚} + CO_2\uparrow$$

5. 酚酸与 $FeCl_3$ 的显色反应

酚酸含有酚羟基，因此，能与 $FeCl_3$ 发生显色反应。例如，$FeCl_3$ 与水杨酸呈紫红色，与没食子酸呈蓝黑色。

（二）酮酸的性质

酮酸分子中既含有酮基又含有羧基，因此具有酮和羧酸的典型性质。例如酮基和羰基试剂发生反应，可以被还原为羟基；酮酸中的羧基具有酸性等。同时由于羰基和羧基的相互影响，酮酸具有一些特殊的性质。

1. 酸性

酮酸比相应羟基酸的酸性还要强，更强于对应的羧酸。例如：

	$CH_3\overset{O}{\underset{\|}{C}}COOH$	$CH_3\overset{OH}{\underset{\|}{CH}}COOH$	$HOCH_2CH_2COOH$	CH_3CH_2COOH
pK_a	2.49	3.87	4.51	4.88

2. 还原反应

酮酸加氢，酮基被还原为羟基生成羟基酸。例如：

$$\underset{\text{丙酮酸}}{CH_3-\overset{O}{\underset{\|}{C}}-COOH} \xrightarrow{[H]} \underset{\text{乳酸}}{CH_3-\overset{OH}{\underset{\|}{CH}}-COOH}$$

3. 脱羧反应

α-酮酸分子中，羧基和酮基直接相连。由于氧原子有较强的电负性，使酮基碳与羧基碳原子上的电子云密度降低，碳碳键容易断裂。α-酮酸与稀硫酸共热到150℃，即可脱羧生成少1个碳原子的醛。

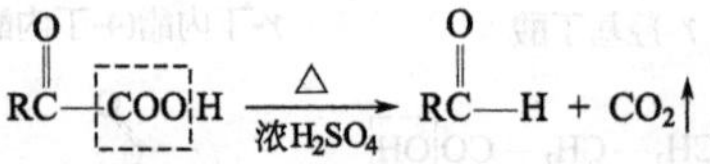

$$RC\overset{O}{\underset{\|}{-}}\boxed{COOH} \xrightarrow[\text{浓}H_2SO_4]{\triangle} RC\overset{O}{\underset{\|}{-}}H + CO_2\uparrow$$

β-酮酸极不稳定，更容易发生脱羧反应。室温以上即可脱羧生成少一个碳原子的酮。

$$RC-CH_2\boxed{COO}H \xrightarrow{\triangle} RC-CH_3 + CO_2\uparrow$$

(with carbonyl O on RC)

这类反应称为 β-酮酸的酮式分解。

在人体内，α-酮酸和 β-酮酸的脱羧反应是在脱氢酶的催化下进行的。

$$HOOC-CH_2-\overset{O}{\underset{\|}{C}}-COOH \xrightarrow{脱氢酶} CH_3-\overset{O}{\underset{\|}{C}}-COOH + CO_2\uparrow$$

三、重要的羟基酸和酮酸

（一）乳酸

乳酸[$CH_3CH(OH)COOH$]学名 α-羟基丙酸，因来自酸牛乳而得名。乳酸是无色黏稠、有强吸湿性的液体，能溶于水和乙醇。乳酸分子具有旋光性。工业上由葡萄糖在乳酸菌作用下发酵制得。

$$C_6H_{12}O_6 \xrightarrow{乳酸菌} 2CH_3\overset{OH}{\underset{|}{C}}HCOOH$$

乳酸是人体中糖原的代谢产物。人在剧烈运动或进入高原、高寒地区时，氧气供应不足，肌肉中的糖或糖原分解成乳酸，同时放出能量以供生命活动急需。而肌肉中因乳酸含量增多，会感到"酸胀"。经休息后，乳酸可以继续氧化为二氧化碳和水，也可以转化为糖原，"酸胀"感消失。

人体血液中乳酸的含量为 50～200mg/L。血液乳酸浓度的变化主要反映心肺功能的调节是否正常，当心肺功能正常时，轻度运动不会引起乳酸浓度的增高。肺疾病或者其他原因引起机体严重缺氧时，均可引起乳酸增加，从而引起乳酸性酸中毒。

乳酸在医学上用途广泛，可以作为消毒剂和外用防腐剂。如1‰乳酸溶液用于治疗滴虫性阴道炎，乳酸加热蒸发可用于空气消毒。乳酸与碱作用生成的乳酸钠盐注入人体后，有氧条件下经肝氧化，代谢转化为碳酸氢根离子，可纠正过高的血液酸度，因此可用作酸中毒的解毒剂；乳酸钙盐可补充体内钙质，用于佝偻病等钙缺乏症的治疗。乳酸聚合的产物聚乳酸是一种新型的生物降解材料，可以被人体吸收，且不会产生不良后果，因此可作为手术伤口缝合线的原材料。

（二）酒石酸

酒石酸[$HOOCCH(OH)-CH(OH)COOH$]，学名 2,3-二羟基丁二酸，是易溶于水的无色晶体。酒石酸存在于多种植物中，如葡萄、酸角和甜角，也是葡萄酒中主要的有机酸之一。自然界存在的酒石酸熔点为 170℃。

酒石酸作为食品中的抗氧化添加剂，可以使食物具有酸味。酒石酸也是药物工业的原料，如酒石酸锑钾用于治疗血吸虫病。

（三）柠檬酸

柠檬酸[$HOOCCH_2(HO)C(COOH)CH_2COOH$]，学名 3-羧基-3-羟基戊二酸，又称为枸橼酸。它是易溶于水和乙醇的无色透明晶体。不含结晶水的柠檬酸熔点 153℃。柠檬酸存在于多种植物果实中，如柠檬、葡萄、柑橘等。它是糖、脂肪、蛋白质三大代谢的中间产物。常用于调味剂,在临床上柠檬酸钠作为抗血凝剂和利尿剂,柠檬酸铁铵可用作儿童缺铁性贫血的补血剂。总之,柠檬酸是广泛应用于食品、医药、日化等行业中非常重要的有机酸。

(四) 水杨酸(柳酸)

水杨酸[$C_6H_4(OH)COOH$],学名邻羟基苯甲酸,最初来自水杨树而得名。存在于水杨树、柳树等植物中,故又称柳酸。白色针状结晶,熔点159℃,在76℃时升华。微溶于冷水,易溶于沸水、乙醇和乙醚,具有酚和羧酸的性质。

水杨酸可用作消毒剂、防腐剂,临床上用其钠盐作为口腔清洁剂。由于对胃壁黏膜刺激性较大,不宜内服。

水杨酸的乙醇溶液可用于治疗某些因真菌感染而引起的皮肤病。水杨酸钠具有解热镇痛的作用。水杨酸与乙酸酐作用生成的乙酰水杨酸,俗称阿司匹林,常用作解热镇痛药,并用于防治心、脑血管疾病。

$$\text{乙酰水杨酸}$$

(五) 丙酮酸

丙酮酸[$CH_3COCOOH$]是最简单的 α-酮酸,是一种有刺激气味、易溶于水的液体。丙酮酸和乳酸都是动物体内葡萄糖代谢的中间产物。血液中的丙酮酸和乳酸主要来自红细胞和肌肉。休息静止时,在酶的催化作用下,血液中的丙酮酸和乳酸之间有下列平衡关系。

$$CH_3-\underset{O}{\underset{\|}{C}}-COOH \xrightleftharpoons[\text{[O]}]{\text{[H]}} CH_3-\underset{OH}{\underset{|}{C}H}-COOH$$
$$\text{丙酮酸} \qquad\qquad \text{乳酸}$$

(六) β-丁酮酸

β-丁酮酸又称为乙酰乙酸,是黏稠的液体。β-丁酮酸和 β-羟基丁酸是人体脂肪酸代谢的产物。β-丁酮酸可以脱羧生成丙酮,还可以被还原成 β-羟基丁酸。它们之间的转化如下所示:

$$CH_3-\underset{OH}{\underset{|}{C}H}-CH_2-COOH \xleftarrow{\text{还原}} CH_3-\underset{O}{\underset{\|}{C}}-CH_2-COOH \xrightarrow{\text{脱羧}} CH_3-\underset{O}{\underset{\|}{C}}-CH_3$$
$$\text{β-羟基丁酸} \qquad\qquad \text{β-丁酮酸} \qquad\qquad \text{丙酮}$$

在临床上把 β-羟基丁酸、β-丁酮酸和丙酮三者总称为酮体。当代谢发生障碍时,酮体在尿液和血液中含量会增加。因此,判断一个人是否患有糖尿病,除检查尿中葡萄糖的含量外,还可实验室检查是否有丙酮存在。晚期糖尿病患者因缺乏胰岛素,脂肪酸不能被完全氧化,酮体在体内聚积,引起体液 pH 降低,即酸中毒。当人体血浆内酮体含量>20mg/L 时,就可能造成酮症酸中毒,严重时会引起患者昏迷甚至死亡。

> **知识拓展**
>
> **绿原酸与人体健康**
>
> 绿原酸学名 3-咖啡酰奎宁酸,又名咖啡鞣酸。它是一种有重要生物活性的有机酚酸,由咖啡酸和奎尼酸缩合而成。广泛存在于蔬菜、水果等植物性食物和咖啡饮品中,其中以咖啡中的含量最高。有研究发现喝咖啡有益于高血糖的预防。这是因为绿原酸可以通过抑制 α-葡萄糖苷酶,减少肠道糖的吸收;促进葡萄糖的转运和氧化,加强葡萄糖在体内的代谢,从而控制血糖浓度。同时,绿原酸还有降低血总胆固醇、低密度脂蛋白胆固醇和血丙二醛水平的作用,使低密度脂蛋白的氧化易感性下降,有利于保护血管内皮,预防动脉粥样硬化和心血管疾病。动物试验和体外试验研究显示,绿原酸还具有抗菌、抗病毒、增高白细胞数、保肝利胆、抗肿瘤、降血压、清除自由基和兴奋中枢神经系统等作用。现代科学对绿原酸生物活性的研究已深入食品、保健、医药和日用化工等多个领域。

【思考题】

一、写出下列化合物对应的名称或结构

1. 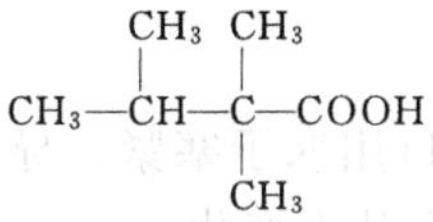 $CH_3-CH(CH_3)-C(CH_3)_2-COOH$
2. $C_6H_5-CH=CHCOOH$
3. 水杨酸

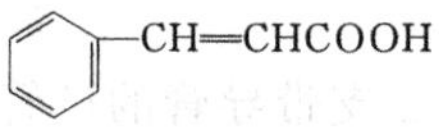

二、完成下列反应

1. $HOCH_2CH_2COOH \xrightarrow{\Delta}$
2. $CH_3CH_2COOH + HOCH_3 \longrightarrow$
3. 邻羟基苯甲酸 $+ NaHCO_3 \longrightarrow$

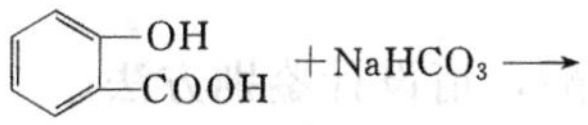

三、用化学方法鉴别下列各组化合物

1. 甲酸、乙酸、乙醛
2. 丙酸、丙醇、丙醛

实验三 羧酸和取代羧酸的性质

一、实验目的

1. 掌握羧酸和取代羧酸类化合物的化学性质。
2. 学习羧酸和取代羧酸类化合物的鉴别。

二、实验原理

羧酸具有酸性,因此,可以和碱性物质反应形成易溶于水的钠盐。刚果红试纸适用于酸性物质,变色范围为 pH3~5。(强酸)蓝色-(弱酸)蓝黑色-(碱)红。二元羧酸的酸性强于同碳数的一元羧酸,而在饱和一元羧酸中甲酸的酸性最强。甲酸结构中含有醛基,因此具有还原性,可以和托伦试剂等弱氧化剂在碱性条件下发生反应。二元羧酸分子中,由于两个羧基的相互影响,使它们具有很多特殊的性质。其中加热情况下的脱羧是最常见的。以苯酚为代表的一类具有烯醇式结构(—C═C—OH)的物质,可以和三氯化铁发生显色反应。这个性质,可以作为鉴别烯醇式结构的方法。

三、实验仪器和试剂

1. 仪器

刚果红试纸、玻璃棒、试管若干、试管夹、试管架、酒精灯、恒温水浴、具支试管。

2. 试剂

甲酸、乙酸、草酸、苯甲酸、水杨酸、10%氢氧化钠、托伦试剂（新制）、稀盐酸、生石灰、1%三氯化铁溶液、15%碳酸钠溶液、5%高锰酸钾溶液。

四、实验步骤

1. 酸性试验

将甲酸、乙酸各5滴及草酸0.2g分别溶于2ml水中摇匀，用洗净的玻璃棒分别蘸取相应的酸液在同一条刚果红试纸上画线，比较各线条的颜色和深浅程度，并排列这三种酸的酸性强弱。

2. 羧酸的成盐反应

取0.2g苯甲酸晶体放入盛有1ml水的试管中，振荡后观察溶解情况。加入10%的氢氧化钠溶液数滴，振荡并观察现象。然后，再加入几滴6mol/L的稀盐酸，振荡并观察试管内的变化。

3. 甲酸的还原性（银镜反应）

取两支洁净的试管，各加入5滴甲酸和乙酸溶液，然后分别逐滴加入5%氢氧化钠溶液，使溶液呈弱碱性。加入1ml新配制的托伦试剂，热水浴加热，观察两支试管的现象有何不同。

4. 脱羧反应

将1ml冰醋酸和1g草酸分别加入2支带导管的试管中，试管口用塞子塞紧。导管的末端插入盛有1~2ml澄清石灰水的试管中，然后加热，观察石灰水有什么变化。

5. 酚酸与三氯化铁的显色反应

2支试管，各加入15滴饱和苯甲酸溶液、饱和水杨酸溶液，再各自加入1~2滴1%的三氯化铁溶液，摇动试管，观察试管中溶液的颜色。

6. 现有三瓶混淆标签的药品，分别为苯甲酸、苯酚和草酸，请设计鉴别方法。

五、注意事项

1. 加热草酸时，将试管口略向下倾斜，以防固体中水分或倒吸石灰水使试管炸裂。

2. 托伦试剂反应的制备参照第九章。银镜反应的关键是试管必须洗干净，同时生成的银镜要统一回收，用稀硝酸处理。

六、问答题

1. 为什么甲酸有还原性而乙酸没有？
2. 举例说明能与三氯化铁显色的有机化合物？

（吕雅娟）

第十一章 酯和脂类

【学习目标】
- **掌握**：酯及油脂的结构特点，酯的性质及命名。
- **熟悉**：磷脂、固醇的结构。
- **了解**：脂类化合物在医学上的作用。

第一节 酯

酯是酸和醇发生脱水反应的产物，分无机酸酯和有机酸酯两类。
由含氧无机酸和醇脱水生成的酯，叫作无机酸酯，如：

$$CH_3CH_2OSO_3H \qquad \begin{array}{l} CH_2-ONO_2 \\ CH-ONO_2 \\ CH_2-ONO_2 \end{array}$$

硫酸氢乙酯　　　　　硝酸甘油酯

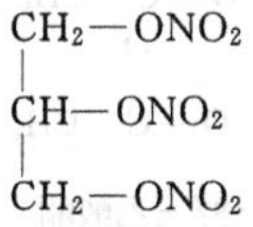

由羧酸和醇脱水生成的酯，叫作有机酸酯，如：

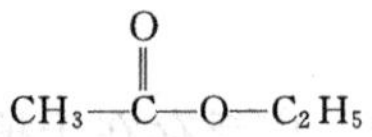

$$CH_3-\overset{O}{\underset{\|}{C}}-O-C_2H_5 \qquad C_6H_5-\overset{O}{\underset{\|}{C}}-OCH_3$$

乙酸乙酯 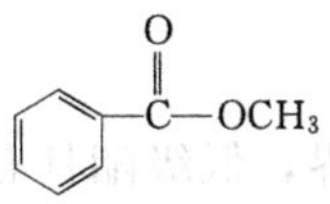　　　　　　　苯甲酸甲酯

本章主要学习有机酸酯，通常简称酯。

一、酯的结构和命名

（一）酯的结构

从结构上看，酯可以看作是羧酸分子中羧基上的羟基被烃氧基（—OR）取代后生成的化合物。羧酸分子中除去—OH 后剩余部分称为酰基（R—CO—），因此，酯也就是由酰基和烃氧基相连而成的化合物。

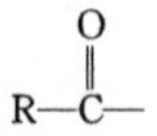

$$\underset{\text{酰基}}{R-\overset{\displaystyle O}{\underset{\displaystyle \|}{C}}-} \qquad \underset{\text{烃氧基}}{-O-R'} \qquad \underset{\text{酯}}{R-\overset{\displaystyle O}{\underset{\displaystyle \|}{C}}-OR'}$$

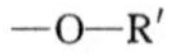

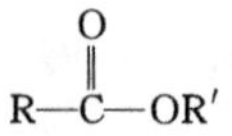

饱和一元羧酸酯的分子式为：$C_nH_{2n}O_2$（$n \geqslant 2$），最简单的饱和一元羧酸酯为甲酸甲酯（$HCOOCH_3$）。

（二）酯的命名

酯的命名是根据生成酯的羧酸和醇的名称而得，羧酸的名称在前，醇的名称在后，把"醇"字改为"酯"字，称为"某酸某酯"。例如

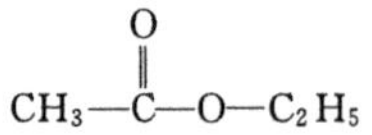

$$\underset{\text{乙酸乙酯}}{CH_3-\overset{O}{\underset{\|}{C}}-O-C_2H_5} \qquad \underset{\text{乙酸苯甲酯（乙酸苄酯）}}{CH_3-\overset{O}{\underset{\|}{C}}-O-CH_2C_6H_5}$$

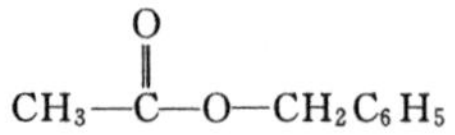

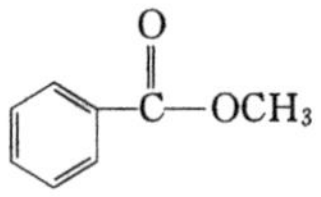

苯甲酸甲酯 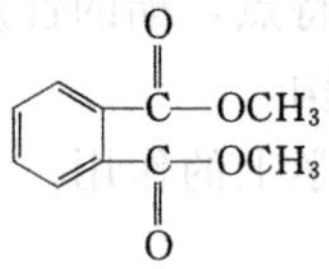　　　邻苯二甲酸二甲酯

多元醇和羧酸形成的酯，通常将多元醇的名称放在前面，羧酸的名称放在后面，称为"某醇某酸酯"，例如

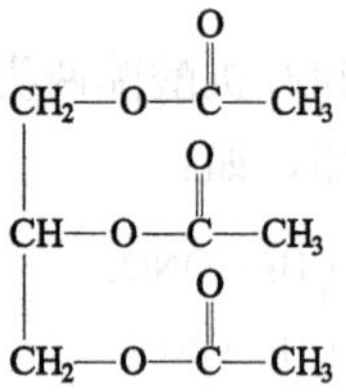

丙三醇三乙酸酯 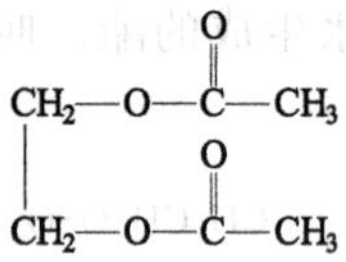　　　乙二醇二乙酸酯

二、酯的性质

（一）物理性质

酯类广泛存在于自然界，低级酯具有芳香气味，广泛存在于植物的花和果实中，如戊酸异戊酯有苹果香味，乙酸异戊酯有香蕉味，可作为食品、饮料及日常用品的香料。高级酯为蜡状固体。酯难溶于水，易溶于乙醇、乙醚等有机溶剂，密度一般比水小。

（二）化学性质

1. 水解

酯的水解反应在没有催化剂（H^+ 或 OH^-）存在时进行得很慢，酸或碱可以加速水解反应的进行。

在酸催化下，酯的水解反应是酯化反应的逆反应，生成相应的羧酸和醇：

$$\underset{\text{O}}{\text{R}-\overset{\text{O}}{\text{C}}-\text{OR}'} + \text{H}_2\text{O} \underset{}{\overset{\text{H}^+}{\rightleftharpoons}} \text{R}-\overset{\text{O}}{\text{C}}-\text{OH} + \text{R}'\text{OH}$$

在碱存在下，酯水解反应不可逆，这是由于水解产物与碱作用生成羧酸盐，使反应进行到底：

$$\text{R}-\overset{\text{O}}{\text{C}}-\text{OR}' + \text{H}_2\text{O} \rightleftharpoons \text{R}-\overset{\text{O}}{\text{C}}-\text{OH} + \text{R}'\text{OH}$$
$$\downarrow \text{NaOH}$$
$$\text{R}-\overset{\text{O}}{\text{C}}-\text{ONa}$$

如：

$$\text{CH}_3-\overset{\text{O}}{\text{C}}-\text{OC}_2\text{H}_5 + \text{H}_2\text{O} \xrightarrow[\triangle]{\text{NaOH}} \text{CH}_3-\overset{\text{O}}{\text{C}}-\text{ONa} + \text{C}_2\text{H}_5\text{OH}$$

2. 醇解

在酸或碱催化下，酯与醇反应，酯中的烃氧基与醇中的烃氧基交换生成新的酯和醇，该反应称为醇解反应，也称为酯交换反应。此反应为可逆反应。

$$\underset{\text{酯}}{\text{R}-\overset{\text{O}}{\text{C}}-\text{OR}'} + \underset{\text{醇}}{\text{R}''\text{OH}} \overset{\text{H}^+}{\rightleftharpoons} \underset{\text{新的酯}}{\text{R}-\overset{\text{O}}{\text{C}}-\text{OR}''} + \underset{\text{新的醇}}{\text{R}'\text{OH}}$$

为使反应向生成新酯的方向进行，需加入过量的醇或将生成的醇除去。

酯交换反应常用来制备难以直接酯化合成的酯（如酚酯或烯醇酯），或从低沸点醇酯合成高沸点醇酯。局部麻醉药盐酸普鲁卡因就是利用酯的醇解合成的：

$$\underset{\underset{\text{NH}_2}{|}}{\text{C}_6\text{H}_4}-\text{COOC}_2\text{H}_5 + \text{HOCH}_2\text{CH}_2\text{N}(\text{C}_2\text{H}_5)_2 \xrightarrow{\text{HCl}} \underset{\underset{\text{NH}_2}{|}}{\text{C}_6\text{H}_4}-\text{COOCH}_2\text{CH}_2\text{N}(\text{C}_2\text{H}_5)_2 \cdot \text{HCl} + \text{C}_2\text{H}_5\text{OH}$$

盐酸普鲁卡因

3. 氨解

酯与氨及氨的衍生物（如肼、羟胺等）作用生成酰胺或酰胺衍生物的反应称为氨解反应。酯的氨解比水解反应容易进行，一般只需加热而不用酸或碱催化就能生成酰胺。

$$\underset{\text{酯}}{\text{R}-\overset{\text{O}}{\text{C}}-\text{OR}'} + \underset{\text{氨}}{\text{H}-\text{NH}_2} \longrightarrow \underset{\text{酰胺}}{\text{R}-\overset{\text{O}}{\text{C}}-\text{NH}_2} + \underset{\text{醇}}{\text{R}'\text{OH}}$$

酯的水解、醇解和氨解的结构，是在水、醇和氨（胺）分子中引入了一个酰基，分别生成羧酸、酯和酰胺。向分子中引入酰基的反应称为酰化反应，在反应中提供酰基的物质叫作酰化剂。人体的新陈代谢过程中的很多变化就是通过酰化反应实现的。某些药物由于其溶解性过低，或毒副作用大等因素限制了其在临床上的应用，需要对药物进行改性。可通过酰化反应，在其结构中引入酰基，增大其溶解性，降低毒副作用，从而提高其疗效。

第二节 油脂

油脂广泛存在于动植物中，是生物体维持正常生命活动不可缺少的物质。油脂是油和脂肪的统称，通常把在常温下呈液态的油脂称为油，如花生油、葵花籽油、豆油等植物油；呈固态的油脂称为脂，如猪脂、牛脂、羊脂（习惯上称为猪油、牛油、羊油）等。油脂普遍存在于动物的脂肪组织和植物的种子中，不仅是人类的主要营养物质和主要食物之一，也是一种重要的工业原料。

一、油脂的组成和结构

从化学结构上看，油脂是由一分子甘油和三分子高级脂肪酸形成的酯，称为甘油三酯或三酰甘油。油脂的结构通式如下。

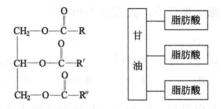

油脂结构中 R、R′、R″ 分别代表高级脂肪酸的烃基，若 R、R′、R″ 相同，称为单甘油酯，R、R′、R″ 不同则称为混合甘油酯。天然的油脂大多为混合甘油酯的化合物。

组成油脂的脂肪酸的种类很多，但多数是含偶数碳原子的直链高级脂肪酸，其中有饱和的，也有不饱和的，其中以含 16 和 18 个碳原子的高级脂肪酸最为常见。常见的饱和脂肪酸以十六碳酸（软脂酸、棕榈酸）分布最广，几乎所有的油脂中都含有，在动物脂肪中十八碳酸（硬脂酸）含量最多。不饱和脂肪酸以油酸、亚油酸分布最广。油脂中常见的主要高级脂肪酸见表 11-1。

表 11-1 油脂中常见的高级脂肪酸

类别	名称	系统命名	结构式
饱和脂肪酸	月桂酸	十二碳酸	$CH_3(CH_2)_{10}COOH$
	豆蔻酸	十四碳酸	$CH_3(CH_2)_{12}COOH$
	软脂酸	十六碳酸	$CH_3(CH_2)_{14}COOH$
	硬脂酸	十八碳酸	$CH_3(CH_2)_{16}COOH$
	花生酸	二十酸	$CH_3(CH_2)_{18}COOH$
不饱和脂肪酸	油酸	$\triangle^9$-十八碳烯酸	$CH_3(CH_2)_7CH=CH(CH_2)_7COOH$
	亚油酸	$\triangle^{9,12}$-十八碳二烯酸	$CH_3(CH_2)_4CH=CHCH_2CH=CH(CH_2)_7COOH$
	蓖麻油酸	12-羟基-$\triangle^9$-十八碳烯酸	$CH_3(CH_2)_5CHOHCH_2CH=CH(CH_2)_7COOH$
	亚麻油酸	$\triangle^{9,12,15}$-十八碳三烯酸	$CH_3CH_2(CH=CHCH_2)_3(CH_2)_6COOH$
	桐油酸	$\triangle^{9,11,13}$-十八碳三烯酸	$CH_3(CH_2)_3(CH=CH)_3(CH_2)_7COOH$

组成油脂的脂肪酸的饱和程度，对油脂的熔点影响很大。脂肪酸越不饱和，则由它所组成油脂的熔点越低。植物油为含有较多不饱和脂肪酸成分的甘油酯，在常温下一般呈液态；动物油为含较多饱和脂肪酸成分的甘油酯，在常温下一般呈固态。

多数脂肪酸在人体内部都能够合成，但有些脂肪酸人体不可缺少而自身又不能合成，必须由食物供给，称为必需脂肪酸。许多年以来，人们一直认为亚油酸、亚麻酸和花生四烯酸都是必需脂肪酸，但现在研究表明，花生四烯酸可以由亚油酸在机体合成，因而不是完全"必需"。因此，目前认为亚油酸和 α-亚麻酸是必需脂肪酸。

二、油脂的性质

（一）物理性质

油脂比水轻，相对密度为 0.9～0.95，黏度较大，难溶于水，易溶于乙醚、汽油、苯、石油醚、丙酮、氯仿和四氯化碳等有机溶剂。纯净的油脂是无色、无臭、无味的物质，但常因溶有色素和维生素等而显有颜色和气味。天然油脂都是混合物，没有固定的沸点和熔点。

（二）化学性质

油脂属于酯类化合物，因此具有酯的化学性质，能够发生水解反应。高级脂肪酸中的不饱和脂肪酸由于存在碳碳双键，因此可发生加成反应。

1. 水解反应

油脂在酸、碱或酶的催化下，均可发生水解反应，一分子油脂完全水解的产物是一分子甘油和三分子高级脂肪酸（或盐）。

$$\begin{array}{c} CH_2-O-\overset{O}{\underset{\|}{C}}-R \\ CH-O-\overset{O}{\underset{\|}{C}}-R' \\ CH_2-O-\overset{O}{\underset{\|}{C}}-R'' \end{array} + 3H_2O \xrightarrow{\text{酸或酶}} \begin{array}{c} CH_2-OH \\ CH-OH \\ CH_2-OH \end{array} + \begin{array}{c} RCOOH \\ R'COOH \\ R''COOH \end{array}$$

人体摄入的油脂主要在小肠内通过酶的催化发生水解反应，生成的甘油和高级脂肪酸被小肠吸收后进一步合成为人体自身的脂肪。油脂在不完全水解时，可生成脂肪酸、单酰甘油或二酰甘油，这些也是人体脂肪代谢的中间产物。

油脂在碱性条件下（多为 NaOH 或 KOH）进行水解，得到甘油和高级脂肪酸的钠盐或钾盐，高级脂肪酸盐通常用于生产肥皂，因此，油脂在碱性溶液中的水解反应又称为皂化反应。

$$\begin{array}{c} CH_2-O-\overset{O}{\underset{\|}{C}}-R \\ CH-O-\overset{O}{\underset{\|}{C}}-R' \\ CH_2-O-\overset{O}{\underset{\|}{C}}-R'' \end{array} + 3NaOH \longrightarrow \begin{array}{c} CH_2-OH \\ CH-OH \\ CH_2-OH \end{array} + \begin{array}{c} RCOONa \\ R'COONa \\ R''COONa \end{array}$$

甘油　　高级脂肪酸钠盐

工业上就是利用油脂的皂化反应制造肥皂。由高级脂肪酸钠盐制成的肥皂，称为钠肥皂，又称硬肥皂，就是生活中常用的普通肥皂。由高级脂肪酸钾盐制成的肥皂，称为钾肥皂，又称软肥皂，多用于理发店、医院。

水解 1g 油脂所需要的氢氧化钾的质量（以 mg 计）称为皂化值。皂化值是衡量油脂质量的指标之一，根据皂化值的大小，可以判断油脂中所含脂肪酸的平均分子量。皂化值越大，表示脂肪酸的平均分子量越小。常见油脂的皂化值及碘值见表 11-2。

表 11-2　常见油脂的皂化值及碘值

油脂名称	皂化值	碘值	油脂名称	皂化值	碘值
椰子油	250～260	8～10	棉籽油	191～196	103～115
奶油	216～235	26～45	豆油	189～194	124～136
牛油	190～200	31～47	亚麻油	189～196	170～204
蓖麻油	176～187	81～90	桐油	189～195	160～170
花生油	185～195	83～93			

医药上使用的一些油脂，对其皂化值和碘值都有一定的标准，例如：

蓖麻油　　皂化值 176～186　　碘值 82～90
花生油　　皂化值 185～195　　碘值 84～100

2. 加成反应

含不饱和脂肪酸成分的油脂，其分子中含有碳碳双键，在一定条件下可发生加成反应。

（1）氢化　含有不饱和脂肪酸的油脂，在催化剂（如 Ni）作用下可与氢发生加成反应，称为油脂的氢化。

$$\begin{array}{c} CH_2-O-\overset{O}{\underset{\|}{C}}-C_{17}H_{33} \\ CH-O-\overset{O}{\underset{\|}{C}}-C_{17}H_{33} \\ CH_2-O-\overset{O}{\underset{\|}{C}}-C_{17}H_{33} \end{array} + 3H_2 \xrightarrow[\Delta]{Ni} \begin{array}{c} CH_2-O-\overset{O}{\underset{\|}{C}}-C_{17}H_{35} \\ CH-O-\overset{O}{\underset{\|}{C}}-C_{17}H_{35} \\ CH_2-O-\overset{O}{\underset{\|}{C}}-C_{17}H_{35} \end{array}$$

不饱和程度较高、熔点较低的液态油，通过催化加氢，转化为半固态或固态的脂肪，因此，油脂的氢化又称为油脂的硬化。这样制得的油脂叫作人造脂肪，也称为硬化油。硬化油不易被空气氧化变质，便于储存和运输。

（2）加碘　不饱和脂肪酸甘油酯的碳碳双键可以和碘发生加成反应。一般将 100g 油脂所吸收的碘的质量（以 g 计）称为碘值。碘值是油脂的重要参数，碘值越大，表示油脂的不饱和程度越高，一些常见油脂的碘值见表 11-2。

医学研究证实，长期食用低碘值的油脂，易使动脉血管硬化，因此，老年人应该食用高碘值的植物油。

3. 酸败

油脂在空气中放置过久，逐渐变质，会产生异味、异臭，这种变化称为酸败。酸败的原因是空气中氧气、水以及微生物的作用，使油脂发生氧化、水解等一系列反应，产生具有特殊气味的低级醛、酮、羧酸等。因此，储存油脂时，应保存在干燥、避光的密闭容器中。

油脂的酸败程度可用酸值来表示。油脂酸败后有游离脂肪酸产生，游离的脂肪酸含量，可以通过用氢氧化钾中和来测定。中和 1g 油脂中游离脂肪酸所需氢氧化钾的质量（以 mg 计），称为酸值。酸值是衡量油脂质量的重要指标之一，酸值越大，说明油脂酸败程度越严重。酸败的油脂有毒性和刺激性，一般情况下，酸值大于 6 的油脂不宜食用。

三、油脂的生理意义

脂类是生物维持正常生命活动不可缺少的物质，是人体能量的主要来源。正常人体脂类含量为体重的 14%～19%，过胖者可达体重的 30%以上。绝大部分三酰甘油储存于脂肪组织细胞中，分布在腹腔、皮下、肌纤维间及器官周围。油脂具有重要的意义。

1. 生物膜的重要组成成分

脂蛋白是构成生物细胞膜的一部分。

2. 储存和提供能量

脂肪是膳食中产生能量最高的一种营养素，1g 脂肪在人体内氧化可产生 37.8kJ 热能，是糖类的两倍。正常情况下，每人每天进食 50～60g 脂肪，能提供日需要总热量的 20%～25%，体内储存的脂肪是人体的"能源库"。

3. 促进脂溶性维生素吸收

油脂是维生素 A、维生素 D、维生素 E、维生素 K 等许多生物活性物质的良好溶剂，进食一定量的油脂能促进人体对食物中维生素的吸收。

4. 维持体温，保护器官

脂肪大部分储存在皮下，是热的不良导体，可以防止体温散失，使体温达到正常和恒定，有助于御寒。器官周围的脂肪对器官具有支撑和衬垫作用，可缓冲机械冲击，保护器官免受外力伤害。

此外，油脂可使膳食增香、增色，同时由于脂肪在胃内停留时间较长，可增加饱腹感。

第三节 类脂

在生物体组织成分中还存在一类结构或理化性质与油脂类似的化合物，称为类脂。类脂是组织细胞的基本结构成分，在生物的生命活动中起着重要作用。重要的类脂有磷脂和固醇。

一、磷脂

磷脂是一类含有磷酸基团的化合物，广泛分布在动植物组织中，细胞的细胞膜中均含有磷脂。它主要存在于脑、神经组织、骨髓、心、肝、肾等器官中，蛋黄、植物的种子及胚芽中也含有丰富的磷脂。

磷脂的结构和性质与油脂相似，完全水解后可得到甘油、脂肪酸、磷酸和含氮的有机碱共 4 种化合物。磷脂的结构示意图见图 11-1。

根据含氮有机碱的不同，磷脂又分为多种，其中最常见的有磷脂酰胆碱和磷脂酰乙醇胺。

（一）磷脂酰胆碱

磷脂酰胆碱又称卵磷脂。纯的磷脂酰胆碱是白色蜡状物质，在空气中易被氧化变成黄色

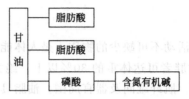

图 11-1 磷脂的结构示意图

或棕色，不溶于水、丙酮，易溶于乙醚、乙醇及氯仿中。

一分子磷脂酰胆碱完全水解，可产生 1 分子甘油、2 分子脂肪酸、1 分子磷酸和 1 分子胆碱。磷脂酰胆碱的结构通式及示意图见图 11-2。

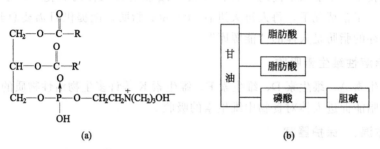

图 11-2 磷脂酰胆碱的结构通式（a）及示意图（b）

磷脂酰胆碱在脑、神经组织、肝、肾上腺及红细胞中含量较多，尤其是蛋黄中含量较为丰富。磷脂酰胆碱与脂肪的吸收和代谢有密切关系，具有抗脂肪肝的作用，可用于防止脂肪肝。

（二）磷脂酰乙醇胺

磷脂酰乙醇胺又称脑磷脂，与磷脂酰胆碱并存于动物机体各组织及器官中，尤其是动物脑组织中含量较多。磷脂酰乙醇胺不稳定，易被空气氧化成棕黑色，可溶于乙醇，不溶于乙醚。

磷脂酰乙醇胺结构与磷脂酰胆碱相似，通式见图 11-3。

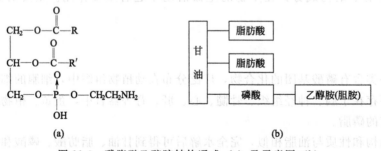

图 11-3 磷脂酰乙醇胺结构通式（a）及示意图（b）

磷脂酰乙醇胺不仅是组成各种组织器官的重要成分，而且与血液的凝固有关，血小板内能促进血液凝固的凝血激酶就是由磷脂酰乙醇胺和蛋白质组成的。

二、固醇

固醇又称甾醇，属于甾族化合物。甾族化合物广泛存在于动植物体内，并在动植物生命活动中起着重要的生理作用。

从结构上看，甾族化合物分子中都含有一个"环戊烷并多氢菲（甾烷）"结构，并且一般带有三个支链，"甾"字形象地表达了甾体化合物结构的基本特征。环戊烷并多氢菲结构称为甾族化合物的母核，母核中的四个环自左向右分别记为 A、B、C、D，碳原子按固定顺序用阿拉伯数字编号，三个侧链分别在 C_{10}、C_{13} 和 C_{17} 上。一般情况下 C_{10} 和 C_{13} 两个位置上连接的 R^1 和 R^2 为甲基，通常称为角甲基。甾族化合物的基本结构如下。

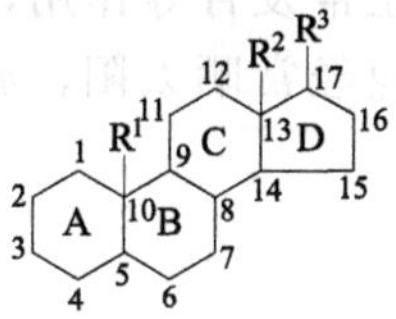

甾族化合物种类很多，固醇是最早发现的一类甾族化合物，其结构特征是 C_3 连有羟基，C_5 上有不饱和键，常见的固醇有胆固醇、7-脱氢胆甾醇、麦角甾醇和维生素 D。

（一）胆固醇

胆固醇又称胆甾醇，最初是从胆结石中发现的一种固体醇。胆固醇为无色蜡状固体，不溶于水，易溶于乙醚、氯仿等有机溶剂。

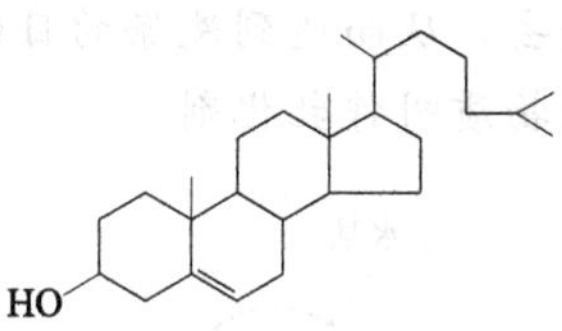

胆固醇广泛存在于动物及人体的组织细胞中，在脑及神经组织中含量较多。当摄入过多或胆固醇代谢发生障碍时，血液中胆固醇的含量就会增多，并从血清中析出，引起血管变窄，降低血液流速，造成高血压、动脉硬化；在胆汁液中，若有胆固醇沉积，则形成胆结石。

（二）7-脱氢胆甾醇

7-脱氢胆甾醇是一种动物甾醇，存在于人体皮肤中，当受到紫外线照射时，可发生开环反应转变为维生素 D_3，适当晒太阳是获得维生素 D_3 的最简单方法。

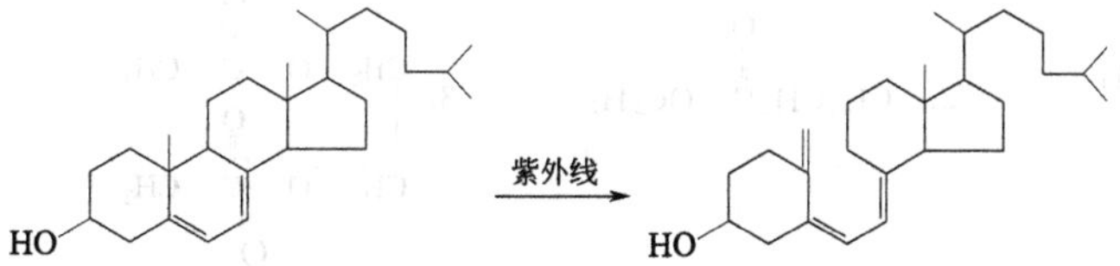

7-脱氢胆甾醇　　　　　　维生素D_3

（三）麦角甾醇和维生素 D

麦角甾醇最初是从麦角中得到的一种植物甾醇，现多从酵母中提取得到。麦角甾醇经紫外线照射，开环形成维生素 D_2。

麦角甾醇 →(紫外线) 维生素D₂

维生素D属于甾醇的开环衍生物,是一类抗佝偻病维生素的总称,目前已知的有十多种,可调节钙、磷代谢,促进骨骼的正常发育等作用,其中维生素D_2和维生素D_3的生理活性最强。为了防止小孩得佝偻病,应经常晒太阳,亦可使用富含维生素D的食品,如鱼肝油、牛奶及蛋黄等。

> **知识拓展**
>
> ### 肥皂的去污原理及乳化作用
>
> 　　肥皂是高级脂肪酸的钠盐或钾盐,肥皂能去除油污,是由其结构决定的。肥皂分子的结构可分为两部分,一部分是极性的、易溶于水的亲水基(羧酸钠盐—COONa),一部分是非极性的、不溶于水的憎水基或亲油基(链状的烃基—R)。在洗涤过程中,肥皂中的憎水部分插入油滴内,亲水部分暴露在油滴外面伸向水中,油污在机械揉搓和水的冲刷下与附着物(如纤维)逐渐脱离,分散成细小的油滴被肥皂分子包围起来,悬浮在水中形成乳浊液,随水漂流而去,从而达到洗涤的目的。这种油滴分散在肥皂水中的现象叫作乳化,具有乳化作用的物质叫作乳化剂。
>
>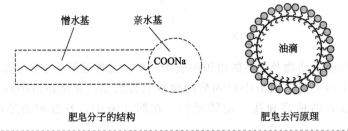
>
> 肥皂分子的结构　　　　肥皂去污原理

【思考题】

一、写出下列化合物对应的名称或结构

1. C₆H₅—CO—OCH₃　　2. CH₃CH₂—CO—OC₂H₅　　3. CH₂—O—CO—CH₃ / CH₂—O—CO—CH₃

4. C₆H₄(COOCH₃)₂　　5. HCOOCH(CH₃)₂　　6. CH₃—CO—O—CH₂C₆H₅

7. 乙二酸二乙酯　　8. 丙三醇三乙酸酯

二、选择题

1. 酯的水解产物是(　　)。
   A. 羧酸和醇　　B. 羧酸和醛　　C. 羧酸和酮　　D. 羧酸和水

2. $CH_3COOCH_2CH_2CH_3$ 的名称是(　　　)。

A. 乙酸正丁酯　　　B. 乙酸正丙酯　　　C. 正丁酸甲酯　　　D. 丙酸乙酯

3. 下列是人体必需脂肪酸的是（　　）。
A. 亚油酸　　　　　B. 油酸　　　　　　C. 硬脂酸　　　　　D. 软脂酸

4. 下列关于油脂的说法错误的是（　　）。
A. 油脂是油和脂肪的总称，液态称为油，固态称为脂
B. 油脂的主要化学成分是高级羧酸的甘油酯
C. 亚油酸是组成油脂的一种不饱和脂肪酸
D. 油脂在碱性条件下发生水解，称为皂化反应

5. 医药上常用软肥皂的成分是（　　）。
A. 脂肪酸盐　　　　B. 高级脂肪酸钠盐　C. 高级脂肪酸钾盐　D. 高级脂肪酸盐

6. 下列说法错误的是（　　）。
A. 含有不饱和脂肪酸的液态油，经催化氢化后，转化为固态脂，称为油脂的硬化。
B. 油脂的碘值越大，其不饱和程度越高
C. 长期储存的油脂会逐渐变质，出现酸败
D. 油脂虽为混合物，但一般也有固定的熔点和沸点

7. 环戊烷并多氢菲是甾体化合物的基本骨架，按编号顺序，环上哪个碳原子为3号碳原子（　　）。

8. 中和 1g 油脂所需的氢氧化钾的质量（以 mg 计）称为（　　）。
A. 碘值　　　　　　B. 酸值　　　　　　C. 皂化值　　　　　D. 都不是

三、完成下列反应

1. $CH_3CH_2COOCH_2CH_3 + H_2O \xrightleftharpoons{H^+}$

2. 邻羟基苯甲酸乙酯 $COOC_2H_5$ / OH + $H_2N-C_6H_5 \longrightarrow$

3. 三硬脂酸甘油酯 + 3NaOH $\longrightarrow$

四、推断题

某化合物 A 分子式为 $C_3H_6O_2$，A 在 NaOH 溶液中加热发生水解反应，产物为 B 和 C，B 与盐酸反应生成 D，D 可与 Na_2CO_3 反应放出 CO_2，且可与托伦试剂发生银镜反应，试写出 A、B、C、D 的结构简式。

实验四　酯和油脂的性质

一、实验目的

1. 巩固酯的性质。
2. 巩固油脂的主要性质。
3. 了解肥皂制备的原理。

二、实验仪器和药品

1. 仪器

试管、试管夹、试管架、电热套、烧杯、量筒。

2. 试剂

乙酸乙酯、15％H_2SO_4、30％NaOH、汽油、氯仿、苯、植物油、熟猪油、四氯化碳、豆油、95％乙醇、饱和食盐水。

三、实验内容

1. 酯的水解反应

取 3 支洁净的试管，各加入 1ml 乙酸乙酯和 1ml 水。在第二支试管中再加入 2 滴 15％硫酸；在第三支试管中再加入 2 滴 30％氢氧化钠溶液。振荡试管，注意观察三支试管里酯层及气味消失的快慢有何不同。

2. 油脂的性质

（1）油脂的溶解性　取试管 4 支，分别加入水、汽油、氯仿、苯各 2ml，各加入植物油 2～3 滴，振荡、静置后观察现象。

（2）油脂的不饱和性　取 0.2g 熟猪油和 3～4 滴豆油分别溶于 1～2ml 四氯化碳溶液中，同时逐滴加入 3％溴的四氯化碳溶液，并振荡，观察变化，比较结果。

（3）油脂的皂化　取 1ml 豆油、3ml 95％乙醇和 3ml 30％氢氧化钠溶液于一大试管中，摇匀后，放入沸水浴中加热煮沸。待试管中的反应物成一相后，继续加热 10min 左右，并随即振荡。皂化完全后，将制得的黏稠液体倒入盛有 15～20ml 温热的饱和食盐水的烧杯中，不断搅拌，肥皂逐渐凝固析出，取出即可。

注意事项：判断皂化反应是否完全，可取几滴皂化液放入试管中，加 2ml 蒸馏水，加热并不断振荡，若无油滴表示皂化已完全。

四、思考题

1. 为什么酯在碱性介质中水解比在酸性介质中要完全？
2. 植物油和动物油哪一个饱和度大？如何通过实验确定？
3. 如何确定皂化反应是否完全？皂化完全后，为什么要把反应混合液倒入食盐水中？

（王迎春）

第十二章 胺和酰胺

【学习目标】
- 掌握：胺和酰胺的结构、分类和命名。
- 熟悉：胺和酰胺的性质。
- 了解：重要的胺和酰胺及其衍生物。

情景导入

情景回放：
　　2008年发生的奶制品污染事件，就是将三聚氰胺充当蛋白质添加到奶粉中。因为三聚氰胺的含氮量为66.7%，而奶制品中蛋白质含量的测定主要采用凯氏定氮法，测定出物质中总的含氮量后换算成蛋白质的量。因此，添加了三聚氰胺的奶粉的蛋白质含量就提高了，而其真正的蛋白质含量却很少。三聚氰胺量剂和临床疾病之间存在明显的量效关系。体重轻的人其耐受量较低，特别是婴幼儿，因此，婴儿喝了含有三聚氰胺的奶粉更容易得泌尿系统结石。

思考问题：
1. 三聚氰胺是哪类有机化合物？
2. 胺和酰胺的结构是什么？
3. 胺和酰胺的性质是什么？

　　胺和酰胺是氮与碳直接相连所形成的有机化合物。胺和酰胺的衍生物常有多种生理作用，在医药上可用作退热、镇痛、局部麻醉作用的药物。

第一节 胺

一、胺的结构、分类和命名

（一）胺的结构

　　胺是氨分子中的氢原子被烃基取代得到的产物，它是氨的烃基衍生物。例如：

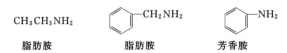

甲胺　　　　　　　　　　苯胺

(二) 胺的分类

(1) 根据胺分子中氮原子所连烃基的种类不同，胺可分为脂肪胺和芳香胺。与脂肪烃基直接相连的胺称为脂肪胺，与芳环直接相连的胺称为芳香胺。

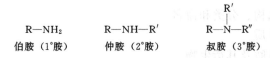

脂肪胺　　　　　脂肪胺　　　　　芳香胺

(2) 根据胺中氮原子所连烃基的数目不同，分为伯胺、仲胺、叔胺。氮原子上连一个烃基为伯胺（1°胺），连两个烃基为仲胺（2°胺），连三个烃基为叔胺（3°胺）。

$$R-NH_2 \qquad R-NH-R' \qquad R-\underset{R''}{\overset{R'}{N}}-R''$$

伯胺（1°胺）　　仲胺（2°胺）　　叔胺（3°胺）

伯、仲、叔胺中分别含有氨基（—NH_2）、亚氨基（—NH—）和次氨基（—$\underset{|}{\overset{|}{N}}$—）。

值得注意的是：胺类的这种分类方法与醇的分类有所不同。伯、仲、叔醇是根据羟基所连碳原子的类型分类的，而胺类的伯、仲、叔胺与碳原子的种类无关，是由氮原子所连烃基的数目确定的。例如，叔丁胺是伯胺，而叔丁醇是叔醇。

$$CH_3-\underset{NH_2}{\overset{CH_3}{\underset{|}{\overset{|}{C}}}}-CH_3 \qquad CH_3-\underset{OH}{\overset{CH_3}{\underset{|}{\overset{|}{C}}}}-CH_3$$

叔丁胺（伯胺1°胺）　　　叔丁醇（3°醇）

(3) 根据分子中的氨基数目，胺类又可以分为一元胺、二元胺等。

$$CH_3CH_2NH_2 \qquad NH_2CH_2CH_2NH_2$$

乙胺（一元胺）　　　乙二胺（二元胺）

当NH_4OH中的四个氢原子都被烃基取代时，则可以形成季铵碱，当铵盐中的四个氢原子被烃基取代，则可以形成季铵盐。

$$R_4N^+OH^- \qquad\qquad R_4N^+X^-$$

季铵碱　　　　　　　季铵盐

(三) 胺的命名

1. 普通命名法

简单的胺命名一般以胺作为母体，在烃基的名称后加上"胺"字。如果与氮原子所连的烃基相同，可用"二"或"三"表示烃基的数目；如果与氮原子所连烃基不同，则按"优先基团后列出"的原则由小到大排列烃基，依次写出烃基的名称。例如：

$$CH_3NH_2 \qquad CH_3-NH-CH_3 \qquad CH_3-\underset{CH_3}{\overset{CH_3}{\underset{|}{\overset{|}{N}}}}-CH_3$$

甲胺　　　　　二甲胺　　　　　三甲胺

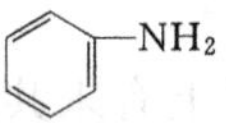

苯胺 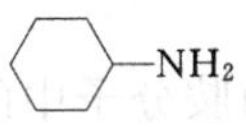　　　　　环己胺 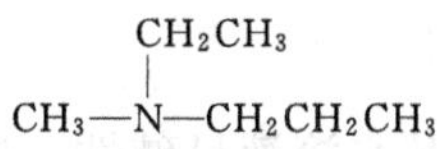　　　　　甲乙丙胺

若芳香胺的氮原子上连有脂肪烃基，命名时以芳香胺为母体，在脂肪烃基名称前用"N"标明此烃基连在氮原子上。例如：

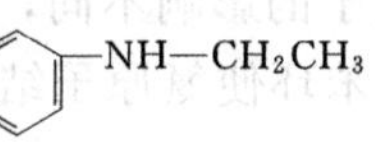

N-乙基苯胺 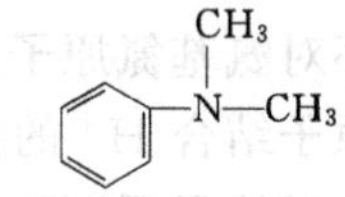　　　　　　N,N-二甲基苯胺

2. 系统命名法

较为复杂的胺用系统命名法，以烃基为母体，氨基作为取代基。例如：

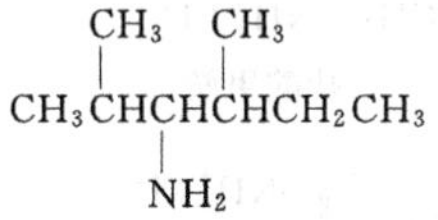

2,4-二甲基-3-氨基己烷 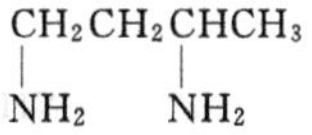　　　　　1,3-二氨基丁烷

3. 季铵盐、季铵碱的命名

类似于无机铵盐的命名。例如：

NH_4Cl　　　　$(C_2H_5)_4N^+Br^-$　　　　$HOCH_2CH_2N^+(CH_3)_3OH^-$
氯化铵　　　　　溴化四乙铵　　　　氢氧化羟乙基三甲基铵（胆碱）

二、胺的性质

（一）物理性质

常温下，低级胺如甲胺、二甲胺、三甲胺和乙胺为无色气体，丙胺至十一胺为液体，十一胺以上的高级胺为固体。低级胺溶于水，具有氨的气味，高级脂肪胺不溶于水，几乎没有气味。有的胺具有特殊的气味，如动物腐烂后产生的三甲胺有鱼腥味；1,4-丁二胺（腐肉胺）和1,5-戊二胺（尸胺）有恶臭味。

有机胺类大多数有毒，如人食用苯胺0.25mg就会中毒。β-萘胺及联苯胺均有强烈的致癌作用。

胺与氨相似，为极性化合物，除叔胺外其他胺均含有N—H键，能形成分子间氢键。

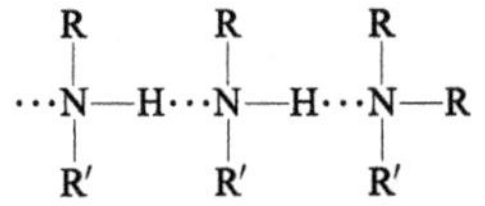

其熔点和沸点要比分子量相近的烷烃高。但由于氮的电负性比氧小，胺分子间的氢键较醇分子间的氢键弱，所以胺的沸点比分子量相近的醇低。

（二）化学性质

胺的结构中氮原子上有一对孤对电子，使胺具有碱性和亲核性，容易发生亲核取代。

1. 碱性

胺与氨相似，其水溶液呈碱性。这是因为胺分子中的氮原子上有未共用电子对，能与水中的 H^+ 以配位键结合形成铵离子，使水溶液中的 OH^- 浓度增大，所以其溶液呈现碱性。

$$R—NH_2 + H_2O \rightleftharpoons R—NH_3^+ + OH^-$$

胺都显弱碱性，不同的胺碱性强弱不同。脂肪胺的碱性比氨强。芳香胺的碱性比氨弱。这是因为脂肪烃基和苯环对氨基氮原子上的孤对电子的影响不同，脂肪胺和芳香胺的碱性强弱也就不同。烷基使氮原子结合 H^+ 的能力强，而苯环使氮原子结合 H^+ 的能力弱。

所以不同的胺类，其碱性强弱顺序为：

$$脂肪胺 > 氨 > 芳香胺$$

胺有碱性，能与强酸作用生成盐。例如：

$$CH_3—NH_2 + HCl \longrightarrow CH_3—NH_3^+Cl^-$$
盐酸甲胺

$$C_6H_5—NH_2 + HCl \longrightarrow C_6H_5—NH_3^+Cl^-$$
盐酸苯胺

习惯上把铵盐写成分子化合物的形式，例如盐酸苯胺 C₆H₅—NH₃⁺Cl⁻ 可写作 C₆H₅—NH₂·HCl，读作苯胺盐酸盐。

铵盐易溶于水，为了增大其水溶性，常把含氨基的药物制成铵盐，例如临床上使用的局部麻醉剂普鲁卡因就制成盐酸普鲁卡因，供注射用。

由于胺的碱性较弱，所以在铵盐的水溶液中加入强碱氢氧化钠或氢氧化钾，能使胺从铵盐中游离出来。此性质可用来精制胺类化合物。例如：

$$C_6H_5—NH_3^+Cl^- + NaOH \longrightarrow C_6H_5—NH_2 + NaCl + H_2O$$
盐酸苯胺　　　　　　　苯胺

2. 酰化反应

伯胺或仲胺均能与酰氯（$R—\overset{O}{\underset{\|}{C}}—Cl$）或酸酐（$R—\overset{O}{\underset{\|}{C}}—O—\overset{O}{\underset{\|}{C}}—R$）作用生成酰胺。反应时，氨基或亚氨基氮上的氢原子被酰基取代，使氨分子中引入一个酰基。

使分子中引入酰基的反应，叫作酰化反应。叔胺因次氨基上没有氢原子，所以不能发生酰化反应。

$$C_6H_5—NH_2 + CH_3—\overset{O}{\underset{\|}{C}}—Cl \longrightarrow C_6H_5—NH—\overset{O}{\underset{\|}{C}}—CH_3 + HCl$$
苯胺　　　　乙酰氯　　　　　　乙酰苯胺

$$(CH_3)_2NH + CH_3—\overset{O}{\underset{\|}{C}}—O—\overset{O}{\underset{\|}{C}}—CH_3 \longrightarrow (CH_3)_2N—\overset{O}{\underset{\|}{C}}—CH_3 + CH_3—COOH$$
二甲胺　　　　乙酐　　　　　　　　N,N-二甲基乙酰胺酰化反应是胺的一个重要的反应。因为胺大多数是液体，经过酰化反应后生成的结晶固体，有一定的熔点。通过测定酰胺的熔点，并和已知的酰胺进行比较，可以鉴定伯胺和仲胺。芳香伯胺易被氧化，通过酰化反应后，生成的芳香酰胺性质稳定，因此，在药物合成中常用酰化反应来保护芳香胺的氨基，有利于药物在体内的吸收，以增强或延长其疗效。游离胺的毒性较大，在药物分子中引入酰基后，可以降低某些药物的毒性。

三、常见的胺及其衍生物

1. 苯胺

苯胺是一种无色液体，熔点为 $-6℃$，沸点为 $184.3℃$，难溶于水，易溶于有机溶剂，易被液化。苯胺有毒，经呼吸道、消化道及皮肤吸收，但以皮肤吸收中毒为主。苯胺很容易氧化。例如，苯胺放置时，被空气氧化而变色，由无色透明液体变为浅棕色或红棕色液体。苯胺的碱性很弱，只能与盐酸、硫酸等强酸作用生成盐。

由于氨基对苯环的影响，使苯环的邻、对位上的氢原子变得活泼，易发生取代反应。如苯胺与溴水反应，生成 2,4,6-三溴苯胺白色沉淀，此反应可用于苯胺的鉴别。

$$\text{C}_6\text{H}_5\text{NH}_2 + 3\text{Br}_2(\text{水溶液}) \longrightarrow \text{2,4,6-三溴苯胺} \downarrow + 3\text{HBr}$$

2. 新洁尔灭（苯扎溴铵）

新洁尔灭学名溴化二甲基十二烃基苄铵，是一种季铵盐。常温下为白色或淡黄色胶状体或粉末，低温时可逐渐形成蜡状固体。带有芳香气味，味极苦。易溶于水、乙醇，微溶于丙酮，不溶于乙醚、苯。水溶液呈碱性。新洁尔灭分子中既含有疏水的长链烃基，又含有亲水的铵离子，是一种表面活性剂，能乳化脂肪，起到去污作用，并且能渗入细菌内部引起细胞破裂，从而有杀菌消毒的功能。临床上常将其溶液用于皮肤、创面及手术器械等的消毒。

$$\text{C}_6\text{H}_5\text{CH}_2\overset{\overset{\displaystyle \text{CH}_3}{|}}{\underset{\underset{\displaystyle \text{CH}_3}{|}}{\text{N}^+}}(\text{C}_{12}\text{H}_{25})\text{Br}^-$$

新洁尔灭

3. 生源胺

生源胺是生物体内释放出的负责神经冲动传导作用的化学介质。由于都是胺类物质，所以称为生源胺。生源胺主要有肾上腺素、去甲肾上腺素、多巴胺和 5-羟色胺等。肾上腺素和去甲肾上腺素都有一个手性碳原子，存在一对对映异构体。左旋肾上腺素有收缩血管、兴奋心脏等作用，临床上用其升高血压、收缩血管。

肾上腺素　　　　去甲肾上腺素

多巴胺存在于肾上腺髓质和中枢神经系统中，是合成去甲肾上腺素的前提。医用多巴胺多为人工合成，用于治疗失血性休克、心源性休克及感染性休克、帕金森病等。

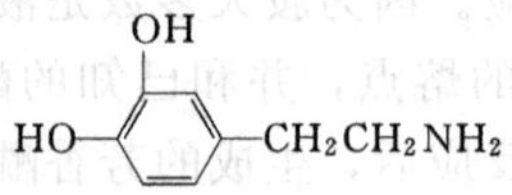

多巴胺

第二节 酰胺

一、酰胺的结构和命名

酰胺可以认为是羧酸中的羟基被氨基或取代氨基取代后的产物。其结构可以表示如下。

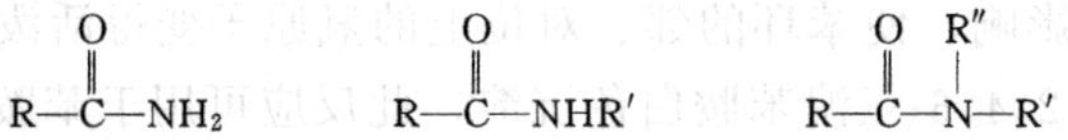

$$R-\overset{O}{\underset{\|}{C}}-NH_2 \qquad R-\overset{O}{\underset{\|}{C}}-NHR' \qquad R-\overset{O}{\underset{\|}{C}}-\overset{R''}{\underset{|}{N}}-R'$$

简单酰胺的命名是在酰基后面加上"胺"或"某胺",称为"某酰胺"或"某酰某胺"。例如:

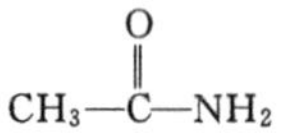

乙酰胺 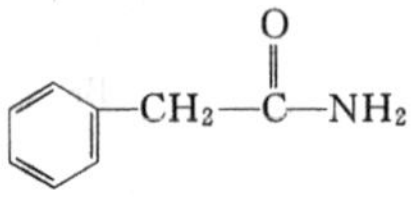   苯乙酰胺 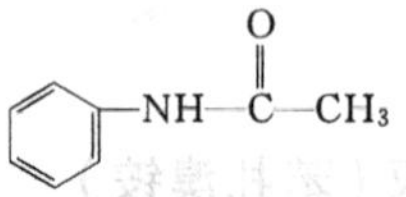   乙酰苯胺

若酰胺的氮原子上有烃基时,则在烃基前加上字母"N",以表示烃基的位置连在氮原子上。例如:

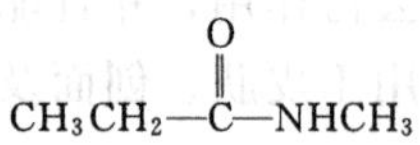

N-甲基丙酰胺 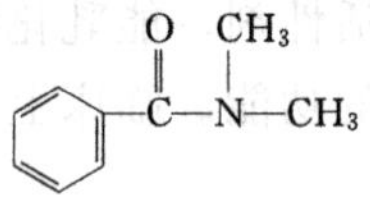   N,N-二甲基苯甲酰胺

环状的酰胺称为某内酰胺,命名时从靠近羰基的一侧开始用希腊字母 α、β、γ、δ⋯编号,并指出氨基与取代基所连的位置,以内酰胺结尾。例如:

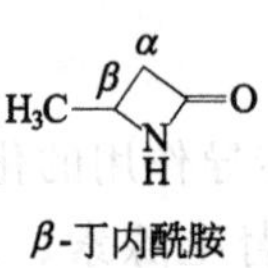

β-丁内酰胺 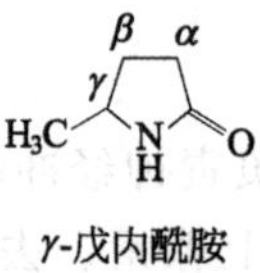 γ-戊内酰胺

二、酰胺的性质

1. 酸碱性

酰胺在水溶液中不显碱性,而接近中性,不能使石蕊试纸变色。因为酰胺分子中,氨基氮原子受羰基的影响,使其结合水中 H^+ 的能力减弱。所以酰胺是中性化合物。

2. 水解

酰胺可以在酸性或碱性条件下发生水解反应。在酸性条件下则可以生成羧酸和铵根离子,而碱性条件下则有氨气产生。可以利用此反应鉴别酰胺。

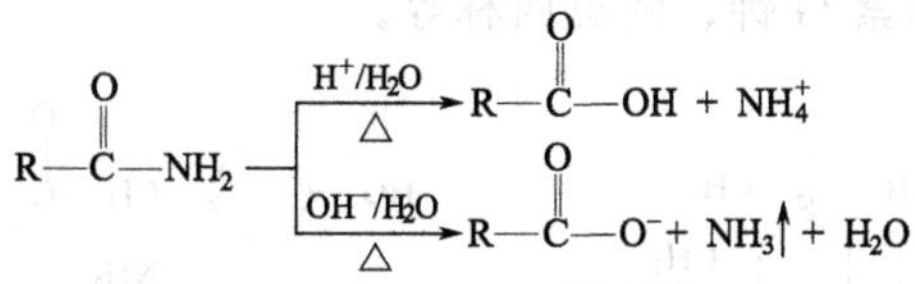

$$RCONH_2 \xrightarrow[\triangle]{H^+/H_2O} RCOOH + NH_4^+$$
$$RCONH_2 \xrightarrow[\triangle]{OH^-/H_2O} RCOO^- + NH_3\uparrow + H_2O$$

许多酰胺类化合物是医药上常用的药物，其中对乙酰氨基酚（扑热息痛）较为重要，结构式为：

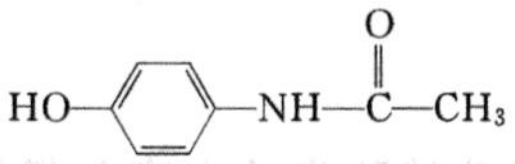

HO—⟨ ⟩—NH—CO—CH₃

对乙酰氨基酚为白色结晶或结晶性粉末，在空气中较为稳定，微溶于冷水，易溶于热水，毒性和不良反应小，是一种较为优良的解热镇痛药物。

三、重要的酰胺

1. 尿素

尿素又称脲，是碳酸的二酰胺化合物。尿素是哺乳动物体内蛋白质代谢的最终产物，存在于动物的尿液中。尿素的密度为 $1.335 g/cm^3$，熔点为 $132.7℃$，溶于水、醇，不溶于乙醚、氯仿。

HO—CO—OH   H₂N—CO—NH₂
   碳酸   尿素

尿素水溶液呈微碱性，只能与强酸作用生成盐，得到白色沉淀。

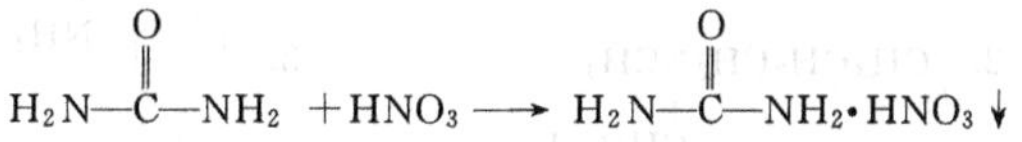

$$H_2N-CO-NH_2 + HNO_3 \longrightarrow H_2N-CO-NH_2 \cdot HNO_3 \downarrow$$

尿素具有酰胺的通性，在脲酶、酸或碱催化发生下列反应。

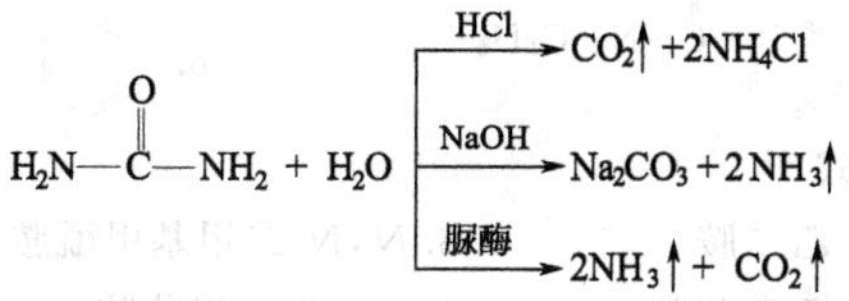

$$H_2N-CO-NH_2 + H_2O \begin{cases} \xrightarrow{HCl} CO_2\uparrow + 2NH_4Cl \\ \xrightarrow{NaOH} Na_2CO_3 + 2NH_3\uparrow \\ \xrightarrow{脲酶} 2NH_3\uparrow + CO_2\uparrow \end{cases}$$

在高温下，将尿素缓慢加热到150～160℃，两分子尿素可以缩合成缩二脲，并放出氨气。

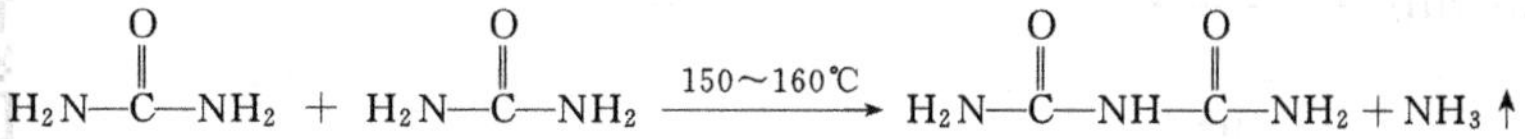

$$H_2N-CO-NH_2 + H_2N-CO-NH_2 \xrightarrow{150\sim160℃} H_2N-CO-NH-CO-NH_2 + NH_3\uparrow$$

缩二脲难溶于水，可以互变为烯醇式结构而溶于碱溶液。在缩二脲的碱性溶液中加入少许硫酸铜溶液，溶液显紫色，这个反应称为缩二脲反应。凡是分子中含有两个或两个以上酰氨键（—CO—N—）结构的化合物（多肽、蛋白质等）都能发生缩二脲反应。

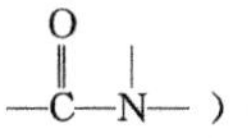

2. β-内酰胺抗生素

β-内酰胺抗生素是一类广谱抗生素，因其结构中含有一个四元环的β-内酰胺环的结构而得名。重要的化合物有青霉素 G 钾、阿莫西林等。

青霉素G钾(钠)　　　　　　　羟氨苄青霉素(阿莫西林)

> **知识拓展**
>
> **亚硝基胺类的中毒与保健**
>
> 亚硝基胺类（nitrosoamines）化合物主要用于实验室、橡胶和化工生产中。一系列的动物实验已证实亚硝胺化合物具有强烈的致癌作用，可引起动物多种器官和组织的肿瘤，现已被列为化学致癌物。
>
> 某些食品防腐剂中的亚硝酸盐，以及天然存在的硝酸盐还原为亚硝酸盐后，在胃肠道会和仲胺作用生成亚硝胺。因此，亚硝酸盐、硝酸盐和能发生亚硝基化的胺类化合物进入人体内，都将是潜在的危险因素。实验表明：维生素 C 能对亚硝酸钠起还原作用，阻断亚硝胺在体内的合成。

【思考题】

一、根据结构式命名下列化合物

1. $(CH_3CH_2)_3N$　　2. $CH_3CH_2CH_2NHCH_3$ 上接 CH_2CH_3　　3.

4. $(CH_3)_3\overset{+}{N}C_2H_5Cl^-$　　5. 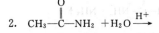　　6.

二、写出下列化合物的结构式

1. 苯胺　　　　　　2. 乙二胺　　　　　3. N,N-二甲基甲酰胺
4. 氢氧化四甲基铵　5. 乙酰苯胺　　　　6. 2,4,6-三溴苯胺

三、完成下列反应式

1. $2H_2N-\overset{O}{\overset{\|}{C}}-NH_2 \xrightarrow{150\sim160℃}$

2. $CH_3-\overset{O}{\overset{\|}{C}}-NH_2 + H_2O \xrightarrow{H^+}$

3. $CH_3CH_2NH_2 + HCl \longrightarrow$

四、按碱性由强到弱的顺序排列下列化合物
1. 苯胺，苯甲酰胺，甲胺，氨，氢氧化四甲基铵
2. 氨，乙胺，二乙胺，苯胺，二苯胺

五、用简单化学方法鉴别苯胺、苯酚和苯甲酸。

（郭梦金）

第十三章

杂环化合物和生物碱

【学习目标】
- **掌握**：杂环化合物的概念、分类和命名。
- **熟悉**：吡咯、呋喃及其衍生物等五元杂环，吡啶、嘧啶及其衍生物等六元杂环和嘌呤及其衍生物等稠杂环化合物。
- **了解**：生物碱的概念。
- **应用**：理解杂环化合物和生物碱在生命过程中的作用及其医药学价值。

情景导入

情景回放：

对痛风患者来说，软饮料比烈性酒更有杀伤力，它几乎和啤酒一样危险，喝软饮料最多的人与喝最少软饮料的人相比，痛风的风险增加了整整一倍；每天喝一份软饮料则风险增加了 35%。

思考问题：

1. 痛风是一种由于嘌呤代谢紊乱所致的疾病，嘌呤的结构是什么？
2. 嘌呤属于杂环化合物，杂环化合物是如何分类和命名的？
3. 什么叫生物碱？常见的生物碱有哪些？

杂环化合物是指具有环状的结构，并且构成环的原子由碳原子和其他原子共同组成。杂环中的非碳原子称为杂原子，常见的杂原子有氧、硫、氮等。多数杂环化合物的环系比较稳定，不容易开环，且具有不同程度的芳香性（容易取代，不容易加成和氧化），因此，杂环化合物一般特指芳香杂环化合物。交酯、内酯、内酰胺和环状酸酐等化合物，通常不把它们列为杂环化合物，因为它们的性质与其同类的脂肪族化合物相似。

大多数生物碱是结构复杂的杂环化合物，本章一并讨论其概念、分类、命名和一般性质。

第一节 杂环化合物

杂环化合物在自然界中分布广，种类多，其数量大约占已知有机物的一半，并且很多具有特殊的生理和药理作用。例如动物中的血红素、植物中的叶绿素及生物色素、核酸的碱基、一些抗生素和维生素以及许多中草药的有效成分等，它们使得动植物表现出生命的活力。

一、杂环化合物的分类和命名

（一）杂环化合物的分类

杂环化合物的分类是以杂环骨架为基础，按环的形式分为单杂环和稠杂环两类，单杂环又按环的大小分为五元杂环和六元杂环，稠杂环按稠合环形式分为苯稠杂环和杂稠杂环：

$$
杂环化合物\begin{cases}单杂环\begin{cases}五元杂环\\六元杂环\end{cases}\\稠杂环\begin{cases}苯稠杂环\\杂稠杂环\end{cases}\end{cases}
$$

医学上常见的一些杂环化合物的结构和名称见表 13-1。

表 13-1 常见杂环化合物的结构和名称

单杂环				稠杂环	
五元环			六元环	苯稠杂环	杂稠杂环
呋喃	噻吩	吡咯	吡喃　吡啶	喹啉	嘌呤
噻唑	咪唑	吡唑	嘧啶	吲哚	

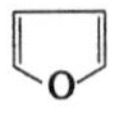

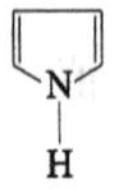

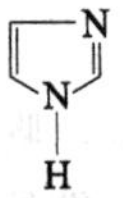

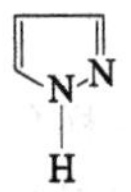

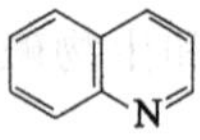

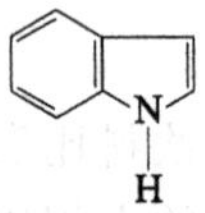

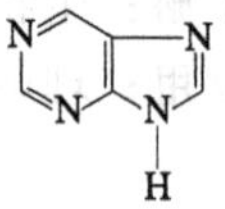

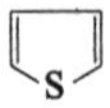

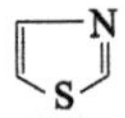

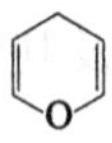

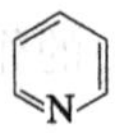

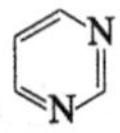

（二）杂环化合物的命名

杂环化合物的命名，目前我国主要采用音译法，即先把杂环化合物的英文名称翻译成中文，然后选用谐音汉字，加"口"字旁表示杂环化合物的名称。如呋喃、吡咯等。

当环上仅有 1 个杂原子时，一般以杂环为母链，而编号是从杂原子开始依次编号（用 1,2,3……），或从靠近杂原子的碳原子依次用希腊字母 α、β、γ……编号，将取代基的位次、数目和名称写在杂环母体的名称前。例如：

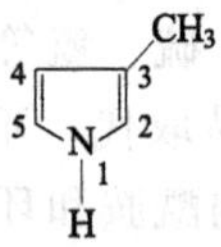

3-甲基吡咯
(β-甲基吡咯)

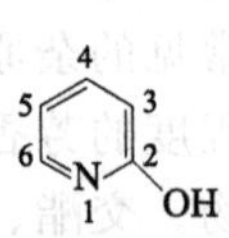

2-羟基吡啶
(α-羟基吡啶)

当环上有 2 个相同的杂原子时，编号应该从连有氢原子或取代基的杂原子开始编号，并使另一个杂原子具有较小的编号；当环上有不同的杂原子时，应该按氧、硫、氮的顺序编号。例如：

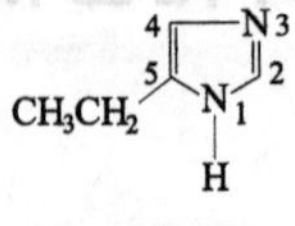

5-乙基咪唑

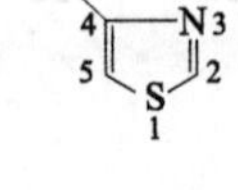

4-甲基噻唑

有时候杂环也作为取代基，以含官能团的侧链作为母体进行命名。例如：

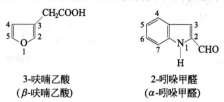

3-呋喃乙酸
(β-呋喃乙酸)

2-吲哚甲醛
(α-吲哚甲醛)

二、重要的杂环化合物

重要的杂环化合物有吡咯、呋喃及其衍生物等五元杂环，还有吡啶、嘧啶及其衍生物等六元杂环和嘌呤及其衍生物等稠杂化合物。

（一）五元杂环化合物

1. 吡咯及其衍生物

吡咯为无色液体，存在于煤焦油中，沸点为131℃，熔点为－24℃，几乎不溶于水，易溶于乙醇、乙醚等有机溶剂。吡咯的蒸汽遇到浸有盐酸的松木片会显示红色，把它称为吡咯的松木片反应，此反应可用于鉴别吡咯。吡咯用于制取药物等。

吡咯的衍生物广泛分布于自然界中，具有较强的生理活性，如动物的血红素和植物的叶绿素等。此外，胆红素和维生素 B_{12} 等物质都含有吡咯环。

血红素和叶绿素的基本骨架是卟吩环，它是含有4个吡咯环的复杂体系。在4个吡咯环中间的空隙里，以共价键及配位键与二价铁离子（血红素）或二价镁离子（叶绿素）结合。

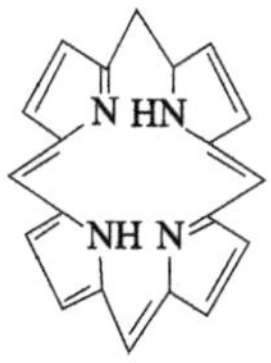

卟吩 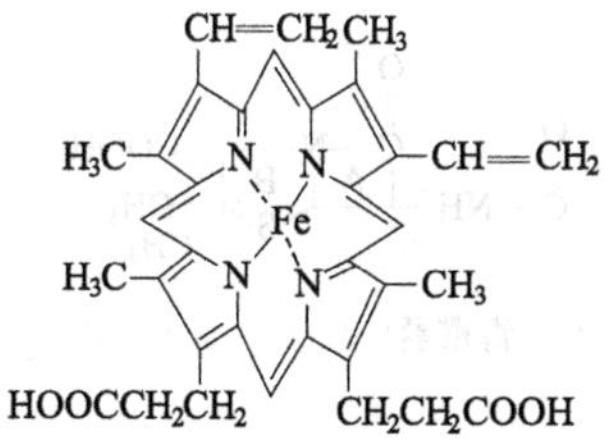　　血红素 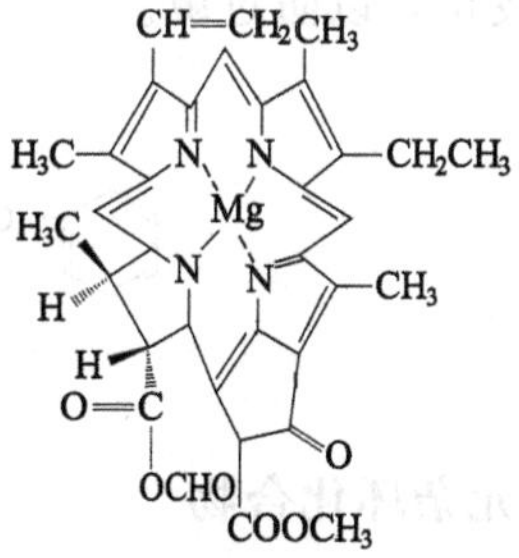　　叶绿素

血红素与蛋白质结合形成血红蛋白，存在于人和动物的红细胞中，它负担着输送氧气和二氧化碳的生理功能。而叶绿素是绿色植物光合作用的催化剂。

2. 呋喃及其衍生物

呋喃为无色液体，易挥发、易燃烧，不溶于水，易溶于乙醇、乙醚等有机溶剂。呋喃遇到浸有盐酸的松木片会显示绿色，把它称为呋喃的松木片反应，此反应可用于呋喃的鉴别。呋喃主要用于有机合成。

呋喃的衍生物主要用作药物使用，如呋喃坦啶（呋喃妥因）对革兰阴性菌和阳性菌都有作用，主要用于敏感菌所致的泌尿道感染，特别对大肠杆菌、变形杆菌引起的急性尿路感染疗效较好；呋喃西林临床仅用作消毒防腐药，用于皮肤及黏膜的感染，如化脓性中耳炎、化脓性皮炎、急慢性鼻炎、烧伤、溃疡等，对组织几乎无刺激，脓、血对其消毒作用无明显影响。

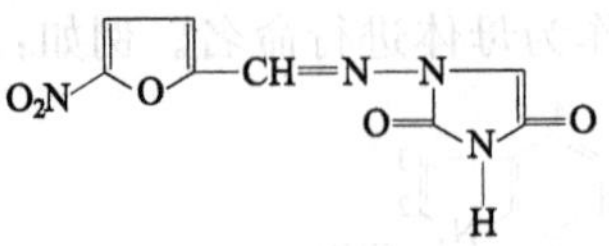

呋喃坦啶 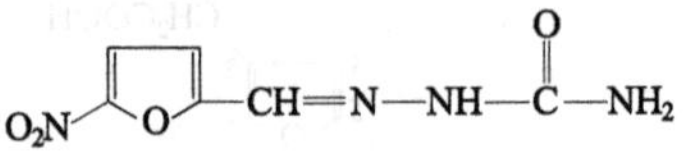　　　　　　　　　　　　　呋喃西林

3. 噻唑及其衍生物

噻唑为无色或淡黄色液体，沸点为117℃，微溶于水，易溶于乙醇、乙醚等有机溶剂，对氧化剂、还原剂稳定，具有弱碱性。噻唑的衍生物在医药上具有重要意义，如维生素 B_1 及青霉素等。

维生素 B_1 又称硫胺素或抗神经炎维生素或抗脚气病维生素，为白色结晶或结晶性粉末，味苦，露置在空气中，易吸收水分，在碱性溶液中容易分解变质，存在米糠、麦麸和黄豆等食品中，主要用于治疗脚气病、多发性神经炎和食欲缺乏等。

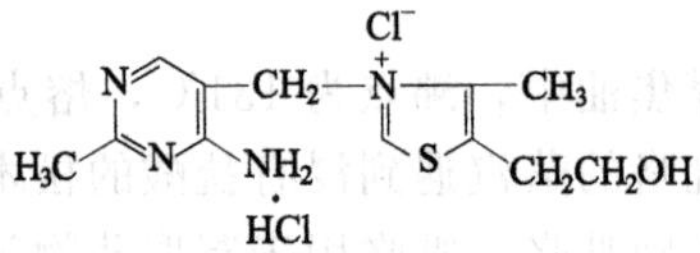

维生素 B_1

青霉素又称为青霉素 G 或苄青霉素，是能破坏细菌的细胞壁并在细菌细胞的繁殖期起杀菌作用的一类抗生素，由青霉菌中提炼出。青霉素属于 β-内酰胺类抗生素，A 环为 β-内酰胺环，B 环为氢化噻唑环，由 A、B 两环稠合而成。青霉素是很常用的抗菌药品。但每次使用前必须做皮试，以防过敏。

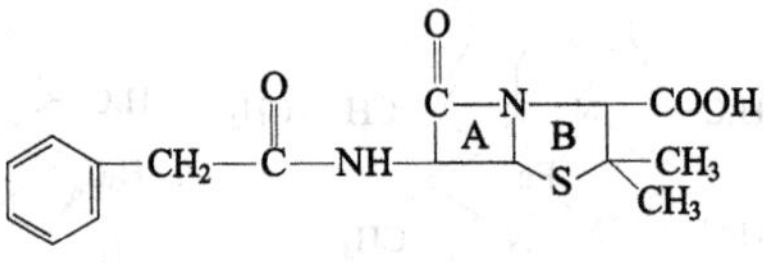

青霉素

（二）六元杂环化合物

1. 吡啶及其衍生物

吡啶是无色或微黄色，有特殊气味的液体，沸点为116℃，熔点为 $-42℃$，溶于水、乙醇及乙醚等，能和酸作用成盐。其用于合成维生素和药物。

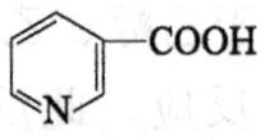

β-吡啶甲酸　　　　　β-吡啶甲酰胺　　　　　异烟肼
（烟酸）　　　　　　　（烟酰胺）　　　　　　（雷米封）

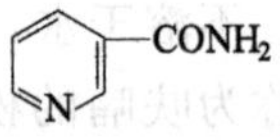

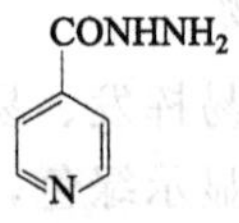

维生素 PP 又称为维生素 B_3 或尼克酸，它包括烟酸及其衍生物烟酰胺，与人体的 40 多种生化反应有关，是无色、无气味、味微酸的针状结晶，存在于肝、肾、花生、米糠和酵母中。它能促进细胞的新陈代谢，主要用于防治糙皮病，治疗舌炎、口腔炎及皮炎（癞皮病）等。

异烟肼又称为雷米封，是白色晶体或结晶性粉末，具有较强的抗结核作用，在 1952 年成为抗结核良药,但是最近实验室发现其有致癌性。

2. 嘧啶及其衍生物

嘧啶是无色液体或无色晶体,熔点为 22℃,沸点为 124℃,易溶于水、乙醇和乙醚等,具有弱碱性,在自然界中并不存在。但其衍生物在自然界中分布很广,如维生素、生物碱及构成核酸的胞嘧啶、尿嘧啶和胸腺嘧啶等,还有巴比妥类安眠药、磺胺嘧啶等。

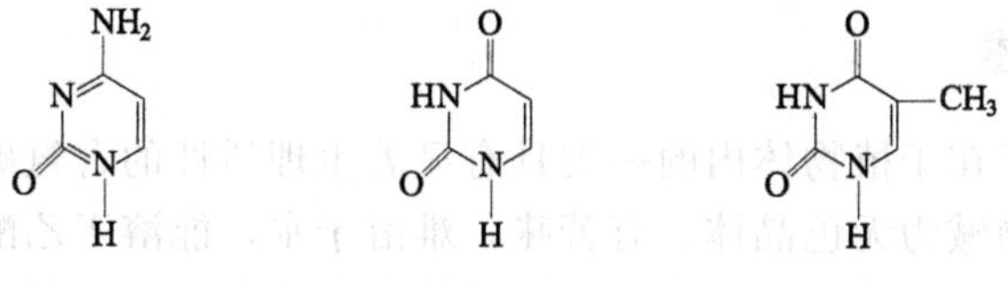

胞嘧啶　　　尿嘧啶　　　胸腺嘧啶

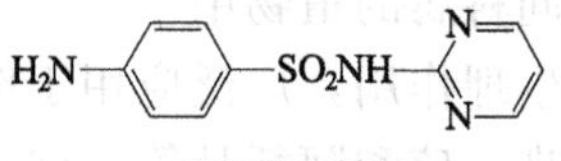

磺胺嘧啶(SD)

(三) 嘌呤及其衍生物

嘌呤是由一个嘧啶环与一个咪唑环稠合而成的,是白色结晶,熔点为 216~217℃,易溶于水,难溶于有机溶剂,是两性化合物,与酸或碱均能成盐。它存在 2 个互变异构体。

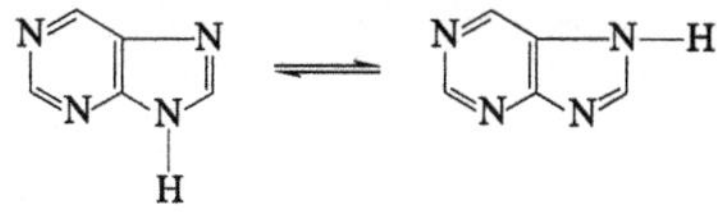

嘌呤本身不存在于自然界中,但其衍生物广泛存在于动植物中,如腺嘌呤和鸟嘌呤为核酸的碱基。

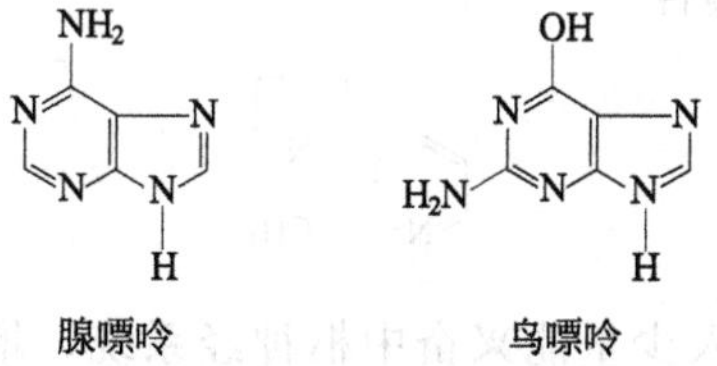

腺嘌呤　　　鸟嘌呤

> **知识拓展**
>
> **痛风与嘌呤类物质**
>
> 痛风是一种由于嘌呤生物合成代谢增加,尿酸产生过多或因尿酸排泄不良而致血中尿酸升高,尿酸盐结晶沉积在关节滑膜、滑囊、软骨及其他组织中引起的反复发作性炎性疾病。
>
> 其临床特征为:高尿酸血症及尿酸盐结晶、沉积所致的特征性急性关节炎、痛风石、间质性肾炎,严重者见关节畸形及功能障碍,常伴尿酸性尿路结石。病因分为原发性和继发性两大类。
>
> 如果机体中尿酸含量超标,则应限制饮食中嘌呤和蛋白质的摄入。例如,禁食动物内脏、沙丁鱼以及各种肉类浓汤等富含嘌呤的食物,以减少外源性尿酸来源。

第二节 生物碱

一、生物碱的概述

生物碱是指主要存在于植物体内的一类具有显著生理活性的含氮碱性有机化合物，又称为植物碱。大多数生物碱为无色晶体，有苦味，难溶于水，能溶于乙醇等有机溶剂，是复杂的杂环化合物。在植物中生物碱大多数与有机酸结合成盐存在。一种植物中往往含有多种生物碱，一种生物碱也可以存在于不同科属的植物中。

生物碱大多具有特殊而明显的生理作用，广泛应用于医药中，临床上将生物碱制成易溶于水的盐溶液供注射用，如盐酸吗啡、硫酸阿托品等。许多生物碱是中草药的有效成分，目前已分离提纯出几千种生物碱，并有 100 种以上用作临床药物，如黄连中的小檗碱（黄连素）是很好的消炎药，麻黄中的麻黄碱是很好的平喘药。目前，对生物碱结构测定和性质研究是研制、开发新药的主要途径之一。

有些生物碱具有很强的毒性，即使作为中药使用，用量不当也会致命。还有一些生物碱容易使人产生长期的依赖性，成为危害人体健康的毒品，如可卡因、海洛因等。

二、重要的生物碱

（一）烟碱

烟碱又名尼古丁，主要存在于烟草中。它是无色或微黄色油状液体，易溶于乙醇和乙醚，沸点为 246℃。烟碱有成瘾性。

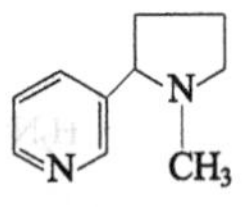

烟碱有剧毒，能致癌。吸入少量能兴奋中枢神经系统，增高血压，大剂量吸入则抑制中枢神经，引起恶心、呕吐、意识模糊等中毒症状，甚至使心肌麻痹以至死亡。

（二）麻黄碱

麻黄碱又名麻黄素，主要存在于中草药麻黄中。它是无色晶体，易溶于乙醇、氯仿和乙醚。

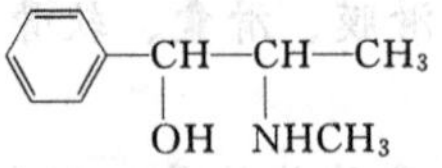

麻黄碱能兴奋交感神经、升高血压和扩张支气管，临床上用其盐酸盐治疗支气管哮喘、过敏性反应和鼻黏膜肿胀等。

（三）阿托品

阿托品存在于颠茄、曼陀罗和洋金花等茄科植物中，现在可人工合成。它是白色晶体，熔点118℃，难溶于水，易溶于乙醇、氯仿。

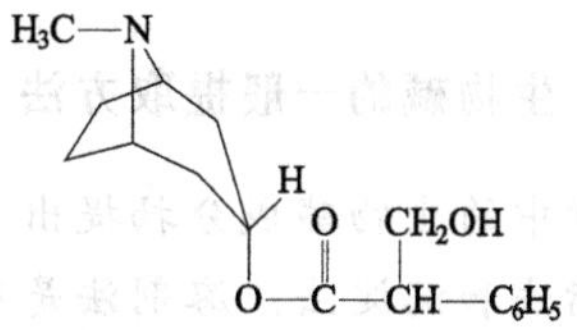

在医学临床上，使用阿托品的硫酸盐作为抗胆碱药，具有抑制腺体分泌及扩大瞳孔的作用，用于胃肠道、胆绞痛，散瞳检查验光，角膜炎，有机磷农药中毒、感染性休克等。

（四）小檗碱

小檗碱又称黄连素，存在于黄连、黄柏等植物中。小檗碱为黄色针状晶体，熔点145℃，味极苦，难溶于苯、乙醚和氯仿，能溶于水。

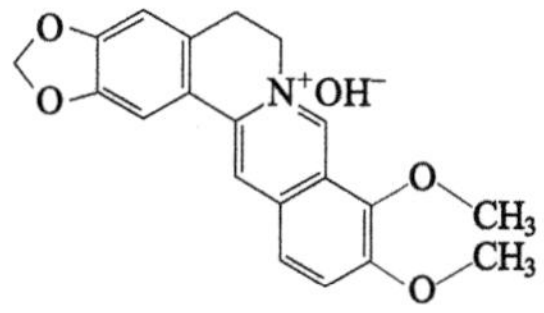

小檗碱为广谱抗菌药，对多种革兰阳性菌和阴性菌均有抑制作用，也有温和的镇静、降压和健胃作用。临床上用于治疗痢疾和肠胃炎等。

（五）吗啡、可待因和海洛因

罂粟是一种草本植物，罂粟果流出的浆液，在空气中干燥后形成棕黑色黏性团块，这就是鸦片。在鸦片中有20多种生物碱，其中吗啡约含10%，可待因含0.3%～1.9%，两者在临床上应用较多。

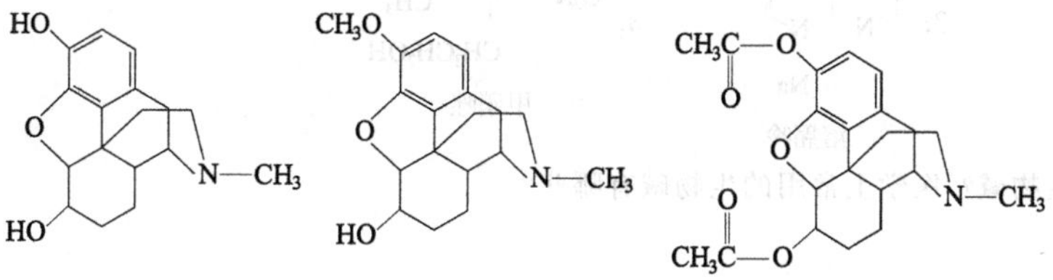

吗啡　　　可待因　　　海洛因

吗啡是鸦片中含量最多的有效成分，其纯品为无色结晶，味苦，难溶于水、氯仿等。临床用药常用盐酸吗啡，它是强烈的镇痛药物，镇痛作用能持续6h，还能镇咳，但容易成瘾，一般只为解除癌症晚期病人的痛苦使用。

可待因具有与吗啡相似的生理作用，只是其强度较吗啡弱，成瘾倾向较小，比吗啡安全。医药上应用的制剂是其磷酸盐。

海洛因在自然界是不存在的，从不作为药用，被列为禁止制造和出售的毒品。纯品为白色结晶性粉末，光照或久置变为淡黄色，难溶于水，易溶于氯仿、苯和热醇。其镇痛作用较大，成瘾性极大，是吗啡的3～5倍，过量致死。

知识拓展

生物碱的一般提取方法

用适当的溶剂和方法将植物中的生物碱成分抽提出来，称之为生物碱的提取。常用的方法有溶剂法、离子交换树脂法和沉淀法。溶剂法是利用生物碱难溶于水，而其盐易溶于水，利用二者在水中的溶解性差异，使生物碱在有机相和水相之间不断转移，从而达到提取分离和精制生物碱的目的。这也是从中草药中提取有效成分的化学基础。

$$生物碱 \underset{OH^-}{\overset{H^+}{\rightleftharpoons}} 生物碱盐$$

（难溶于水）　　（易溶于水）

通常先用稀酸（如稀盐酸）使生物碱转化为生物碱盐而转移到提取液中，再用氢氧化钠等处理提取液，此时生物碱就沉淀下来，最后用有机溶剂（如乙醇、氯仿等）把游离的生物碱萃取出来。

【思考题】

一、命名下列化合物

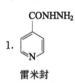 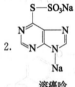 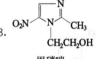

1. 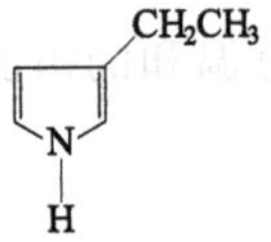　　　　2. 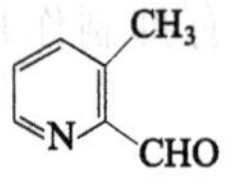　　　　3. 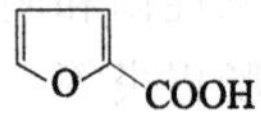　　　　4.

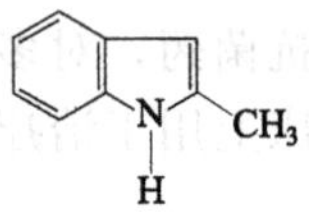

二、写出下列化合物的结构式

1. 3-噻吩乙酸　2. 2,3-二甲基吡啶　3. 2-甲基咪唑　4. 4-氨基嘧啶

三、下列杂环化合物含有哪些杂环母核？

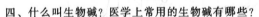

1. 雷米封　　2. 溶癌呤　　3. 甲硝唑

四、什么叫生物碱？医学上常用的生物碱有哪些？

（王金铃）

第十四章 糖类

【学习目标】
- 掌握：单糖的结构和化学性质。
- 熟悉：二糖和多糖的结构和化学性质。
- 了解：糖类化合物的分类和命名，常见的单糖、二糖和多糖。

情景导入

情景回放：
老王住院了，并被医院诊断患有糖尿病。医生嘱咐他今后要少吃糖，注意饮食均衡，在保证总热量的前提下，必须严格控制每餐米、面等主食的摄入量，以防体内血糖升高。

思考问题：
1. 糖是甜的，大米饭不甜，多吃为什么也会使血糖升高？
2. 还有哪些物质是糖类化合物？它们又有哪些性质？

糖类是自然界存在最多、分布最广的一类有机化合物。糖类物质是人类食物的主要成分，也是人体维持生命活动所需能量的主要来源，人体所需能量的50%~70%来自糖的氧化分解；糖类还是组织细胞的重要成分，是人体内合成脂肪、蛋白质和核酸的重要原料。另外，糖类是体内重要的信息物质，在生命过程中发挥着重要的生理功能。许多糖类化合物具有抗菌、抗病毒、抗肿瘤活性，可以作为治疗疾病的药物，如肝素、透明质酸、氨基糖苷类抗生素等。

最初发现的糖类物质由碳、氢和氧三种元素组成，因分子中H与O的比例为2:1，与水分子相同，所以称为"碳水化合物"，可用通式$C_n(H_2O)_m$表示。但后来发现这个名称并不确切，因为糖类分子中H与O并不是以水分子的形式存在的，且有许多糖分子中H与O之比也不是2:1，如鼠李糖（$C_6H_{12}O_5$）、脱氧核糖（$C_5H_{10}O_4$）等；而有些物质如醋酸（$C_2H_4O_2$）、乳酸（$C_3H_6O_3$）等符合通式$C_n(H_2O)_m$，但它们不属于糖类。

从化学结构上看，糖类是多羟基醛、多羟基酮以及它们的缩合产物。根据其能否水解及水解产物的情况进行分类。凡是不能水解的多羟基醛或多羟基酮称为单糖，如葡萄糖、果糖、核糖等；水解后能产生 2～10 个单糖分子的糖称为寡糖或低聚糖，其中以二糖最为常见，如蔗糖、麦芽糖、乳糖等；水解后产生 10 个以上单糖分子的糖称为多糖，如淀粉、糖原等。

糖类通常根据其来源而采用俗名，如来自甘蔗汁的蔗糖、来自葡萄汁的葡萄糖以及来自乳汁的乳糖等。

第一节 单糖

从结构上看，单糖可分为醛糖和酮糖。根据单糖分子中所含碳原子数目的不同，又可分为丙糖、丁糖、戊糖和己糖。在生物体内以戊糖和己糖最为常见。最简单的醛糖是甘油醛（丙醛糖），最简单的酮糖是 1,3-二羟基丙酮。有些单糖的羟基可被氢原子或氨基取代，它们分别称为去氧糖和氨基糖，如 2-脱氧核糖、2-氨基葡萄糖等。

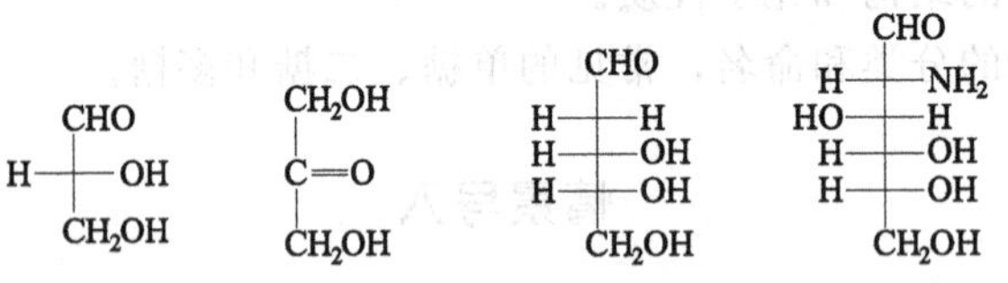

甘油醛　　1,3-二羟基丙酮　　2-脱氧核糖　　2-氨基葡萄糖

在单糖中，与生命活动关系最为密切的是葡萄糖、果糖、核糖和脱氧核糖等。本章以葡萄糖和果糖为例。讨论单糖的结构和性质。

一、单糖的结构

（一）葡萄糖的结构

1. 葡萄糖的开链结构和构型

葡萄糖的分子式为 $C_6H_{12}O_6$，为己醛糖，是一个直链五羟基己醛。在己醛糖的分子结构中含有 4 个手性碳原子（C_2、C_3、C_4、C_5），应有 $2^4=16$ 个旋光异构体，葡萄糖是己醛糖的旋光异构体之一，其结构可用费歇尔投影式表示如下。

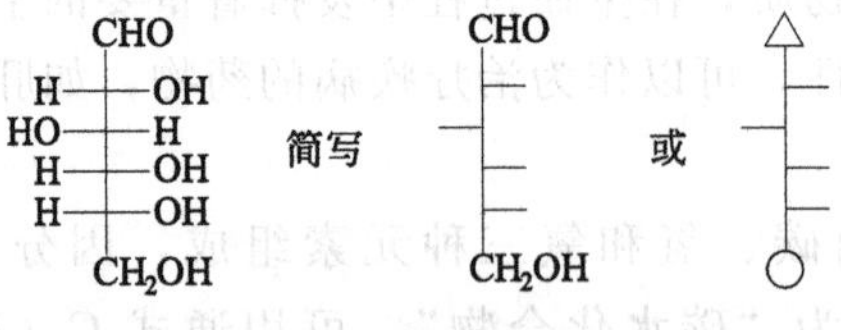

D-(+)-葡萄糖

这种结构称为葡萄糖的开链结构。

单糖的构型通常采用 D/L 构型标记法，以甘油醛为标准确定。人为规定距离羰基最远（编号最大）的手性碳原子的构型即为单糖的构型。葡萄糖分子中编号最大的手性碳原子 C_5 上的羟基在右侧，与 D-甘油醛的构型相同，则称为 D-型；若葡萄糖 C_5 上的羟基在左侧，与 L-甘油醛的构型相同，则称为 L-型。

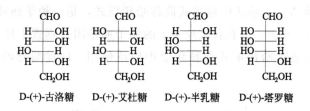

D-(+)-古洛糖　　D-(+)-艾杜糖　　D-(+)-半乳糖　　D-(+)-塔罗糖

2. 葡萄糖的变旋光现象和环状结构

D-葡萄糖在不同条件下可得两种不同的结晶。从冷乙醇中可得熔点为 146℃、比旋光度为 +112°的晶体；而从热吡啶中可得熔点为 150℃、比旋光度为 +18.7°的晶体。上述两种葡萄糖晶体溶于水后，比旋光度都会自行发生变化，并都在 +52.5°时不再改变。这种在溶液中比旋光度自行发生变化的现象称为变旋光现象。这种现象用葡萄糖的开链结构是无法解释的。

葡萄糖分子中既有羟基又有醛基，在分子内能发生亲核加成反应，形成环状半缩醛结构。在葡萄糖的5个羟基中，C_5上的羟基与醛基反应，形成稳定的六元环状半缩醛结构。由于分子内羟基和醛基加成的结构，使得 C_1 成为手性碳，因而葡萄糖形成两种不同构型的氧环式半缩醛。在此环状半缩醛中，C_1 上生成的羟基称为半缩醛羟基，它与 D-葡萄糖 C_5 上的羟基在同侧者称为 α-型，在异侧者称为 β-型。

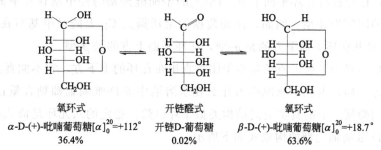

氧环式　　　　　　　　开链醛式　　　　　　　　氧环式
α-D-(+)-吡喃葡萄糖$[\alpha]_D^{20}=+112°$　　开链D-葡萄糖　　β-D-(+)-吡喃葡萄糖$[\alpha]_D^{20}=+18.7°$
36.4%　　　　　　　　0.02%　　　　　　　　63.6%

葡萄糖的环状结构为氧环式结构，是由1个氧原子和5个碳原子形成的六元环，类似于含氧的六元杂环化合物吡喃，所以环状结构的葡萄糖也称为吡喃葡萄糖。

α-D-(+)-吡喃葡萄糖和 β-D-(+)-吡喃葡萄糖就是上述比旋光度和熔点均不相同的两种结晶葡萄糖。葡萄糖的变旋光现象可以用两种环状结构和开链结构的互变加以解释。将吡喃葡萄糖中的任意一种异构体溶于水时，都会先产生微量的开链醛式结构。当开链结构转变为环状结构时，同时生成 α-型、β-型两种异构体。当 α-型、β-型和开链醛式三种异构体达到互变平衡状态时，α-型约占 36%，β-型约占 64%，而开链醛式仅有极少量，约占 0.02%。在达到平衡之前，比旋光度的数值随着 α-型和 β-型的含量的改变而变化，直至达到平衡，比旋光度会达到恒定值。

可以看出，葡萄糖变旋光现象产生的原因是葡萄糖两种环状结构和开链结构互变的结果。具有环状半缩醛（酮）结构的单糖均有变旋光现象。

3. 葡萄糖环状结构的哈沃斯式和构象式

葡萄糖的环状半缩醛结构用费歇尔投影式表示，过长的碳氧键不能合理地体现环的稳定性。为了更真实地表示单糖分子的空间构型，单糖分子的环状结构一般用哈沃斯

第十四章　糖类

(Haworth)透视式来表示。哈沃斯透视式简称哈沃斯式,是一种平面环状的结构式,即把成环的原子置于同一个平面,连在各碳原子上的原子或基团分别置于环平面的上方和下方,以表示它们的空间位置。哈沃斯式在糖化学中广泛使用。D-葡萄糖的哈沃斯式结构表示如下。

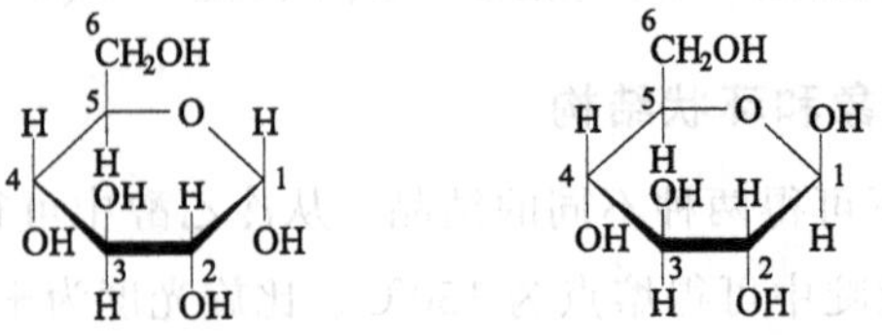

α-D-(+)-吡喃葡萄糖　　　β-D-(+)-吡喃葡萄糖

哈沃斯式的写法是先画一个含一个氧原子的六元环,将环平面横切纸平面,离我们视线近的(即纸平面的前方)用粗线和楔形线,远的(即纸平面的后方)用细线。习惯将氧原子写在六元环平面的后右上方,氧原子右下侧的碳原子为决定环状构型的碳原子(如葡萄糖为C_1),从这个碳原子开始顺时针依次对环中碳原子编号。将在氧环式中位于左侧的原子或基团写在环平面的上方,位于右侧的原子或基团写在环平面的下方。D-型糖C_5上的羟甲基写在环平面上方,L-型糖写在环平面下方。C_1上的半缩醛羟基与羟甲基在环平面的异侧为α-型,在环平面的同侧为β-型。例如,D-葡萄糖的哈沃斯式C_5上的羟甲基写在环平面上方,C_1上的半缩醛羟基在环平面下方的是α-型,在环平面上方的是β-型。

哈沃斯式将环视为平面,原子和原子团垂直排布在环的上下方,它不能真实地反映出吡喃葡萄糖的立体结构,也就不能说明为什么在水溶液中β-D-吡喃葡萄糖含量比α-D-吡喃葡萄糖高。吡喃葡萄糖分子的真实空间结构类似于环己烷,稳定的六元环是椅式构象。α-D-吡喃葡萄糖和β-D-吡喃葡萄糖的构象式如下所示。

α-D-吡喃葡萄糖　　　β-D-吡喃葡萄糖

可以看出,α-D-吡喃葡萄糖C_1上的半缩醛羟基在直立键(a键)上,而β-D-吡喃葡萄糖C_1上的半缩醛羟基在平伏键(e键)上,由于大基团处在平伏键上比处在直立键上的能量低,故β-D-吡喃葡萄糖的构象为优势构象,稳定性更强。所以,在葡萄糖的互变平衡体系中,β-D-吡喃葡萄糖所占的比例大于α-D-吡喃葡萄糖。

(二)果糖的结构

果糖与葡萄糖互为同分异构体,但果糖属于己酮糖,两者结构除C_1和C_2外,从C_3到C_6完全相同。

与葡萄糖相似,果糖也主要以环状结构存在。果糖开链结构C_5或C_6上的羟基能与C_2上的酮基发生亲核加成反应生成环状半缩酮结构,形成五元环呋喃型或六元环吡喃型两种环状结构的果糖,它们也有α-型和β-型两种异构体。自然界中游离态的果糖主要以吡喃型存在，结合态的果糖主要以呋喃型存在，如蔗糖中的果糖就是呋喃果糖。果糖的开链式以及吡喃果糖、呋喃果糖的哈沃斯式互变平衡体系如下所示。

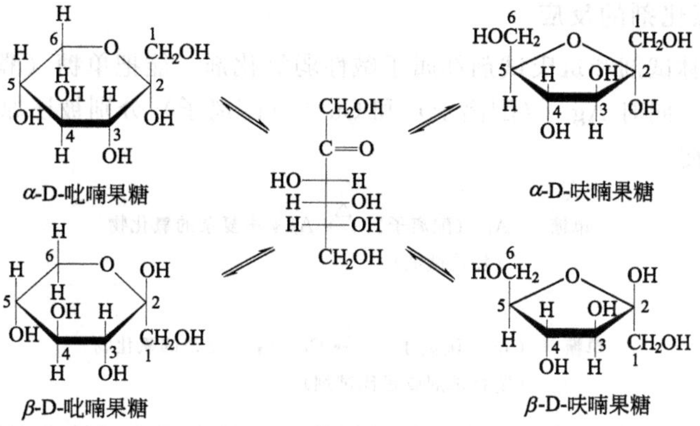

α-D-吡喃果糖 ⇌ (开链式) ⇌ α-D-呋喃果糖

β-D-吡喃果糖 ⇌ (开链式) ⇌ β-D-呋喃果糖

与葡萄糖相同，在果糖的水溶液中，同样存在环状半缩酮和开链结构的互变平衡，果糖也具有变旋光现象，达到平衡时的比旋光度为 $-92°$。

二、单糖的化学性质

（一）成苷反应

单糖环状结构中的半缩醛（酮）羟基较为活泼，可与含羟基的化合物（如醇或酚）作用，分子间脱水生成具有缩醛（酮）结构的化合物，称为糖苷，此类反应称为成苷反应。例如 D-葡萄糖与甲醇在干燥氯化氢催化下，脱水生成 α-D-甲基吡喃葡萄糖苷和 β-D-甲基吡喃葡萄糖苷的混合物。

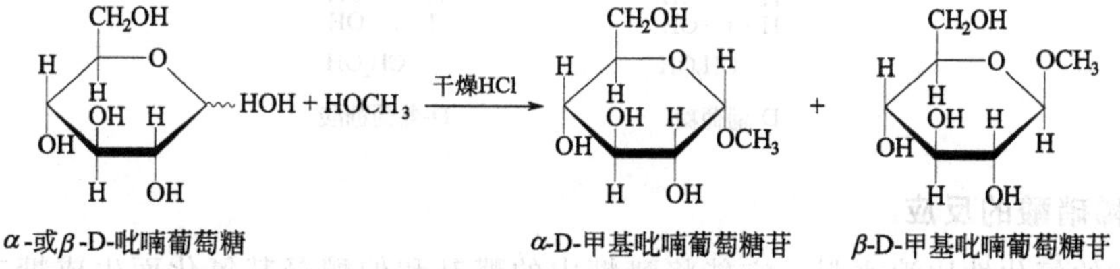

α-或β-D-吡喃葡萄糖 + HOCH₃ —干燥HCl→ α-D-甲基吡喃葡萄糖苷 + β-D-甲基吡喃葡萄糖苷

成苷反应发生在糖的半缩醛（酮）羟基上，所以糖的半缩醛（酮）的羟基又称为苷羟基。

糖苷是糖的衍生物，由糖和非糖两部分组成。糖的部分称为糖苷基，可以是单糖或低聚糖；非糖部分称为配糖基或苷元。在糖苷中，连接糖苷基和配糖基的键称为苷键。一般所说的苷键为氧苷键，即糖苷基和配糖基通过氧原子相连的苷键。此外，还有氮苷键、硫苷键等。半缩醛（酮）羟基有 α-型和 β-型之分，因而成苷反应生成的苷键也有 α-苷键和 β-苷键两种。

糖苷分子中没有半缩醛（酮）羟基，不能通过互变异构转化成开链结构，故无变旋光现象。与其他缩醛相同，糖苷在碱性条件下稳定，在酸性条件下易发生水解，生成原来的糖和非糖部分。

糖苷广泛存在于自然界，大多数具有生物活性，是许多中草药的有效成分之一。如水杨苷、苦杏仁苷、洋地黄苷等。单糖与含氮杂环生成的糖苷是核酸的组成部分。

（二）氧化反应

1. 与碱性弱氧化剂的反应

托伦试剂、斐林试剂和班氏试剂都属于碱性弱氧化剂，能把单糖（醛糖或酮糖）氧化生成复杂的氧化产物，同时 Ag^+（配离子）和 Cu^{2+}（配离子）分别被还原为单质 Ag（银镜）和 Cu_2O 砖红色沉淀。

$$\text{单糖} + Ag^+\text{（配离子）} \xrightarrow{\triangle} Ag\downarrow + \text{复杂的氧化物}$$
（托伦试剂）

$$\text{单糖} + Cu^{2+}\text{（配离子）} \xrightarrow{\triangle} Cu_2O\downarrow + \text{复杂的氧化物}$$
（斐林试剂或班氏试剂）

酮糖（如 D-果糖）也能被上述弱氧化剂氧化，这是由于在碱性条件下能够发生互变异构反应，转化成醛糖。

单糖易与碱性弱氧化剂反应，说明单糖有还原性。凡是能被碱性弱氧化剂（托伦试剂、斐林试剂及班氏试剂）氧化的糖，称为还原糖，反之称为非还原糖。单糖都是还原糖。临床上常将班氏试剂作为尿糖定性检出试剂，就是利用了葡萄糖的还原性。

2. 与溴水的反应

溴水可与醛糖发生反应，选择性地将醛基氧化成羧基。同时溴水的红棕色褪去，但溴水的氧化性较弱，不能氧化酮糖，因此可利用溴水来区分醛糖和酮糖。

$$\begin{array}{c}\text{CHO}\\ \text{H}\!-\!\text{OH}\\ \text{HO}\!-\!\text{H}\\ \text{H}\!-\!\text{OH}\\ \text{H}\!-\!\text{OH}\\ \text{CH}_2\text{OH}\end{array} \xrightarrow{Br_2/H_2O} \begin{array}{c}\text{COOH}\\ \text{H}\!-\!\text{OH}\\ \text{HO}\!-\!\text{H}\\ \text{H}\!-\!\text{OH}\\ \text{H}\!-\!\text{OH}\\ \text{CH}_2\text{OH}\end{array}$$

D-葡萄糖　　　　　　D-葡萄糖酸

3. 与稀硝酸的反应

稀硝酸的氧化性比溴水强，它能将醛糖中的醛基和伯醇羟基氧化而生成糖二酸。例如 D-葡萄糖经稀硝酸氧化，生成 D-葡萄糖二酸。

$$\begin{array}{c}\text{CHO}\\ \text{H}\!-\!\text{OH}\\ \text{HO}\!-\!\text{H}\\ \text{H}\!-\!\text{OH}\\ \text{H}\!-\!\text{OH}\\ \text{CH}_2\text{OH}\end{array} \xrightarrow{\text{稀}HNO_3} \begin{array}{c}\text{COOH}\\ \text{H}\!-\!\text{OH}\\ \text{HO}\!-\!\text{H}\\ \text{H}\!-\!\text{OH}\\ \text{H}\!-\!\text{OH}\\ \text{COOH}\end{array}$$

D-葡萄糖　　　　　　D-葡萄糖二酸

酮酸也可被稀硝酸氧化，发生 C_2—C_3 键的断裂，生成小分子的醇酸。如 D-果糖经硝酸氧化可生成乙醇酸和三羟基丁酸。

在体内酶的作用下，葡萄糖分子中的 C_6 位的羟甲基被氧化成羧基，生成葡萄糖醛酸。葡萄糖醛酸在肝中能与一些含羟基、氨基等的有毒物质结合，转变为无毒的化合物，经肾排出体外，起到解毒和保护肝的作用。

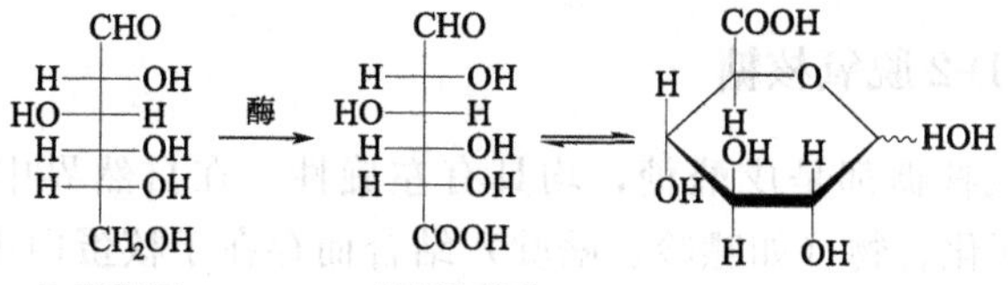

D-葡萄糖　　　　　D-葡萄糖醛酸

（三）成酯反应

单糖分子中的多个羟基都可以与酸脱水成酯。单糖的磷酸酯是体内许多代谢过程的中间产物。例如，人体内的葡萄糖在酶的作用下可与磷酸作用生成葡萄糖-1-磷酸酯（俗称 1-磷酸葡萄糖）、葡萄糖-6-磷酸酯（俗称 6-磷酸葡萄糖）或葡萄糖-1,6-二磷酸酯。糖的磷酸酯是体内糖原贮存和分解的中间产物。

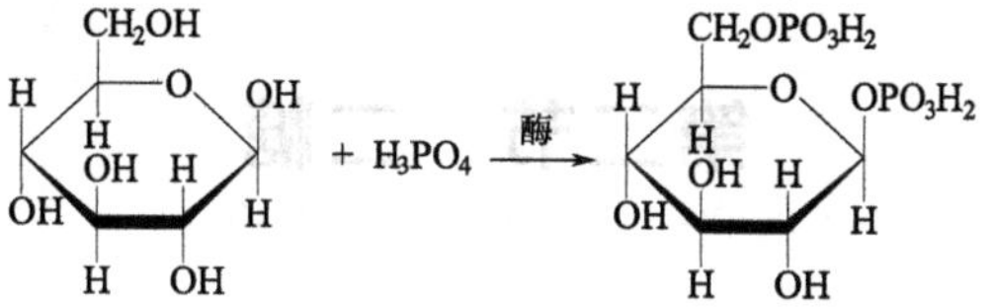

β-1,6-二磷酸葡萄糖

三、重要的单糖

（一）葡萄糖

葡萄糖是白色结晶性粉末，自然界中的葡萄糖为右旋糖，比旋光度 $[\alpha]_D^{20}$ 为 $+52.5°$。葡萄糖是许多低聚糖和多糖的组成成分。存在于人体血液中的葡萄糖称为血糖，对保持血糖浓度的恒定具有重要的生理意义。

葡萄糖是一种重要的营养物质，是人体所需能量的主要来源，尤其是中枢神经系统活动所需的能量完全由葡萄糖氧化提供。在临床上，葡萄糖溶液是输液常用的液体，葡萄糖注射液用于治疗水肿，并有强心、利尿和解毒的作用。同时，葡萄糖还是合成维生素 C 和葡萄糖酸钙等药物的主要原料。

（二）果糖

果糖是白色晶体，熔点 104℃，是天然糖类中最甜的糖，自然界中的果糖为左旋体，比旋光度 $[\alpha]_D^{20}$ 为 $-92.4°$。

果糖在体内也可形成磷酸酯，常见的有果糖-6-磷酸酯（俗称 6-磷酸果糖）和果糖-1,6-二磷酸酯（俗称 1,6-二磷酸果糖）。果糖的磷酸酯是体内糖代谢过程中重要的中间产物。在酶的作用下，1,6-二磷酸果糖发生 C_3—C_4 键的断裂，生成 3-磷酸甘油醛和磷酸二羟基丙酮，继续进行代谢反应。

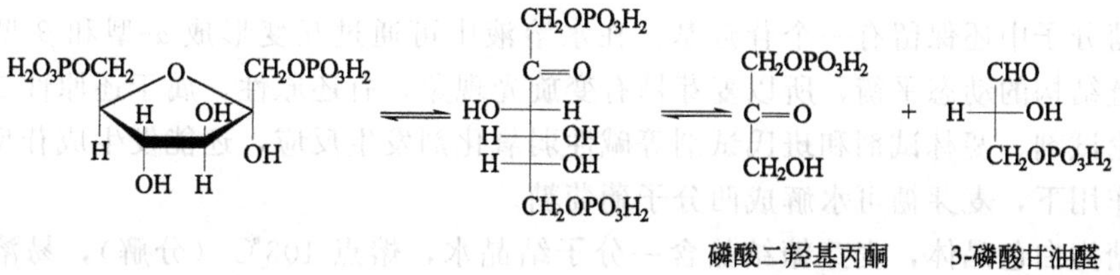

磷酸二羟基丙酮　　3-磷酸甘油醛

第十四章　糖类

(三) D-核糖和 D-2-脱氧核糖

D-核糖和 D-2-脱氧核糖都是戊醛糖，均具有左旋性，在自然界中不以游离态存在，常与磷酸和某些含氮杂环化合物（如嘌呤、嘧啶）结合而存在于核蛋白中，是组成核酸的重要组成成分之一。在核酸中核糖和脱氧核糖都是以 β-型呋喃糖存在，称为 β-D-呋喃核糖和 β-D-脱氧呋喃核糖。

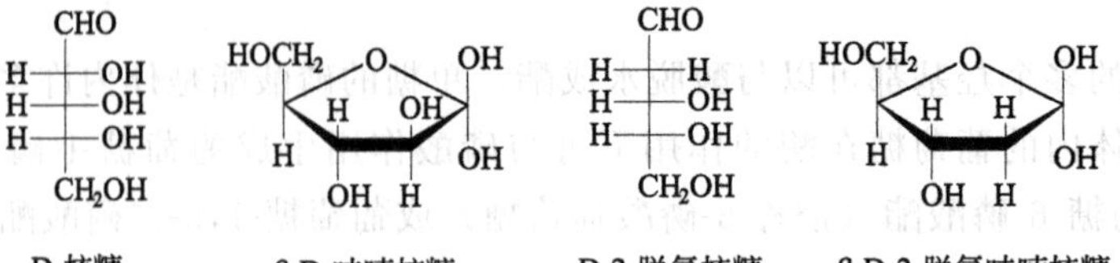

D-核糖　　β-D-呋喃核糖　　D-2-脱氧核糖　　β-D-2-脱氧呋喃核糖

第二节　二糖

二糖也称为双糖，是最简单的低聚糖。二糖水解时生成两个单糖分子，这两个单糖可以相同，也可以不同。二糖是由一分子单糖的半缩醛（酮）羟基（又称苷羟基）与另一分子单糖的羟基脱水后的缩合产物，所以二糖的生成其实是成苷反应，只是配糖基是另一分子的单糖而已。连接两个单糖的苷键有两种情况：一种是两个单糖分子都以其半缩醛（酮）羟基脱水而成的。这样形成的二糖分子中已没有半缩醛（酮）羟基，不能通过互变生成开链醛式结构，也就没有还原性和变旋光现象，为非还原性二糖。另一种是一个单糖分子中的半缩醛（酮）羟基和另一个单糖分子中的醇羟基脱水而成的。这样形成的二糖分子中还保留着半缩醛（酮）羟基，能通过互变生成开链醛式结构，因而有还原性和变旋光现象，为还原性二糖。

一、还原性二糖

（一）麦芽糖

麦芽糖存在于麦芽中。人体在消化食物的过程中，淀粉先经淀粉酶作用水解成麦芽糖，然后再经过麦芽糖酶的作用水解成 D-葡萄糖，所以麦芽糖是淀粉水解过程的中间产物。

从分子结构上看，麦芽糖由一分子 α-D-葡萄糖 C_1 上的苷羟基与另一分子 D-吡喃葡萄糖 C_4 上的醇羟基脱水，通过 α-1,4-苷键结合而成。其结构式为：

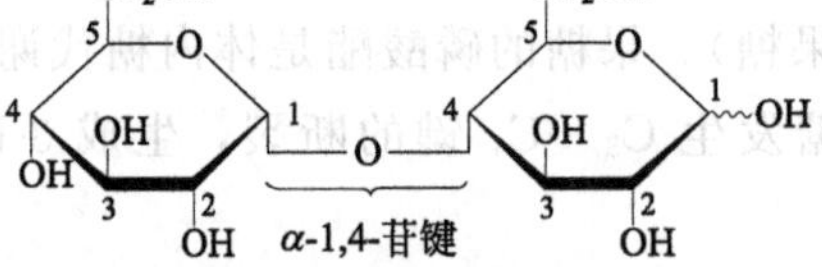

麦芽糖分子中还保留有一个苷羟基，在水溶液中可通过互变形成 α-型和 β-型两种环状结构和开链结构的动态平衡，所以麦芽糖有变旋光现象，有还原性，属于还原性二糖。麦芽糖能与托伦试剂、斐林试剂和班氏试剂等碱性弱氧化剂发生反应，还能发生成苷反应。在稀酸或酶的作用下，麦芽糖可水解成两分子葡萄糖。

麦芽糖为白色晶体，麦芽糖结晶含一分子结晶水，熔点 103℃（分解），易溶于水，比旋光度$[\alpha]_D^{20}$为+136°。麦芽糖有甜味，是饴糖的主要成分，具有营养价值，也可用作细菌的培养基。

（二）乳糖

乳糖存在于哺乳动物的乳汁中，人乳中含量为60～70g/L，牛乳中含量为40～50g/L，是婴儿发育所必需的营养物质。

从分子结构上看，乳糖由一分子 β-D-半乳糖 C_1 上的苷羟基与一分子 D-吡喃葡萄糖 C_4 上的醇羟基脱水，通过 β-1,4-苷键结合而成。其结构式为：

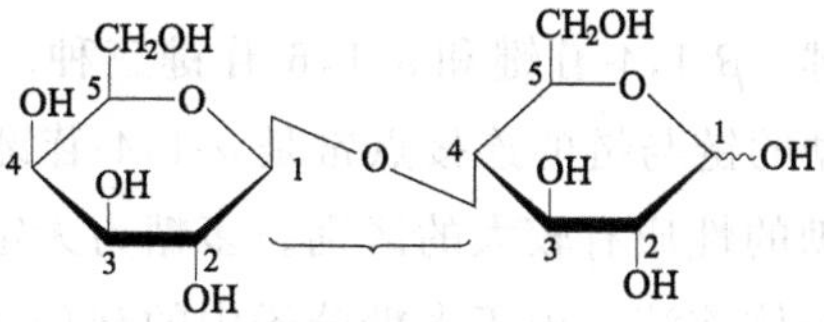

β-1,4-苷键

乳糖分子中葡萄糖部分仍保留着一个苷羟基，所以有变旋光现象，有还原性，属于还原性二糖。在稀酸或酶的作用下，麦芽糖可水解成半乳糖和葡萄糖。

乳糖是白色晶体，微甜，吸湿性小。乳糖的结晶含一分子结晶水，熔点202℃，溶于水，但水溶性较小，比旋光度$[\alpha]_D^{20}$为+53.5°。在医药上，利用乳糖吸湿性小的特点，常用作药物的稀释剂，以配制散剂和片剂。

二、非还原性二糖

蔗糖是自然界分布最广的二糖，广泛分布在各种植物中，在甘蔗和甜菜中含量最高。

从分子结构上看，蔗糖由一分子 α-D-吡喃葡萄糖 C_1 上的苷羟基与一分子 β-D-呋喃果糖 C_2 上的苷羟基脱水，以 α,β-1,2-苷键结合而成。其结构式为：

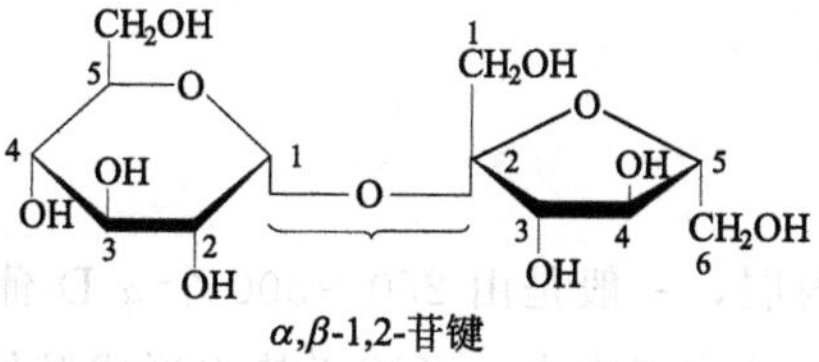

α,β-1,2-苷键

蔗糖分子中无苷羟基，在水溶液中不能转变成开链结构，因此没有变旋光现象，也没有还原性，属于非还原性二糖。

蔗糖是白色晶体，熔点186℃，甜度仅次于果糖，易溶于水，水溶液的比旋光度$[\alpha]_D^{20}$为+66.7°。蔗糖在稀酸或酶的作用下水解成等物质的量的葡萄糖与果糖的混合物，比旋光度$[\alpha]_D^{20}$为-19.75°。

$$C_{12}H_{22}O_{11} + H_2O \longrightarrow C_6H_{12}O_6 + C_6H_{12}O_6$$
蔗糖　　　　　　　D-葡萄糖　D-果糖

蔗糖是右旋糖，其水解后的混合物却是左旋的。这是因为水解生成的果糖的左旋强度大于葡萄糖的右旋强度，所以常将蔗糖的水解称为转化，水解后的混合物称作转化糖。蜂蜜中大部分是转化糖。

蔗糖营养丰富，是主要的食用糖。在医药上，蔗糖主要用作矫味剂和配制糖浆。

第三节 多糖

多糖是天然高分子化合物，由许多个单糖分子通过苷键连接而成，其分子量达到几万到几百万，如淀粉、纤维素、糖原等。自然界中大多数多糖含有80～100个单元的单糖。连接单糖的苷键主要有 α-1,4-苷键、β-1,4-苷键和 α-1,6-苷键三种。直链多糖一般以 α-1,6-苷键和 β-1,4-苷键连接，支链多糖的链与链的连接点常是 α-1,4-苷键。

多糖的性质与单糖、二糖的性质有较大的区别。多糖为无定形粉末，没有甜味，大多数不溶于水，少数能与水形成胶体溶液。由于多糖分子中的苷羟基几乎都被结合为苷键，只存在极微量的苷羟基，且被隐藏在整个分子的内部空间里，所以多糖没有变旋光现象，也没有还原性，不能与托伦试剂、斐林试剂和班氏试剂发生反应。

多糖在自然界中分布极广，如淀粉、糖原是作为养分贮存在生物体内；纤维素、甲壳素是动植物体的骨架；黏多糖、血型物质具有复杂的生理功能，在生物体内有重要的作用。多糖是与生命活动密切相关的一类化合物，其中淀粉、纤维素和糖原尤为重要。

一、淀粉

淀粉是绿色植物光合作用的产物，广泛分布于植物当中，是人类获取糖类的主要来源之一。淀粉为白色粉末，它是由 α-D-葡萄糖脱水缩合而成的多糖。淀粉由直链淀粉和支链淀粉两部分组成，两者在分子大小、苷键类型和分子形状上都存在差异。淀粉用热水处理后，可溶解部分为直链淀粉，不溶而膨胀的部分为支链淀粉。一般淀粉中含直链淀粉 10%～30%，支链淀粉 70%～90%。

（一）直链淀粉

直链淀粉存在于淀粉的内层，一般是由 250～300 个 α-D-葡萄糖分子以 α-1,4-苷键连接而成的直链多糖。直链淀粉不易溶于冷水，可溶于热水形成胶体溶液。

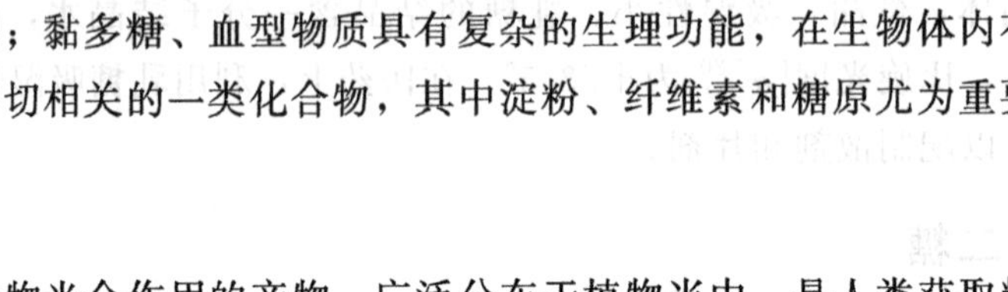

直链淀粉的结构

直链淀粉溶液遇碘显深蓝色，加热至沸腾后褪色，冷却后颜色复现。这是由于碘分子钻入螺旋空隙中形成蓝色复合物。这个反应非常灵敏，常用于淀粉的鉴别。当直链淀粉受热时，维系其螺旋状立体结构的氢键会伸直，淀粉-碘复合物被破坏，因此蓝色消失。冷却时，淀粉再形成螺旋状立体结构，继而与碘形成复合物，蓝色会自动恢复。

（二）支链淀粉

支链淀粉存在于淀粉外层，一般由 6000～40000 个 α-D-葡萄糖分子连接而成。在支链淀粉中，主链由 α-1,4-苷键连接，而分支处为 α-1,6-苷键。在支链淀粉的直链上，每隔 20～25 个 D-葡萄糖单位就有一个以 α-1,6-苷键连接的分支，因此，其结构较直链淀粉复杂得多。

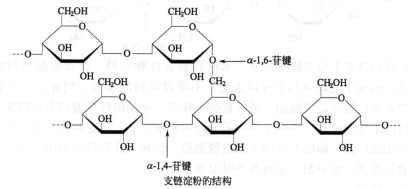

支链淀粉的结构

支链淀粉不溶于水，在热水中溶胀成糊状。支链淀粉与碘生成紫红色的配合物。

淀粉在酸或酶作用下水解，逐步生成分子量较小的多糖、二糖等一系列中间产物，最终生成 D-葡萄糖。糊精的分子量比淀粉小，能溶于水，具有较强的黏性。分子量较大的糊精遇碘呈红色，叫红糊精。淀粉的水解过程可借水解产物与碘所呈颜色的不同而确定。

$$(C_6H_{12}O_6)_n \longrightarrow (C_6H_{12}O_6)_{n-x} \longrightarrow C_{12}H_{22}O_{11} \longrightarrow C_6H_{12}O_6$$

淀粉（蓝）　　　　糊精（红～无色）　　　麦芽糖　　　　葡萄糖

二、糖原

糖原是人和动物体内贮存的一种多糖，又称为动物淀粉，主要存在于肝和肌肉中。糖原对维持人体血糖浓度起着重要作用。血液中的葡萄糖含量较高时，葡萄糖就结合生成糖原贮存起来，当血液中的葡萄糖含量低于正常水平时，糖原就分解为葡萄糖进入血液，供给机体能量。

糖原的结构单位是 D-葡萄糖，其结构与支链淀粉类似，但分支更多更密，分子中每隔 8～10 个葡萄糖单元就出现一个以 α-1,6-苷键连接的分支，如图 14-1 所示。

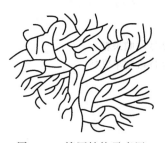

图 14-1 糖原结构示意图

糖原是白色无定形粉末，可溶于热水形成胶体溶液，遇碘呈红色。

三、纤维素

纤维素是自然界分布最广、存在量最多的多糖，是植物细胞壁的结构成分。木材中含纤维素约50%，棉花中纤维素的含量在90%以上。

纤维素是由成千上万个 β-D-葡萄糖分子通过 β-1,4-苷键结合成的长链分子，一般无分支链，纤维素分子链相互间通过氢键作用而扭成绳索状。

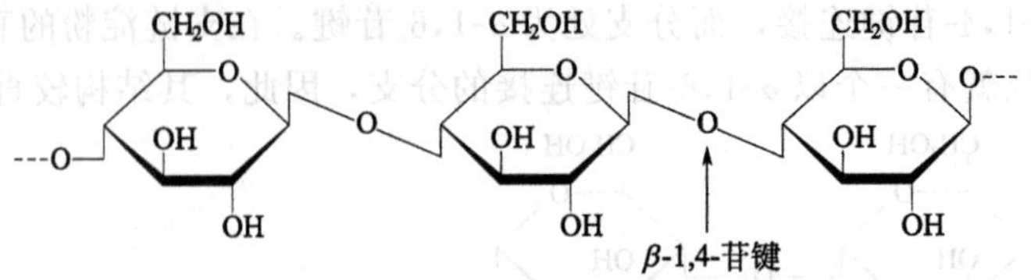

纤维素在高温高压下与无机酸共热，水解得到 β-D-葡萄糖。纤维素虽然与淀粉一样由 D-葡萄糖组成，但由于是以 β-1,4-苷键连接，不能被淀粉酶水解。因此，人不能消化纤维素，但是纤维素可以促进肠的蠕动，所以食物中保持一定量的纤维素对人体健康是十分有利的。食草动物的消化道中有一些微生物能够分泌出水解 β-1,4-苷键的酶，可以消化纤维素。

纤维素的用途广泛，临床上可用于制造脱脂棉、纱布，在药物制剂中，纤维素经处理后可用作片剂的螯合剂、填充剂、崩解剂和赋形剂。

知识拓展

右旋糖酐在临床上的应用

右旋糖酐是蔗糖经肠膜状明串珠菌-1226（Leuconostoc mesenteroides）发酵后生成的一种高分子葡萄糖聚合物，经处理精制而得。由于聚合的葡萄糖分子数目不同，所以产生不同分子量的产品。有高分子右旋糖酐（平均分子量10万～20万）、中分子右旋糖酐（平均分子量6万～8万）、低分子右旋糖酐（平均分子量2万～4万）、小分子右旋糖酐（平均分子量1万～2万）。临床上常用的有中分子右旋糖酐，主要用作血浆代用品，用于出血性休克、创伤性休克及烧伤性休克等。低、小分子右旋糖酐，能改善微循环，预防或消除血管内红细胞聚集和血栓形成等，亦有扩充血容量的作用，但作用较中分子右旋糖酐短暂；用于各种休克所致的微循环障碍、弥散性血管内凝血、心绞痛、急性心肌梗死及其他周围血管疾病等。

【思考题】

一、写出下列各种糖的哈沃斯式

1. α-D-吡喃葡萄糖　　2. β-D-呋喃果糖
3. β-D-2-脱氧呋喃核糖　　4. β-D-吡喃半乳糖

二、完成下列反应

1. 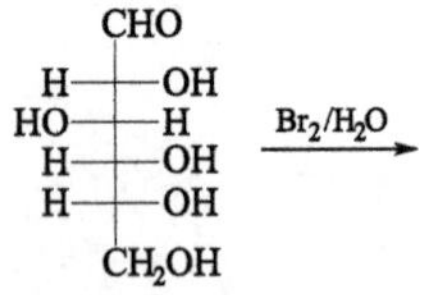
$$\begin{array}{c} CHO \\ H-OH \\ HO-H \\ H-OH \\ H-OH \\ CH_2OH \end{array} \xrightarrow{Br_2/H_2O}$$

2. [β-D-吡喃葡萄糖结构] + C₆H₅-CH₂OH $\xrightarrow{\text{干燥HCl}}$

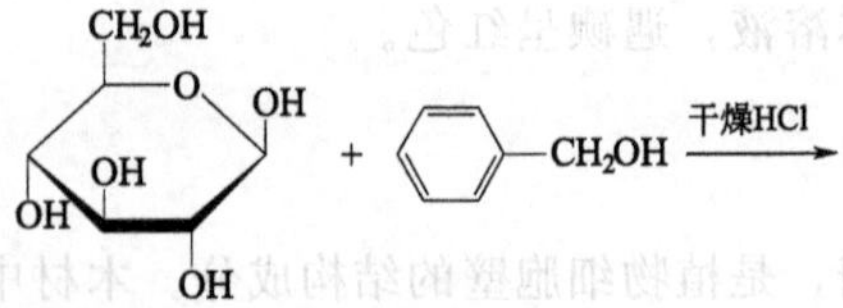

三、用化学方法区分下列各组化合物
1. 麦芽糖和蔗糖　　　　2. 淀粉和纤维素
3. D-葡萄糖和 D-果糖　　4. α-D-甲基吡喃葡萄糖苷和 D-葡萄糖

四、简答题
1. 以葡萄糖为例，说明为什么单糖有变旋光现象？
2. 用稀碱处理 D-甘露糖可得到哪几种单糖？
3. 从组成单位、苷键类型两方面比较直链淀粉、支链淀粉、纤维素、糖原结构上的异同点。

（彭玉龙）

第十五章

氨基酸和蛋白质

【学习目标】
- **掌握**：氨基酸的化学性质，两性电离在生理上的意义。
- **熟悉**：氨基酸的结构、分类和命名。
- **了解**：蛋白质的基本结构，蛋白质的理化性质及其在临床上的应用。

情景导入

情景回放：
　　Peter Agre 教授因发现水通道蛋白获得 2003 年的诺贝尔化学奖。水通道蛋白分布广泛，目前已在哺乳动物、两栖类、植物、酵母、细菌以及各种各样的有机体中发现水通道蛋白的存在。目前已知哺乳类动物体内的水通道蛋白有十三种，其中六种位于肾。这种蛋白质主要用于细胞内外水分子的运输。

思考问题：
1. 蛋白质由什么组成？
2. 蛋白质的结构是什么？
3. 水通道蛋白有何生理意义？

　　蛋白质和核酸是构成生命最基本的物质，是一切活细胞的组成物质，也是酶、抗体及一些激素中的主要物质。蛋白质是生命的物质基础，是细胞组分中含量最丰富、功能最多的生物大分子。人体的各种生命现象和生理功能都与蛋白质有着密切关系。而氨基酸是构成蛋白质的基本单位。核酸也是生物大分子化合物，分为核糖核酸（RNA）和脱氧核糖核酸（DNA）两种，被称为"遗传大分子"，它包含遗传信息，在生物体的生长、繁殖、遗传、变异等生命活动中，起着决定性作用。

第一节　氨基酸

　　氨基酸是含有氨基和羧基的一类有机化合物的通称。氨基酸是一类具有特殊重要意义的化合物，是构成蛋白质的基本单位，并赋予蛋白质特定的分子结构形态，使它的分子具有生化活性。

一、氨基酸的结构、分类和命名

(一) 氨基酸的结构

氨基酸从结构上可以看成是羧酸分子中烃基上的氢原子被氨基取代而生成的化合物。氨基酸分子既有氨基又含有羧基,属于取代羧酸。自然界中的氨基酸有 300 多种,但组成人体蛋白质的氨基酸只有 20 种 (见表 15-1),均属于 L-α-氨基酸 (脯氨酸为 L-α-亚氨基酸)。

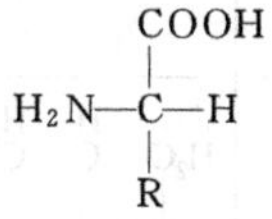

$$\begin{array}{c} COOH \\ H_2N-C-H \\ R \end{array}$$

L-α-氨基酸

表 15-1 组成人体蛋白质的 20 种氨基酸

分类		名称	结构	简写符号		等电点
				中文	字母代号	
脂肪族氨基酸	中性氨基酸	甘氨酸(α-氨基乙酸)	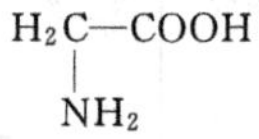	甘	Gly	5.97
		丙氨酸(α-氨基丙酸)	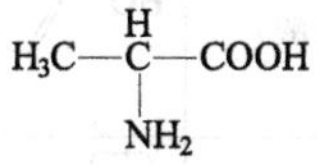	丙	Ala	6.00
		*缬氨酸(α-氨基异戊酸)	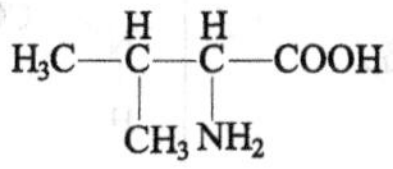	缬	Val	5.96
		*亮氨酸(α-氨基异己酸)	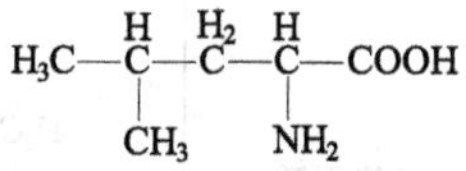	亮	Leu	5.98
		*异亮氨酸(β-甲基-α-氨基戊酸)	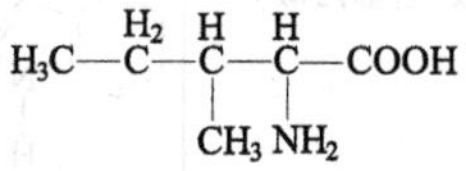	异亮	Ile	6.02
		丝氨酸(β-羟基-α-氨基丙酸)	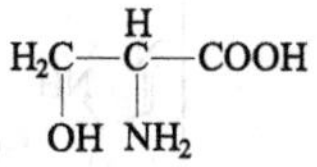	丝	Ser	5.68
		*苏氨酸(β-羟基-α-氨基丁酸)	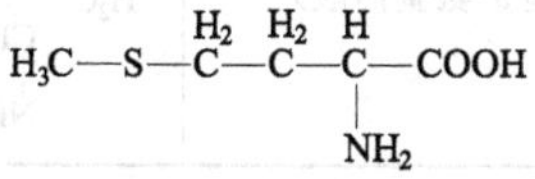	苏	Thr	5.60
		*甲硫氨酸(γ-甲硫基-α-氨基丁酸)	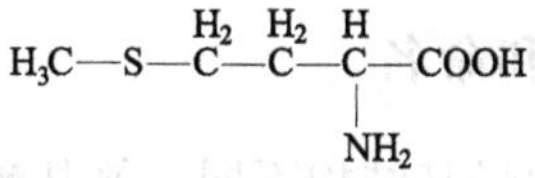	蛋	Met	5.74
		半胱氨酸(α-氨基-β-巯基丙酸)	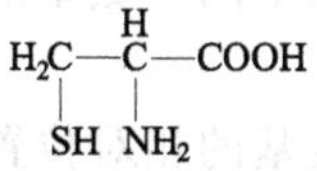	半胱	Cys	5.05
		天冬酰胺(α-氨基-γ-氨基甲酰丙酸)	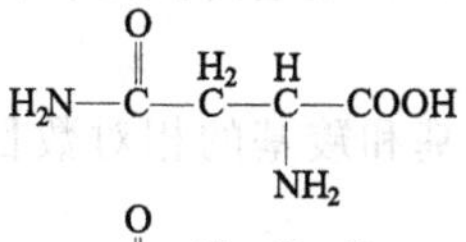	天胺	Asn	5.41
		谷氨酰胺(α-氨基-δ-羧基戊酰胺)	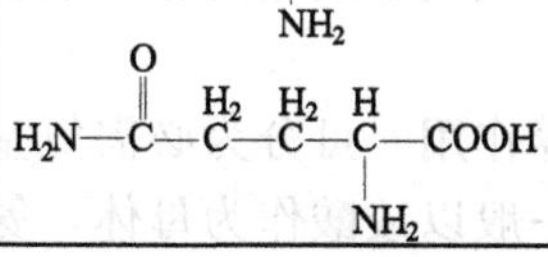	谷胺	Gln	5.65

第十五章 氨基酸和蛋白质

续表

分类		名称	结构	简写符号 中文	简写符号 字母代号	等电点
脂肪族氨基酸	酸性氨基酸	天冬氨酸（α-氨基丁二酸）	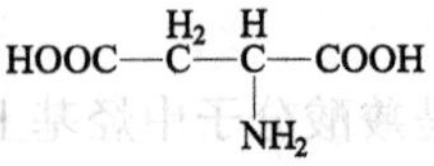 HOOC—CH₂—CH(NH₂)—COOH	天	Asp	2.77
		谷氨酸（α-氨基戊二酸）	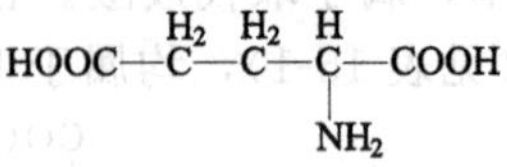 HOOC—CH₂—CH₂—CH(NH₂)—COOH	谷	Glu	3.22
	碱性氨基酸	*赖氨酸（α,ε-二氨基己酸）	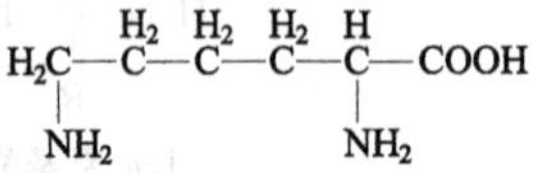 H₂N—CH₂—CH₂—CH₂—CH₂—CH(NH₂)—COOH	赖	Lys	9.74
		精氨酸（δ-胍基-α-氨基戊酸）	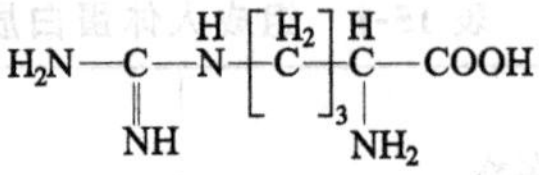 H₂N—C(=NH)—NH—(CH₂)₃—CH(NH₂)—COOH	精	Arg	10.76
芳香族氨基酸		*苯丙氨酸（β-苯基-α-氨基丙酸）	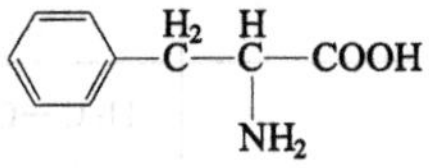 C₆H₅—CH₂—CH(NH₂)—COOH	苯	Phe	5.48
		酪氨酸（β-对羟苯基-α-氨基丙酸）	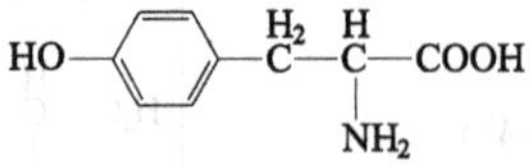 HO—C₆H₄—CH₂—CH(NH₂)—COOH	酪	Tyr	5.66
杂环氨基酸		脯氨酸（α-羧基四氢吡咯）	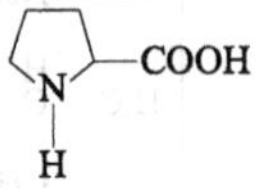 (吡咯烷-2-甲酸结构)	脯	Pro	6.30
		*色氨酸（β-3-吲哚-α-氨基丙酸）	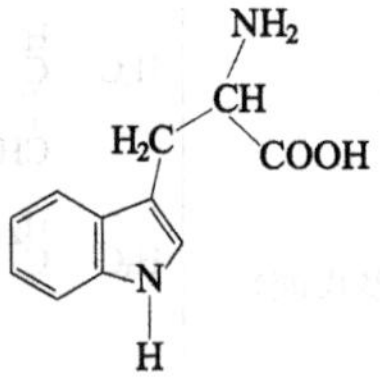 (吲哚-CH₂-CH(NH₂)-COOH)	色	Trp	5.98
		组氨酸（β-5-咪唑-α-氨基丙酸）	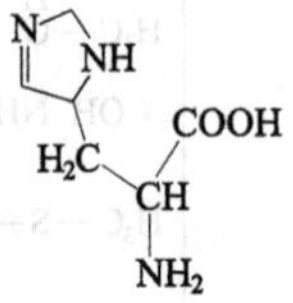 (咪唑-CH₂-CH(NH₂)-COOH)	组	His	7.59

（二）氨基酸的分类和命名

（1）根据氨基酸分子中烃基结构不同　氨基酸可分为脂肪族氨基酸、芳香族氨基酸和杂环氨基酸。

（2）根据氨基酸分子中氨基和羧基的相对位置　氨基酸可分为α-氨基酸、β-氨基酸和γ-氨基酸等。

（3）根据氨基酸分子中氨基和羧基的相对数目不同　氨基酸可分为酸性氨基酸、碱性氨基酸和中性氨基酸。

（4）根据氨基酸的营养作用　可分为必需氨基酸和非必需氨基酸。

氨基酸的系统命名法一般以羧酸作为母体，氨基为取代基来命名。但氨基酸常根据其来源和性质而采用俗名，如甘氨酸因具有甜味而得名；胱氨酸最先得于尿结石。例如：

$$\underset{\underset{NH_2}{|}}{CH_3-CH-COOH} \qquad \underset{\underset{NH_2}{|}}{C_6H_5-CH_2-CH-COOH}$$

α-氨基丙酸　　　　　　　　　　　β-苯基-α-氨基丙酸

二、氨基酸的性质

α-氨基酸都是无色晶体，熔点较高，一般在 200℃以上。不同的氨基酸其味不同，有的无味，有的味甜，有的味苦，谷氨酸的单钠盐有鲜味，是味精的主要成分。各种氨基酸在水中的溶解度差别很大，但都能溶解于强酸或强碱中，难溶于有机溶剂乙醇、乙醚和苯等中。通常乙醇能把氨基酸从其溶液中沉淀析出。

氨基酸分子中既含有氨基又含有羧基，具有氨基和羧基的典型性质。但由于氨基和羧基相互影响也产生一些特殊性质。天然蛋白质水解得到的氨基酸都是 L-型氨基酸。

（一）两性电离和等电点

1. 两性电离

氨基酸分子中含有酸性的羧基和碱性的氨基，因此具有两性电离的性质。

（1）酸式电离　氨基酸分子中的羧基具有典型的羧基性质，可发生酸式电离，电离出氢离子，形成阴离子。

$$R-\underset{\underset{NH_2}{|}}{\overset{\overset{H}{|}}{C}}-COOH \rightleftharpoons R-\underset{\underset{NH_2}{|}}{\overset{\overset{H}{|}}{C}}-COO^- + H^+$$

（2）碱式电离　氨基酸分子中的氨基具有典型的氨基性质，可发生碱式电离，电离出氢氧根离子，形成阳离子。

$$R-\underset{\underset{NH_2}{|}}{\overset{\overset{H}{|}}{C}}-COOH + H_2O \rightleftharpoons R-\underset{\underset{NH_3^+}{|}}{\overset{\overset{H}{|}}{C}}-COOH + OH^-$$

（3）两性电离　氨基酸分子中既有氨基又有羧基，是两性化合物，分子内的羧基和氨基相互作用也能生成盐，这种由分子内部酸性基团和碱性基团相互作用所形成的盐，称为内盐。

$$R-\underset{\underset{NH_2}{|}}{\overset{\overset{H}{|}}{C}}-COOH \rightleftharpoons R-\underset{\underset{NH_3^+}{|}}{\overset{\overset{H}{|}}{C}}-COO^-$$

内盐分子中既有带正电荷的部分，又有带负电荷的部分，故又称为两性离子。

2. 等电点

实验表明，在氨基酸的晶体中，氨基酸是以两性离子存在的。这种特殊的两性离子结构，是氨基酸具有低挥发性、高熔点、可溶于水和难溶于有机溶剂的根本原因。氨基酸在水溶液中的电离程度和方向取决于溶液的 pH。在一般情况下，羧基与氨基电离的程度并不相等，在酸性溶液中主要以阳离子存在向负极移动，在碱性溶液中主要以阴离子存在向正极移动。因此，当溶液 pH 等于某一特定值时，氨基酸主要以两性离子存在，氨基酸所带的正负电荷相等，净电荷等于零，在电场中不移动，这时溶液的 pH 称为该氨基酸的等电点，常用 pI 表示。

随着溶液 pH 的变化，氨基酸在溶液中的存在形式可表示如下。

$$R-\overset{H}{\underset{NH_2}{C}}-COO^- \underset{OH^-}{\overset{H^+}{\rightleftharpoons}} R-\overset{H}{\underset{NH_3^+}{C}}-COO^- \underset{OH^-}{\overset{H^+}{\rightleftharpoons}} R-\overset{H}{\underset{NH_3^+}{C}}-COOH$$

阴离子　　　　　　　两性离子　　　　　　阳离子
pH>pI　　　　　　 pH=pI　　　　　　 pH<pI

由于各种氨基酸的组成和结构不同，羧基和氨基的电离程度也不同。酸性氨基酸的等电点一般在 2.8～3.2；碱性氨基酸的等电点一般在 7.6～10.8；中性氨基酸的等电点一般在 5.0～6.5。在等电点时，氨基酸的酸式电离和碱式电离的程度相等，但 pH 不等于 7。

在等电点时，氨基酸的溶解度最小，容易析出。利用这一性质，通过调节溶液的 pH，使不同的氨基酸在各自的等电点分别结晶析出，达到分离和提纯氨基酸的目的。

（二）成肽反应

两分子 α-氨基酸在酸或碱存在下受热，可脱水而缩合成的酰氨键，称为肽键（$-\overset{O}{\overset{\|}{C}}-\overset{H}{\underset{}{N}}-$），所生成的化合物称为肽。反应时 1 分子 α-氨基酸中的羧基和另 1 分子 α-氨基酸中的氨基脱去一分子水。例如：

$$H_2N-\overset{H}{\underset{R^1}{C}}-\overset{O}{\overset{\|}{C}}-OH + H-N-\overset{H}{\underset{R^2}{C}}-COOH \xrightarrow{-H_2O} H_2N-\overset{H}{\underset{R^1}{C}}-\overset{O}{\overset{\|}{C}}-\overset{H}{N}-\overset{H}{\underset{R^2}{C}}-COOH$$

二肽

由于二肽分子中仍含有自由的氨基和羧基，因此，还可以继续与氨基酸脱水成为三肽、四肽以至多肽。一般由 10 个以下氨基酸脱水缩合的肽称为寡肽，由 10 个以上氨基酸形成的肽称为多肽。多肽分子中的氨基酸通过肽键彼此相连形成长链，称为多肽链。由多种 α-氨基酸分子按不同的排列顺序以肽键相互结合，可以形成成千上万种多肽链，一般将分子量在 10000 以上的多肽称为蛋白质。

在多肽中，将带有游离氨基的一端写在左边，称为 N-末端，将带有游离羧基的一端写在右边，称为 C-末端。例如：

$$H_2N-\overset{H}{\underset{R^1}{C}}-\overset{O}{\overset{\|}{C}}-\overset{H}{N}-\overset{H}{\underset{R^2}{C}}-\overset{O}{\overset{\|}{C}}-\overset{H}{N}-\overset{H}{\underset{R^3}{C}}-\overset{O}{\overset{\|}{C}}\cdots\cdots-\overset{H}{N}-\overset{H}{\underset{R^n}{C}}-COOH$$

N-末端　　　　　　　　　　　　　　　　　　　　　　　　　　　　　C-末端

（三）羧基的反应——脱羧反应

氨基酸在和氢氧化钡共热的情况下，可发生脱羧反应，生成胺类化合物。

$$H_2N(CH_2)_4-\underset{NH_2}{\overset{}{CH}}-COOH \xrightarrow{-CO_2} H_2N(CH_2)_5NH_2$$

尸胺

（四）氨基的反应——与亚硝酸反应

α-氨基酸中的氨基，能与亚硝酸反应放出 N_2，并生成 α-羟基酸。

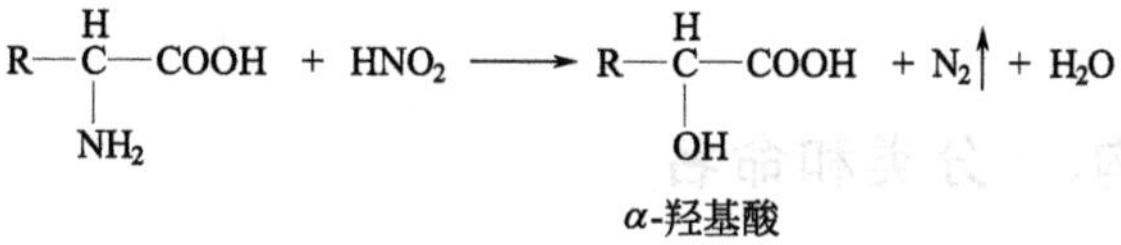

$$R-\underset{NH_2}{\overset{H}{C}}-COOH + HNO_2 \longrightarrow R-\underset{OH}{\overset{H}{C}}-COOH + N_2\uparrow + H_2O$$

α-羟基酸

（五）与茚三酮的显色反应

α-氨基酸与水合茚三酮在溶液中共热时，生成蓝紫色化合物。

这个反应非常灵敏，通过比较产物颜色的深浅或测定生成 CO_2 的体积，可定量测定 α-氨基酸的含量，这是鉴定 α-氨基酸最迅速、最简单的方法。

知识拓展

谷胱甘肽

谷胱甘肽（glutathione，GSH）是由谷氨酸、半胱氨酸和甘氨酸组成的三肽，具有抗氧化作用和整合解毒作用。半胱氨酸上的巯基为谷胱甘肽活性基团（因此谷胱甘肽常简写为 G-SH），易与某些药物（如对乙酰氨基酚）、毒素（如自由基、碘乙酸、芥子气、铅、汞、砷等重金属）等结合，而具有整合解毒的作用。因此谷胱甘肽（尤其是肝细胞内的谷胱甘肽）能参与生物转化作用，从而把机体内有害的毒物转化为无害的物质排泄出体外。谷胱甘肽还能帮助保持正常的免疫系统的功能。

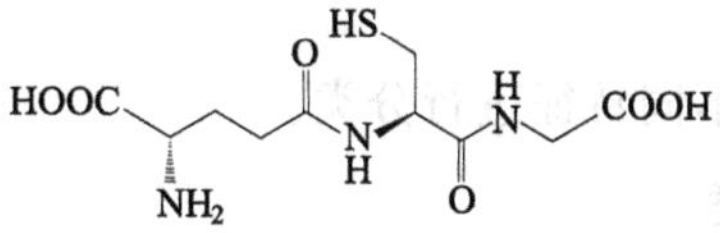

谷胱甘肽

谷胱甘肽有还原型（GSH）和氧化型（GSSG）两种形式，在生理条件下以还原型谷胱甘肽占绝大多数。当细胞内生成少量 H_2O_2 时，GSH 在谷胱甘肽过氧化物酶的作用下，把 H_2O_2 还原成 H_2O，其自身被氧化成 GSSG，GSSG 在存在于肝和红细胞中的谷胱甘肽还原酶作用下，接受 H 还原成 GSH，使体内自由基的清除反应能够持续进行。

谷胱甘肽不仅能消除人体自由基，还可以提高人体免疫力。最新研究还表明，GSH 能够纠正乙酰胆碱、胆碱酯酶的不平衡，起到抗过敏作用，还可防止皮肤老化及色素沉着，减少黑色素的形成，改善皮肤抗氧化能力并使皮肤产生光泽，另外，GSH 在治疗眼角膜病方面也有很好的作用。

第二节 蛋白质

蛋白质是生命物质的基础，生命活动的基本特征就是蛋白质的不断的自我更新。蛋白质

和多肽都是由 α-氨基酸脱水缩合而成的，因此，在蛋白质和多肽之间没有严格的界限。

通常将分子量在 10000 以上的称为蛋白质，低于 10000 的称为多肽。胰岛素分子量为 6000，应是多肽，但在溶液中受锌离子作用形成二聚体，因此，分子量超过 10000，被认为是最小的蛋白质。

一、蛋白质的结构、分类和命名

（一）蛋白质的元素组成

天然的蛋白质结构复杂、种类繁多，但组成蛋白质的元素并不多，主要由碳、氢、氧、氮、硫等元素组成。有些蛋白质还含有铁、碘、磷、锰、锌、钼、钴等元素。对各种天然蛋白质经过元素分析可知其各种元素的含量（见表 15-2）。

表 15-2 天然蛋白质中各元素的含量

元素	C	O	N	S	H
含量/%	50～55	19～24	13～19	0～4	6.0～7.3

由于生物体内含氮化合物主要是蛋白质，生物体内的蛋白质含氮量相当接近，平均约为 16%，即每含 1g 氮大约相当于 6.25g 蛋白质，因此，将 6.25 称为蛋白质系数。因此，测定生物样品其含氮量可以按照以下公式计算出蛋白质的大约含量：

$$样品中蛋白质质量 = 样品中含氮质量 \times 6.25$$

（二）蛋白质的分类

蛋白质种类繁多，可根据不同特征进行分类。

1. 根据蛋白质的形状分类

根据蛋白质的形状可分为纤维蛋白质和球状蛋白质。

（1）纤维蛋白质　纤维蛋白质分子呈细长形，排列成纤维状，不溶于水，如胶原蛋白、弹性蛋白等。

（2）球状蛋白质　球状蛋白质分子折叠卷曲成球形或椭球形，一般能溶于水，如免疫球蛋白、肌红球蛋白等。

2. 根据蛋白质的组成分类

根据蛋白质的化学组成特点，可将蛋白质分为单纯蛋白质和结合蛋白质。单纯蛋白质仅由氨基酸组成，如清蛋白、球蛋白、组蛋白等。

结合蛋白质由单纯蛋白质和非蛋白质部分结合而成。非蛋白质部分称为辅基。按照辅基不同，结合蛋白质又可分为：糖蛋白、脂蛋白、金属蛋白、色蛋白、磷蛋白等。

3. 根据蛋白质的功能分类

根据蛋白质机体生命活动中所起的作用不同，可将其分为功能蛋白质和结构蛋白质。功能蛋白质是指在生命活动中发挥调节、控制作用，参与机体具体生理活动并随生命活动的变化而被激活或抑制的蛋白质，如酶、激素等。

结构蛋白质是指参与细胞或组织器官的构成，起支持或保护作用的一类蛋白质，如角蛋白、弹性蛋白等。

（三） 蛋白质的结构

蛋白质是多肽链构成的具有特定结构的高分子化合物，其种类极其繁多，结构相当复杂。蛋白质的分子结构，决定了蛋白质的理化性质和生物学功能。根据蛋白质分子结构的水平，可将其分为一级结构、二级结构、三级结构和四级结构。一般将一级结构称为基本结构，二级结构、三级结构和四级结构称为高级结构。

1. 蛋白质的一级结构

蛋白质的一级结构也称为基本结构，指蛋白质多肽链中氨基酸的种类、数量，排列顺序和连接方式。蛋白质多肽链中各种氨基酸是通过肽键连接起来的，蛋白质的一级结构是最稳定、最基本的结构。

不同的蛋白质具有不同的一级结构，因此具有不同的空间结构和功能。若蛋白质多肽链中氨基酸的排列顺序有所改变，蛋白质的性质、生理功能就会发生相应变化。

2. 蛋白质的二级结构

蛋白质分子在一级结构的基础上，多肽链需进一步卷曲折叠形成特定的球状或纤维状空间结构才能发挥其生理功能，即蛋白质的空间构象。蛋白质的空间结构主要靠分子中原子团间非键合的相互作用形成副键，主要有氢键、疏水作用力、盐键、范德华引力等非共价键维持固定。由于副键的作用，使肽链和肽链中的某些部分联系在一起，形成特定的空间结构。

二级结构主要是指蛋白质分子中多肽链的 α-螺旋（见图 15-1）和 β-折叠（见图 15-2）两种构象。氢键在维系和固定蛋白质的二级结构中起了重要作用。

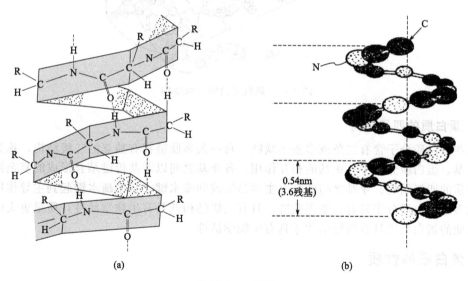

图 15-1 α-螺旋

3. 蛋白质的三级结构

由蛋白质的二级结构在空间盘绕、折叠、卷曲而形成的更为复杂的空间构象称为蛋白质的三级结构。三级结构整条肽链中全部氨基酸残基的相对空间位置。即肽链中所有原子在三维空间的排布位置。维持三级结构的作用力有氢键、二硫键、疏水作用力和盐键。

蛋白质的三级结构见图 15-3。

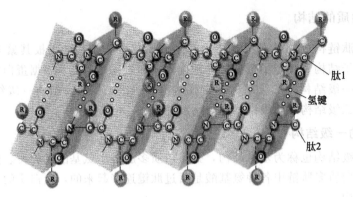

图 15-2 β-折叠

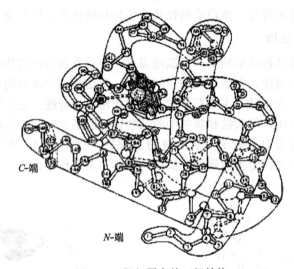

图 15-3 肌红蛋白的三级结构

4. 蛋白质的四级结构

有些蛋白质分子含有二条或多条多肽链，每一条多肽链都有独立的三级结构，称为蛋白质的亚基。蛋白质分子中各亚基的相互作用，各亚基之间以非共价键结合形成的复杂结构称为蛋白质的四级结构。亚基之间的结合主要是氢键和疏水键，其中疏水键起到主导作用。

大多数蛋白质分子只有一条多肽链，具有三级结构就具有生物学活性，质量更大或具有调节功能的蛋白质需具有四级结构才具有生物学活性。

二、蛋白质的性质

（一）两性电离和等电点

蛋白质分子中仍然存在游离的氨基和游离的羧基，因此，蛋白质与氨基酸一样具有两性解离的性质。当蛋白质溶液处于某一 pH 时，蛋白质解离成正、负离子的趋势相等，净电荷为零，此时溶液的 pH 称为蛋白质的等电点。

如果以 $P{<}_{COOH}^{NH_2}$ 代表蛋白质分子，则蛋白质在不同 pH 溶液中的电离情况如下：

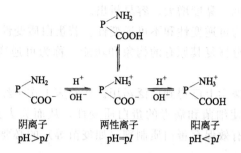

由于不同蛋白质的氨基酸的组成或排列顺序不同,其所含有的游离的氨基和羧基数目也不同,所以不同蛋白质具有不同的等电点。一般含酸性氨基酸较多的蛋白质,其等电点较低（pH<7）,含碱性氨基酸较多的蛋白质,其等电点较高（pH>7）。在等电点时,蛋白质分子呈电中性,其溶解度、黏度、渗透压和膨胀性都最小,用于分离、纯化和分析鉴定蛋白质。一些蛋白质的等电点见表15-3。

表15-3　常见蛋白质的等电点

蛋白质	等电点	来源	蛋白质	等电点	来源
胃蛋白酶	2.88	猪胃	胰蛋白酶	5.3	猪胰液
乳白蛋白	4.12	牛乳	血红蛋白	6.7	血液
卵白蛋白	4.86	鸡蛋	肌球蛋白	7.0	肌肉
血白蛋白	4.88	马血	细胞色素	10.7	组织细胞
尿酶	5.0	人尿	鱼精蛋白	12.3	鲑鱼精

大多数蛋白质的等电点 pI 在 5 左右,而人的体液、血液和组织液中的 pH 约为 7.4,所以,人体内的蛋白质大多以电离成带负电荷的阴离子形式存在,或与体内的 K^+、Na^+、Ca^{2+}、Mg^{2+} 等结合成盐。蛋白质和蛋白质盐可组成缓冲对,在血液中起着重要的缓冲作用。

（二）蛋白质的胶体性质

蛋白质属于生物大分子之一,分子量大,其分子直径已达胶体范围（1～100nm）,不能透过半透膜,所以蛋白质溶液具有胶体性质。

蛋白质颗粒表面多为极性基团,能在水溶液中形成水化膜,具有亲水溶胶的性质。蛋白质为两性分子,颗粒表面皆带电荷。当溶液的 pH 大于或小于 pI 时,蛋白质分子表面会带有同种电荷,同种电荷相互排斥,从而能在水中形成稳定的胶体。若无外加条件,不致互相凝集。若除掉这两个稳定因素,蛋白质便容易凝集析出。利用这个方法可以纯化蛋白质。

（三）蛋白质的变性

蛋白质受到某些物理或化学因素作用时,其空间结构遭到破坏,导致其理化性质改变、生物活性的丧失,这种现象称为蛋白质的变性。引起蛋白质变性的物理因素有:高温、高压、振荡或搅拌、紫外线、X射线、电离辐射、超声等;化学因素有:强酸强碱、重金属盐、生物碱试剂、有机溶剂等。蛋白质变性的实质是蛋白质分子中的一些副键,如氢键、盐键、疏水键等被破坏,使蛋白质的空间结构发生了改变,并不涉及一级结构的改变。变性后的蛋白质,由于空间结构遭到破坏,使蛋白质的天然结构变得松弛,本来隐藏在分子内部的疏水集体暴露，溶解度降低，黏度增大，容易析出。

蛋白质的变性又可分为可逆变性和不可逆变性。若蛋白质变性程度较轻，去除变性因素后，蛋白质仍可恢复或部分恢复其原有的构象和功能，称为可逆变性（复性）。反之，称不可逆变性。

蛋白质的变性原理在医学上已得到广泛运用。在临床工作中经常应用加热、紫外线、酒精等手段来灭菌及消毒，使细菌和病毒的蛋白质变性，从而失去其致病性和繁殖能力。此外，防止蛋白质变性也是有效保存蛋白质制剂（如疫苗等）的必要条件。

（四）蛋白质的沉淀

蛋白质分子从溶液中凝聚析出的现象称为蛋白质沉淀，蛋白质变性与沉淀的关系是：变性的蛋白质大多沉淀，沉淀的蛋白质不一定变性。

如将蛋白质溶液的pH调节到等电点，蛋白质分子呈等电状态，虽然分子间同性电荷相互排斥作用消失了。但是还有水化膜起保护作用，一般不至于发生凝聚作用，如果这时再加入某种脱水剂，除去蛋白质分子的水化膜，则蛋白质分子就会互相凝聚而析出沉淀。常用的沉淀剂有中性盐、有机溶剂、生物碱试剂及某些酸和重金属盐等。

1. 盐析

在蛋白质溶液中加入大量的中性盐，导致蛋白质的胶体稳定性被破坏从而析出的方法，称为盐析。常用的中性盐有硫酸铵、硫酸钠、氯化钠等。盐析的蛋白质一般不会变性，所以常用于分离天然蛋白质。

在含有多种蛋白质的溶液中，各种蛋白质盐析时所需的盐浓度及pH不同，因此可用于对混合蛋白质组分的分离。例如用半饱和的硫酸铵来沉淀出血清中的球蛋白，饱和硫酸铵可以使血清中的白蛋白、球蛋白都沉淀出来，盐析沉淀的蛋白质，经透析除盐，仍保证蛋白质的活性。

2. 有机溶剂沉淀蛋白质

可与水混合的有机溶剂，如乙醇、甲醇、丙酮等，对水的亲和力很大，能破坏蛋白质颗粒的水化膜，在等电点时使蛋白质沉淀。在常温下，有机溶剂沉淀蛋白质易引起变性，例如乙醇消毒灭菌就是如此。但若在低温条件下，则可减缓变性的速度，如分离制备各种血浆蛋白质。

3. 生物碱试剂及某些酸沉淀蛋白质

蛋白质可与生物碱试剂（如苦味酸、钨酸、鞣酸）以及某些酸（如三氯乙酸、过氯酸、硝酸）结合成不溶性的盐沉淀，沉淀的条件为$pH<pI$，这样蛋白质带正电荷易于与酸根结合成盐。临床上血液化学分析时常利用此原理除去血液中的蛋白质，此类沉淀反应也可用于检验尿中的蛋白质。

4. 重金属盐沉淀蛋白质

蛋白质可以与重金属离子如汞、铅、铜、银等结合成盐沉淀，沉淀的条件为$pH>pI$。重金属沉淀的蛋白质常是变性的，但若在低温条件下，并控制重金属离子的浓度，也可用于分离制备不变性的蛋白质。临床上利用蛋白质能与重金属盐结合的这种性质，抢救误服重金属盐中毒的病人，给病人口服大量蛋白质，然后用催吐剂将结合的重金属盐呕吐出来解毒。

（五）蛋白质的加热

将接近于等电点附近的蛋白质溶液加热，可使蛋白质发生凝固而沉淀。加热使蛋白质变性，有规则的肽链结构被打开呈松散状不规则的结构，分子的不对称性增加，疏水基团暴露，进而凝聚成凝胶状的蛋白块。如煮熟的鸡蛋，蛋黄和蛋清都凝固。

蛋白质的变性、沉淀、凝固相互之间有很密切的关系。但蛋白质变性后并不一定沉淀，变性蛋白质只在等电点附近才沉淀，沉淀的变性蛋白质也不一定凝固。

（六）蛋白质的颜色反应

1. 缩二脲反应

蛋白质分子中有很多肽键，因此，在强碱性溶液中，蛋白质与稀硫酸铜作用，可以发生缩二脲反应，使溶液呈红色或紫色。

2. 黄蛋白反应

某些蛋白质遇浓硝酸立即变成黄色，再加氨水变为橙色，这个反应称为黄蛋白反应。含有苯环的蛋白质能发生此反应。

3. 与茚三酮的显色反应

蛋白质与水合茚三酮在溶液中共热时，蛋白质经水解后产生氨基酸与茚三酮反应生成蓝紫色化合物。

4. 酚试剂反应

蛋白质分子与酚试剂（磷钼酸-磷钨酸化合物）作用，可生成蓝色化合物。

（七）蛋白质的水解

蛋白质在酸、碱溶液中加热或在酶的催化下，能水解为分子量较小的化合物。其水解过程如下。

$$蛋白质 \rightarrow 多肽 \rightarrow 二肽 \rightarrow \alpha\text{-氨基酸}$$

食物中的蛋白质在人体中酶的催化下，水解成各种 α-氨基酸后，才能被人体吸收，其中的部分氨基酸在体内重新合成人体蛋白质。

> **知识拓展**
>
> **糖、脂肪和蛋白质**
>
> 人体的三大营养物质是指糖、脂肪和蛋白质。糖的主要功能是提供热能。人体所需要的70%左右的能量由糖提供，此外，糖还是构成组织和保护肝功能的重要物质。
>
> 蛋白质是一切生命的物质基础，是肌体细胞的重要组成部分，是人体组织更新和修补的主要原料。如果蛋白质的摄入、吸收、利用都不是很好，那么组织受损后，包括外伤，不能得到及时和高质量的修补，便会加速机体衰退。蛋白质还可维持机体正常的新陈代谢和帮助各类物质在体内输送。

人类的脂肪来源主要是动物性脂肪和植物性脂肪,具有供给人体热量的作用。脂肪在人体内氧化后变成二氧化碳和水,放出热量。由脂肪所产生的热量约为等量的蛋白质或碳水化合物的2.2倍。脂肪是构成身体细胞的重要成分之一,尤其是脑神经、肝、肾等重要器官中含有很多脂肪。脂肪在体内还构成身体组织和生物活性物质,如细胞膜的主要成分,形成磷脂、糖脂等。脂肪有保持体温的作用。因为脂肪不是良好的导热体,所以皮下的脂肪组织构成是保护身体的隔离层,能防止体温的放散。脂肪还可以为身体储存"燃料"作为备用,吃进脂肪以后,一时消耗不完的部分可以存在体内,等身体需要热量时再利用。此外,脂肪还有保护内脏器官、滋润皮肤、防震、溶解营养素的作用。有些不溶于水而只溶于脂类的维生素,只有在脂肪存在时才能被人体吸收利用。

糖、脂肪和蛋白质在一定的情况下是可以相互转化的。糖类可以大量转化成脂肪,而脂肪也可以转化成糖类。只有当糖类代谢发生障碍时才由脂肪和蛋白质来供能,当糖类和脂肪摄入量都不足时,蛋白质的分解才会增加。

【思考题】

名词解释
1. 必需氨基酸　　2. 肽键　　3. 蛋白质的变性　　4. 盐析

（江　勇）

参考文献

[1] 陈常兴. 医学化学. 第7版. 北京：人民卫生出版社，2014.
[2] 程伟. 生物化学. 郑州：郑州大学出版社，2006.
[3] 高欢，刘军坛. 医用化学. 北京：化学工业出版社，2011.
[4] 郭梦金. 无机化学. 西安：西安交通大学出版社，2014.
[5] 刘斌. 无机化学. 北京：人民卫生出版社，2015.
[6] 刘斌，陈任宏. 有机化学. 第2版. 北京：人民卫生出版社，2013.
[7] 陆光裕. 有机化学. 第3版. 北京：人民卫生出版社，2005.
[8] 陆阳. 有机化学. 第8版. 北京：人民卫生出版社，2013.
[9] 吕以仙. 有机化学. 第7版. 北京：人民卫生出版社，2010.
[10] 王宁. 医用化学. 长春：吉林科学技术出版社，2010.
[11] 王宁. 有机化学. 北京：高等教育出版社，2005.
[12] 魏祖期. 基础化学. 第8版. 北京：人民卫生出版社，2013.
[13] 邹瑞斌. 有机化学. 第2版. 北京：科学出版社，2010.
[14] 武雪芬. 医用化学. 北京：人民卫生出版社，2012.
[15] 邢其毅. 基础有机化学. 第3版. 北京：高等教育出版社，2010.
[16] 邢其毅，裴伟伟等. 基础有机化学（上册）. 第3版. 北京：高等教育出版社，2014.
[17] 闫承顺. 医学化学实验教学指导. 西安：中国第四军医出版社，2009.
[18] 查锡良，周春燕. 生物化学. 北京：人民卫生出版社，2008.
[19] 张天蓝. 无机化学. 第6版. 北京：人民卫生出版社，2011.
[20] 赵长生. 生物医用高分子材料. 北京：化学工业出版社，2009.
[21] 朱铭. 医用化学基础实验及学习指导. 江苏：江苏凤凰科学技术出版社，2014.